安德魯・所羅門——著
Andrew Solomon
齊若蘭——翻譯　黃天豪——審校

正午惡魔：憂鬱症的全面圖像

THE NOONDAY DEMON

An Atlas of Depression

上冊

編輯說明：

- 正文下緣、頁腳上方之頁碼為原書頁碼（略小於頁腳所排之中文頁碼）。全書註解位於下冊書末。註解句首所列的參照頁碼為原書頁碼，讀者可依此回到正文翻查。
- 本書當頁註釋除特別標示，均為譯註。

上冊目次

下冊目次

關於本書寫法
A Note on Method

過去五年來，撰寫本書就是我的生活，且我有時會很難追溯本書構想的諸多來源。我盡力在本書後面的註釋感謝所有影響我的人事物，而不在主文中列出一長串不熟悉的名字和術語干擾讀者。我請求受訪對象准許我用他們的本名，因為真實姓名能讓真實故事具有威信。本書的目的之一，是為精神疾病去除原本背負的汙名，所以很重要的是，不要為了隱藏憂鬱症患者的身分，而再度將憂鬱症汙名化。不過，其中有七位受訪者希望以化名出現，並讓我相信他們有重要理由必須這麼做。他們在書中分別以席拉・赫南德茲（Sheila Hernandez）、法蘭克・魯薩科夫（Frank Rusakoff）、比爾・史坦（Bill Stein）、丹奎兒・史戴森（Danquille Stetson）、羅莉・華盛頓（Lolly Washington）、克勞蒂亞・薇佛（Claudia Weaver）、佛瑞德・威爾森（Fred Wilson）的名字現身。「情緒障礙支持團體」（MDSG）的會員出現時只有名字，而且名字都改過，以符合集會的隱密性質。其他名字都是真實姓名。

這些男性及女性的奮鬥過程是本書的主題，我讓這些人說自己的故事。我也盡最大努力取得有條有理的故事，但我大體上沒有針對他們的自我描述查證事實，也不堅持所有的自我敘述都嚴格地前後一致。

常有人問我，我是如何找到這些受訪者。我在謝辭中提到的專業人士協助我聯絡他們的病人。我平常碰到的許多人也在知道我的題目後，自動跟我詳述他們的病史，其中有些故事非常吸引人，最後成為寫作素材。一九九八年，我在《紐約客》雜誌發表了一篇關於憂鬱症的文章，文章刊登後幾個月中，我接到數千封來信。格雷安・格林（Graham Greene）說過：「我有時候很納悶，那些從來不書寫、譜曲或作畫的人如何設法逃離人生中固有的種種瘋狂、憂傷和恐慌懼怕。」我想格林大大低估了有多少人會以某種書寫方式來紓解憂傷恐慌懼怕。為了回應大量湧來的信函，我問其中一些人（他們的來函特別令我感動），是否願意為這本書接受我的採訪。除此之外，我還參加過不計其數的研討會，也在許多研討會中演說，見到許多接受過心理照護的人。

我過去的寫作中，從來沒有哪個主題有這麼多人想說這麼多話，也從來沒有這麼多人願意對我說這麼多。要蒐集憂鬱症的素材簡直太過輕而易舉，我最後覺得，探討憂鬱症時，真正缺乏的是整合。科學、哲學、法律、心理學、文學、藝術、歷史，以及其他許多領域，都各自奮力解釋憂鬱症。這麼多耐人尋味的事情發生在這麼多耐人尋味的人身上，還有這麼多人說過和發表過這麼多引人入勝的事情，而且這個領域還一片混亂。本書的第一個目標是感同身受。第二個對我來說更難達到的目標是章法：盡可能基於實徵的章法，而不是從道聽塗說中濃縮出來的泛泛之論。

我必須強調，我既不是醫生，也不是心理學家，更加不是哲學家。這是一本個人色彩濃厚的書，且不應被當成具有其他作用。雖然我對複雜概念提供說明和詮釋，卻無意用本書取代適當的治療。

為了可讀性的緣故，在引用別人的談話和文章時，如果我覺得省略或增添的部分不會在實質上改變原意，我就不用省略符號和括號。如果有人想要引用這些資料，應該回去參考原始資料，我把出處都詳列在本書後面。第八章的歷史資料用了許多過時的拼字，我也避免加上「〔如原文〕」這樣的標示。未提供資料來源的引文，大都出自一九九五年到二〇〇一年所作的個人訪談。

我所引用的統計數據都出自完善的研究，而被廣泛複製或被大量引用的統計數據最令我安心。大致上，我發現這個領域的統計數據並不一致，許多作者為了支持既有理論而挑選統計數據，整體看相當能打動人。比方說，我發現有一項重要研究指出，會濫用物質的憂鬱症患者幾乎總是選擇服用興奮劑，另一項同樣具可信度的研究顯示，會濫用物質的憂鬱症患者總是選擇鴉片劑。許多作者因統計數據而擺出一種所向無敵的神態，令人作嘔，彷彿指出某件事有八二．三四%的發生率，就比四分之三的發生率更明顯且真實。依我的經驗，會撒謊的往往是確鑿的數字。數字描繪的是無法清楚定義的問題。關於憂鬱症發生的頻率，我們可以發表的最準確陳述是憂鬱症經常發生，而且會直接或間接影響每個人。

就我而言，要完全不偏不倚地描寫製藥公司並不容易，因為自我成年以來，家父大半時間都從事製藥業，因此我認識許多製藥界人士。今天，痛斥藥廠剝削病患已蔚為風尚。但根據我的親身經驗，製藥業者既是資本家，也是理想主義者。他們追求利潤，但也樂觀期待自己的努力可能造福世界。他們可能會促成重大發現，因而讓某些疾病從此絕跡。如果沒有藥廠資助選擇性血清素回收抑制劑（SSRI）的研究，這個救了許多人的抗憂鬱劑就無從誕生。在本書內容涉及製藥業時，我盡了最大努力清楚描繪此一行業。家父經歷過我的憂鬱症後，將公司的研究延伸到抗憂鬱劑的領域。如今他的公司「森林實驗室」（Forest Laboratories）是喜普妙（Celexa）的美國經銷商。為了避免明確的利益衝突，我在本書中盡量不提及這個產品，除非那會顯得太過做作或誤導讀者。

撰寫本書時，經常有人問我寫作是不是為了宣洩。不是的。我的體驗和其他曾撰寫此類題材的作者並無二致。描繪憂鬱症是非常痛苦、悲傷、孤獨、緊張的。儘管如此，覺得自己正在做一件可能對別人有助益的事很令人振奮，從中學到的知識對我自己也很有幫助。希望大家明白，本書帶給我的主要樂趣，是透過文學與人交流的愉悅，而不是自我抒發的療效。

我先從自己得憂鬱症的經驗談起，然後觸及別人的類似經驗，接著是其他人得的不同憂鬱症，最後探討完全不同環境下的憂鬱症。我在本書中納入第一世界以外發生的故事，敘述我在柬埔寨、塞內加爾及格陵蘭接觸的人民及經歷。我納入這些內容，是為了盡力彌補某些文化對憂鬱症特有的觀念，這些觀念限制了這些地區的許多憂鬱症研究。踏上未知的旅程，是一場帶著異國風情的探險，我不會刻意淡化這些遭遇的奇幻特質。

不管叫什麼名稱或披上什麼外衣，基於生化和社會因素，憂鬱症始終無所不在。本書努力全面描述憂鬱症的時間跨度和地理跨度。如果憂鬱症有時看似現代西方中產階級特有的苦惱，那是因為西方社會突然具備了新的成熟度，有辦法辨識憂鬱症，為它命名，並且治療它、接受它，而不是因為我們對這種疾病有任何特權。沒有任何一本書能全面涵蓋人類苦難，但我希望透過標示這苦難所及的範圍，幫助深受憂鬱症所苦的男男女女獲得解脫。我們永遠無法消除世間所有的不快樂，即使憂鬱獲得紓解，也無法確保幸福快樂，但我希望本書涵蓋的內容能幫助他人消除一些痛苦。

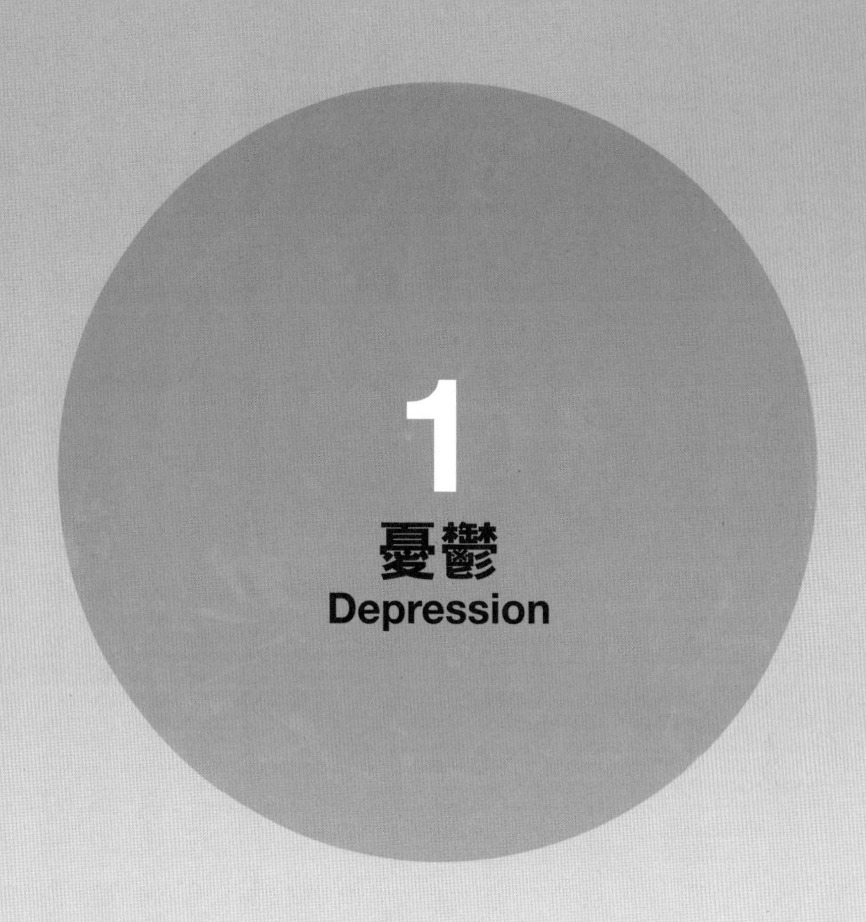

1
憂鬱
Depression

憂鬱是愛中的缺陷。要成為懂得愛的動物，我們必須在失去時懂得悲傷絕望，而憂鬱就是絕望的機制。憂鬱來襲時，會貶低自我，最終侵蝕我們付出及接受情感的能力，洩露我們內心的孤獨，不但破壞我們與他人的連結，也摧毀我們與自己和平共處的能力。雖然愛不足以預防憂鬱，卻能提供心靈緩衝，防止我們自我傷害。藥物治療和心理治療能重建這層保護，讓我們更容易愛與被愛，因此帶來療癒。心情好的時候，有的人愛己，有的人愛人，有的人愛工作，有的人愛上帝，這樣的熱情能帶來至關重要的使命感，與憂鬱抗衡。愛有時會拋棄我們，我們有時會拋棄愛。陷入憂鬱時，所有的進取心和情感都毫無意義，生命本身也毫無意義，這一切都變得不證自明。在這種無愛的狀態下，自覺渺小而無足輕重，是我們僅存的感覺。

人生充滿悲傷：無論我們怎麼做，終究難逃一死；每個人都在一副自主運作的軀體中獨活；隨著時光流逝，過去曾經存在的一切，未來永遠不復存在。面對世事無助，我們的第一個感受是痛苦，而且那感覺永遠不會離我們而去。我們因被迫離開舒適的子宮而憤怒，等到怒氣消散，憂傷隨即補上。即使某些人的信仰承諾不一樣的來世，他們在今生仍免不了受苦；耶穌基督本身就是悲傷的化身。不過在這個止痛藥愈來愈多的時代，我們比過去更有辦法決定自己想要什麼感覺，不要什麼感覺。只要懂得避開的方法，生活中無法避免的不悅將愈來愈少。然而無論製藥科學如何大力宣揚，只要我們還保有自我意識，就無法完全根除憂鬱，頂多能加以控制罷了，而這正是當前憂鬱治療想達到的目標。

高度政治化的辭令模糊了憂鬱症及其後果的分別，也就是你的感受以及你產生的反應的分別。這種情況，部分是社會現象和醫療現象，但也是伴隨著變幻莫測的情緒而產生的語言變化。也許對憂鬱症最好的描述是，憂鬱症是違反我們的意志、強加在我們身上的痛苦情緒，後來脫離外部因素而存在。憂鬱症不單單是很多痛苦，而是由太多痛苦堆積而成。悲傷是與自身境況相稱的憂鬱，憂鬱症則是與自身境況不成比例的憂傷。這種憂傷痛苦有如在虛空中茁壯的風滾草，雖然脫離了滋養它的大地，依然愈滾愈大。我們只能靠比喻和寓言來形容這種感覺。有人問沙漠中的聖安東尼[1]如何分辨天使和魔鬼，他說，天使來找他時毫不起眼，魔鬼卻經過重重偽裝。聖安東尼說待他們離去時，你就分得清楚了。天使離開後，你會因祂現身而變得更堅強；魔鬼離開後，你只感受到恐懼。悲傷是樸實無華的天使，離開後留給你堅定清晰的思想，感受到自己的深度。憂鬱症則是令人驚駭的惡魔。

憂鬱症可粗分為輕度憂鬱症和重度憂鬱症。輕度憂鬱症是慢慢發展出來的，有時會永久存在，如鏽腐蝕鐵般摧殘人心，些微小事就引發巨大憂傷，痛苦的感覺全面接管，把其他情緒全排擠出去。憂鬱盤據了身體，藏在眼皮下和讓腰桿挺直的肌肉中，傷害你的心肺，讓你的不隨意肌不必要地拚命收縮。就像肉體的疼痛逐漸成為慢性疼痛，罹患憂鬱症之所以如此痛苦，不是因為當下無法忍受，而是因為無法忍受自己在痛苦離開的那刻已然明白，下一刻到來仍將只知痛苦的存在。輕度憂鬱症是持續的現在式，無從想像緩解之道，因為那感覺如此理所當然，有如常識。

維吉尼亞．吳爾芙（Virginia Woolf）以一種詭異的清明描述這種狀態：「雅各走到窗邊站著，手插在口袋中。他看到三個穿蘇格蘭裙的希臘人；船桅；下層社會的閒人或忙人，有的悠哉閒逛，有的快步疾走，有的三五成群，還一邊比著手勢。他之所以悶悶不樂，不是因為他們對他毫不在意，而是他深信，不是他突如其來感到寂寞，而是所有人都同樣寂寞。」吳爾芙在同一部作品《雅各的

1 聖安東尼（Saint Anthony）為羅馬帝國時期的埃及基督教徒，是基督教隱修生活的先驅，三十多歲便拋棄榮華富貴，到沙漠中苦修，被稱為隱修士之父。

房間》（*Jacob's Room*）中描繪「她心中突然湧現一股奇怪的哀傷，彷彿時間和永恆透過裙子和背心顯現，她看著人們悲劇性地走向毀滅，但天曉得，茱莉亞不是笨蛋。」正是如此強烈意識到生命的無常和有限，形成輕度憂鬱症。多年來，面對輕度憂鬱症時，大家只是設法調適容忍，但隨著醫生努力探究憂鬱症的多種樣貌，他們也愈來愈懂得醫治輕度憂鬱症。

重度憂鬱症會引發崩潰。想像鋼鐵般的靈魂已因哀傷而飽受風雨摧殘，因為輕度憂鬱而鏽跡斑斑，一旦重度憂鬱症來襲，整個結構就會突然崩潰瓦解。憂鬱症可區分為向度與類別兩種模式。向度模式假設憂鬱症坐落於哀傷的連續光譜上，代表每個人所知所感中最為極端的一面。類別模式則將憂鬱症形容成和其他情緒毫不相干的疾病，就像胃病毒和胃酸過多完全不同。兩種模式都對。情緒或許是漸漸累積而成，或突然受到激發，接著你會來到完全不同的地方。生鏽的鐵構建築要過一段時間才會轟然倒塌，但鐵鏽會不斷腐蝕鐵架，淘空鐵架，讓鐵架變薄。無論倒塌發生得多麼突然，崩壞都是長期累積的後果。儘管如此，這仍是高度戲劇化、明顯不同的事件。從天空降下第一場雨到鐵鏽徹底腐蝕鐵架，需要很長的時間。有時候，生鏽的地方恰好都位於關鍵位置，導致鐵架徹底崩塌，但更多時候，建築只是部分倒塌：這個部分崩塌，撞到那個梁架，大幅改變了原本的平衡。

經歷衰敗的過程，發現自己幾乎天天暴露在雨水帶來的危害中，知道自己變得愈來愈虛弱，只要颳起一陣強風，就會有愈來愈多的部分被吹走，變得愈來愈微小，那不是什麼愉快的經驗。有的人情緒上累積的鐵鏽比別人都多。憂鬱症從平淡乏味開始，讓日子漸漸蒙上灰暗的顏色，也削弱日常的活動，直到活動所需的精力模糊了活動原本清晰的輪廓，讓你疲累、厭倦、自尋煩惱，但還熬得過去。雖不快樂，但熬得過去。沒有人能界定重度憂鬱症到了哪個點會崩潰，但時候一到，你自然不會弄錯。

重度憂鬱是誕生，也是死亡；某些東西出現了，某些東西完全消失。生與死都是漸進的，雖然官方文件試圖創造出「法定死亡」和「出生時間」等類別，用以規範自然法則。儘管大自然變幻莫測，但絕對有個時點，原本不在這個世上的嬰兒來到世上；有個時點，原本還活在世上的老人家不復存在。沒錯，在某個階段，嬰兒的頭已經來到世上，身體卻還沒出來，在臍帶剪斷之前，這孩子的身體仍和母親相連。沒錯，老人家在真正死亡前幾個小時，已最後一次闔上眼睛，不再睜開，從他停止呼吸到醫生宣布他「腦死」之間，仍有時間落差。憂鬱症則存在於時間裡。患者可能說他已經有好幾個月一直為重度憂鬱所苦，但這是在試圖衡量無法衡量的事物。能夠確定的只有他已認識重度憂鬱症，而且他在某個時刻剛好體驗到（或沒有體驗到）重度憂鬱。

構成憂鬱症的誕生與死亡是同時發生的。不久前，我回到兒時玩耍的樹林，看到一棵百歲老橡樹昂然聳立，我以前常和弟弟在樹蔭下玩耍。二十年後，巨大的藤蔓纏繞著這棵昂然的橡樹，幾乎要把橡樹悶死。很難說橡樹究竟從什麼時候停止成長，而藤蔓開始壯大。扭曲的藤蔓把整棵樹的枝幹完全纏住，從遠處看，彷彿藤蔓的葉子就是橡樹的葉子。走近一點，才會發現存活的橡樹枝葉已所剩無幾，少數幾條拚命一搏的橡樹嫩枝剛探出頭，彷彿巨大樹幹上突出的一排拇指，上面的葉子兀自茫然無知地進行著機械化的光合作用。

當時我剛從重度憂鬱中走出來，幾乎沒有餘力思考別人的問題，我對這棵橡樹感同身受。憂鬱症在我身上滋長，正如藤蔓控制了橡樹。憂鬱症彷彿吸附在我身上的異物，雖然醜陋，卻比我更有生命力。它擁有自己的生命，一點一滴把我的生命力全部吸乾。在我的重度憂鬱症最嚴重的階段，我知道，我的情緒不是我的情緒。我很確定，這些情緒是憂鬱症的情緒，就如同橡樹高枝上的葉子其實是藤蔓的葉子。每當我試圖想清楚這件事，就感覺我的心靈受到禁錮，無法朝任何方向伸展。

我知道雖然每天日出日落，卻沒有陽光會照射到我身上。我感覺自己在比我強大許多的力量下日益衰弱，起先無法動用腳踝，然後沒辦法控制膝蓋，接著我的腰部在壓力下折斷，然後是肩膀，最後我蜷縮成一團，被這不斷壓榨我而非支撐我的東西耗損殆盡。它的捲鬚威脅著要擊潰我的心靈、我的勇氣和我的胃，打破我的骨頭，榨乾我的身體。儘管我身上幾乎已無可壓榨，它仍繼續啃食我。

我虛弱到無法停止呼吸。我知道我永遠沒辦法殺掉憂鬱的藤蔓，所以我只希望它能讓我死掉。但憂鬱的藤蔓已奪走我身上的能量，讓我連自殺都做不到，而它也不殺死我。倘若我的身軀逐漸腐爛，這啃食我的東西如今已太過強壯，不會讓我倒下，而變成一種替代力量支撐著遭它摧毀的我。我縮在床上最狹小的角落，任憑別人看不到的東西撕裂我、折磨我。我向從來不曾完全相信的上帝禱告，祈求能得到解脫。我很樂意以最痛苦的方式死去，但我連構想自殺的力氣都沒有。活著的每一秒鐘，都感覺痛苦。由於這東西已經耗盡我身上所有的液體，我甚至無法哭泣。我的嘴很乾。我原本以為心情糟糕透頂時淚水會決堤，然而最可怕的痛苦是淚水流乾後全面入侵的那種了無生氣的痛苦，這樣的痛苦堵住了你過去審視世界或外界觀察你的每扇窗口。重度憂鬱症就是這個樣子。

我說過，憂鬱症是出生，也是死去。出生的是藤蔓，死去則意味著自己日益衰弱，支撐這苦痛的樹枝漸漸斷裂。最先消失的感覺是快樂。你沒辦法從任何事情得到快樂，這是重度憂鬱症有名的主要症狀。但很快的，其他情緒也跟著快樂徹底消逝：你已認識的哀傷，似乎將你帶到這地步的哀傷；你的幽默感；你對愛的信念和愛的能力。你的理性逐漸流失，直到連自己都覺得自己很蠢。假如你的頭髮一向稀疏，現在似乎變得更少；假如你的皮膚一向不好，現在變得更差。你甚至聞得到自己身上的酸臭。你信不過任何人，無法和別人接觸，也失去悲傷的能力。最後，你純粹失去自我。

或許現存事物篡奪了消逝事物的位置，或許沒有了諸多混淆人心的事物，使眼前的一切清楚現形。無論如何，你都失去自我，落入異物掌控。治療往往只處理了一半的問題，不是只注意目前存在的部分，就是聚焦於消失的部分。除去幾百公斤多餘的藤蔓，和重新了解樹根系統及光合作用，都很必要。藥物治療會穿透藤蔓。你可以感覺到藥效發作，藥物似乎正在毒害那寄生的藤蔓，讓它一點一點逐漸枯萎。你感覺卸下重擔，感覺樹枝又恢復原本的自然姿態。在徹底擺脫藤蔓之前，你無法好好思考自己失去了什麼。但即使剷除了藤蔓，你或許只剩下幾片葉子和淺淺的根，任何既有藥物都無法幫助你自我重建。擺脫了藤蔓的重量後，稀稀落落散布在枝幹上的葉子才有辦法吸收基本養分，存活下來。但單單這樣子活下來還不夠，這不是強健良好的存在方式。無論陷入憂鬱時或走出憂鬱後，都必須靠愛、洞察力、努力，還有最重要的——時間，才能夠自我重建。

診斷和疾病一樣複雜。病人總是問醫生：「我這樣算憂鬱症嗎？」彷彿透過驗血，就可以明確知道結果。要曉得自己有沒有憂鬱症，唯一的辦法是自我聆聽和觀察，體會自己的感受，然後思考這些感覺。如果你大半時候都無緣無故就心情不佳，那麼你很憂鬱。如果你大半時候雖然心情不佳，卻都事出有因，那麼你也很憂鬱，只不過更好的做法是設法改變憂鬱的原因，不要放著這些情況不管，只顧著對付憂鬱症。如果你憂鬱到無法正常運作，你得的是重度憂鬱症。如果只是生活稍微受到干擾，就不算重度憂鬱。精神醫學界的聖經《精神疾病診斷準則手冊第四版》（*DSM-IV*）給憂鬱症的定義是：在手冊列出的九個症狀中，出現五個以上的症狀，就算憂鬱症。這個定義的問題在於十分武斷。沒有理由說出現五個症狀就足以構成憂鬱症，四個症狀則只是近乎憂鬱症；或如果只有五個症狀，就不及六個症狀那麼嚴重。即使只有一個症狀，都會令人不舒服。所有症狀都有，但每個症狀都很輕微，問題可能不如只有兩個嚴重症狀那麼大。醫生診斷後，大多數人都會試圖找出罹病的因果關係，儘管了解自己為何生病和治病之間沒有直接關聯。

心靈生病是真實的疾病，會嚴重影響身體。很多人到醫院看病時抱怨胃絞痛，醫生常告訴他們：「怎麼了，你除了很憂鬱之外，什麼毛病都沒有啊！」如果你的憂鬱症嚴重到會引發胃絞痛，那就真的大事不妙，需要治療。如果你看醫生時抱怨呼吸不順，沒有人會跟你說：「怎麼了，你除了有肺氣腫之外，什麼毛病都沒有啊！」對於正在經歷胃痛的人而言，身心症和食物中毒引發的胃絞痛都同樣真實，存在於無意識腦中。大腦經常發送不適當的訊息給胃，所以胃也感覺得到痛苦。診斷你的胃或闌尾或腦部有沒有問題，會影響到治療方式，不可等閒視之。大腦是重要器官，因此大腦機能失調也應得到相應的重視。

我們時常借用化學來癒合身體與靈魂之間的裂痕。人們聽到醫生說他們的憂鬱症是「化學問題」時，會鬆一口氣，因為他們相信完整的自我會跨越時間而存在，事出有因的哀傷和完全沒來由的悲痛之間有一條想像的分隔線。許多人因為不喜歡自己的工作、擔心自己一天天變老、失戀、痛恨自己的家人而滿腹牢騷，壓力重重，化學一詞似乎能減輕他們的責任感。一旦扯上化學，大家就可開開心心拋開罪惡感。如果你的大腦天生容易罹患憂鬱症，你就無需責怪自己。但無論你怪罪自己或歸咎於演化，別忘了，怪罪本身也可看作一種化學流程，快樂也同樣是化學作用。化學和生物學都不會妨礙「真實的」自我：我們不可能把憂鬱症和它所影響的那個人切割開來。治療不會緩解自我認同的崩解，讓你恢復到某種正常狀態，而是重新調整駁雜的認同，你是誰也因此出現小小的改變。

高中修過科學的人都知道，人類是由化學物質構成，研究這些化學物質及其構造的科學叫生物學。大腦中發生的所有變化都是化學作用，有其化學上的根源。你閉上眼睛，拚命想北極熊，你的大腦會產生化學反應。假如你堅持反對減免資本利得稅的政策，你的大腦也會產生化學反應。當你記起往事時，乃是透過記憶的複雜化學作用而辦到的。童年創傷及其後續問題會改變大腦的化學。

你決定閱讀這本書，用手把書拿起來，注視著書頁上的文字形狀，提取這些形狀的意義，對書中文字傳達的內容產生心智上和情緒上的反應，這過程牽涉到幾千種化學反應。如果時間讓你走出憂鬱，心情變好，這當中的化學反應和服用抗憂鬱藥後的反應，無論在特殊性和複雜度上其實沒什麼兩樣。外部因素決定了內在反應，同樣的，內在也創造出外在。然而不妙的是，不但其他所有界線都變得模糊，讓我們成為自己的那些界線也模糊了起來。在經驗與化學的混亂無序中，沒有如金脈般純質的自我真性。任何事情都可能改變，我們必須理解，人類有機體是一系列彼此服從或相互選擇的自我。不過，訓練醫生時經常使用、在非學術性寫作和討論中也愈來愈頻繁使用的科學語言，卻出奇地悖離常理。

　　科學界還無法充分了解大腦的化學反應會積累出何等結果。比方說，你可以在一九八九年版的《精神醫學教科書》（*Comprehensive Textbook of Psychiatry*）找到這個有用的公式：憂鬱症分數等於3甲氧基4羥基苯乙二醇的含量（每個人尿液中都有這種化合物，不見得和憂鬱症相關）減去3甲氧基4羥基苯乙醇酸的含量，加上去甲腎上腺素的含量，減掉甲基去甲腎上腺素，加上甲基腎上腺素，再將前兩者得出的和除以3甲氧基4羥基苯乙醇酸的含量，再加上一個未特定的轉換變數，或如《精神醫學教科書》所列的公式：「$\text{D-type score} = C_1(\text{MHPG}) - C_2(\text{VMA}) + C_3(\text{NE}) - C_4(\text{NMN} + \text{MN})/\text{VMA} + C_0$」。得出的分數應該在單極性疾患患者的一分和雙極性疾患患者的零分之間，所以如果得出不同的分數，那麼你一定算錯了。這樣的公式能提供多少對病況的理解？怎麼可能把這類公式套用在像情緒這麼含糊的東西上面？我們很難判斷某種經驗究竟多大程度引發了憂鬱症，也無法解釋究竟什麼樣的化學作用會讓一個人面對外在情勢時，出現憂鬱的反應，我們更不清楚為何有的人本質上就抑鬱寡歡？

雖然大眾媒體和製藥界把憂鬱症說成糖尿病之類的單一向度疾病，但其實不然。實際上，憂鬱症和糖尿病截然不同。胰島素不足會導致糖尿病，因此治療糖尿病的方法是增加血液中的胰島素，並讓胰島素含量保持穩定。憂鬱症**不是**因體內某種可測量的東西減少所引起的。大腦中血清素含量升高會啟動一連串的作用，最終幫助許多憂鬱症患者心情好轉，但他們心情不佳的原因**不是**血清素含量低到異常，而且血清素**不會**立即帶來有益效應。雖然長期提升血清素濃度，確實會對改善憂鬱症狀產生一些效果，但把一加侖血清素打進憂鬱症患者的腦袋，卻不會讓他立刻感覺好一丁點。「我很憂鬱，但只不過是化學作用罷了」，這句話和「我殺人不眨眼，但只不過是化學作用罷了」或「我很聰明，但只不過是化學作用罷了」沒什麼兩樣。如果你要這麼想的話，那麼和人有關的所有事情都只不過是化學作用罷了。深為雙極性疾患所苦的瑪姬・羅賓斯（Maggie Robbins）表示：「你可以說這『只不過是化學作用』，但我說根本沒有『只不過』是化學作用這回事。」豔陽高照，也不過是化學作用。岩石堅硬，海水很鹹，某些春日午後煦煦和風中夾帶著些許鄉愁，讓在長冬冰雪中休眠已久的心禁不起撩撥，重新開始渴望和想像，這些都是化學作用。哥倫比亞大學的大衛・麥克道威爾（David McDowell）表示：「血清素這東西是現代神經學神話的一部分。」血清素是一套強大的故事。

內在現實和外在現實都存在於一個連續體中。發生了什麼事、你如何理解這件事為何會發生、你如何回應發生的事，這三者通常息息相關，但無法從其一預知其二。如果說我們通常需要從相對的角度來看待現實，自我則處於不斷變動的狀態，那麼可以把從淡淡情緒轉變為極端情緒的過程視為滑音。疾病是情緒的極端狀態，或許也可把情緒形容為疾病的一種溫和形式。當我們隨時都心情很好，感覺很棒（但並非處於躁症的幻想中），就可以完成更多事情，活得更開心，但這個想法既可怕又令人不安（雖然假如我們真的隨時都心情很好、感覺很棒，我們可能早就把所有的不安及驚駭拋到腦後。）

流行性感冒很明確：你前一天體內還沒有流感病毒，第二天就有了。愛滋病毒會在瞬間由一個人傳染給另一個人。那麼憂鬱症呢？憂鬱症的情況很像我們試圖為飢餓建立起臨床規範，我們每天都會幾度感覺肚子餓，但飢餓的極端形式會要人命，釀成慘劇。有的人需要吃得比較多；有的人即使嚴重營養不良，仍然能正常運作；有的人沒辦法挨餓，很快就會虛弱不堪，倒在街頭。同樣的，憂鬱症在不同人身上會產生不同的影響：有的人傾向於對抗或奮戰；有的人一旦陷入憂鬱，就毫無招架之力。有的人靠頑強的個性和強烈自尊心挺過憂鬱症，但面臨相同的憂鬱症，個性比較溫和、凡事逆來順受的人卻被擊垮了。

憂鬱症和性格會相互影響。有的人勇敢面對憂鬱症（無論在發病期或康復後），有的人比較軟弱。由於個人性格有其捉摸不定的特性和令人困惑的化學作用，我們可以把一切都推給遺傳因素，但這樣未免太簡化了。美國國家心理衛生研究院院長史帝夫．海曼（Steven Hyman）說：「根本沒有情緒基因這回事。那只是以簡化的方式說明極其複雜的基因與環境交互作用。」如果每個人都有辦法在某些情況下承受一定程度的憂鬱，就有能力在某些情況下對抗憂鬱症到某個程度。對抗的方式通常都是找到最有效的療法來打這場仗，包括在你還有力氣的時候尋求協助，以及在憂鬱症嚴重發作的間隔好好善用自己的人生。有些症狀嚴重的憂鬱症患者仍然擁有非常成功的人生，有的人卻被最輕微的憂鬱症擊垮。

不靠藥物治療熬過輕微憂鬱症有其好處。你會覺得可以憑藉自己的化學意志力，矯正體內的化學失衡。學習踏過火熱的煤炭也算是大腦戰勝了肉體必然產生的化學疼痛，以驚險的方式發現純粹的心靈力量。完全「憑一己之力」走出憂鬱，可以避免精神科藥物治療方式引發的社會困擾，也意味著我們能夠接納原本的自我，透過自己的內在機制自我重建，無需借助外力。逐步從憂傷中復原，對所受的苦會有一番領悟。

不過，內在機制很難掌握，而且往往不足。憂鬱症常會摧毀理智控制情緒的力量。有時候，你因失去所愛而引發悲傷的複雜化學機制，而失落與愛的化學作用可能又引發憂鬱的化學作用。墜入情網的化學機制之所以啟動，可能是因為明顯的外在原因，或你的心永遠沒辦法告訴腦子的原因。想治療這種情緒上的瘋狂，或許不是那麼容易辦到。青少年對已盡力而為的父母大發雷霆，雖然很瘋狂，但這是傳統上常見的瘋狂，是如此一致的典型現象，我們相對而言無疑都會容忍。有時候雖然出現相同的化學作用，但按照主流社會的標準，卻找不到充分的外在因素說明為何會感到如此絕望：有人在擁擠的公車上撞了你一下，你很想哭，或你看到世界人口過多的消息，覺得難以忍受自己的生活。每個人偶爾都會為了小事，小題大作地鬧脾氣，情緒無緣無故開始發酵。有時候，根本沒有什麼明顯的外在因素，化學作用就開始發威。大多數人都曾經莫名其妙感到絕望，通常都是在半夜，或清晨鬧鐘還沒響的時候。如果這種感覺持續十分鐘，那麼就只是一時的異常心情；如果持續十小時，是令人擔憂的熱病；如果持續十年，那就真的病情嚴重了。

快樂常常有個特質，每個快樂的片刻你都感覺到快樂的脆弱性，而陷入憂鬱時，憂鬱的狀態卻似乎永遠不會過去。即使你接受心情的變化，相信無論今天心情如何，明天都會有所不同，你仍然沒辦法如你放鬆沉浸於悲傷般，放鬆享受快樂。對我而言，悲傷始終是（也仍然是）更強而有力的感覺。這樣的感覺如非普遍經驗，或許仍是憂鬱症滋長的根基。我討厭憂鬱，但我也在憂鬱中充分了解我的靈魂。快樂的時候，我覺得快樂會稍稍讓我分心，彷彿快樂想要運用我的部分心靈和腦子，卻沒能如願。而憂鬱乃是關乎「做」。在失去的瞬間，我會抓得更緊，感覺更敏銳：當玻璃器皿從我手中滑落，往地板掉落時，我可以充分看到它的美。叔本華寫道：「我們發現快樂沒有那麼快樂，痛苦卻比我們預期的更痛苦許多。我們要求時時刻刻都有定量的牽掛、悲傷或渴望，就好像船隻需要壓艙物以保持在正確航道上。」

俄羅斯人有個說法：假如你醒來時不覺得痛苦，你就知道自己已經死了。雖然人生不只關乎痛苦，但體驗痛苦，尤其強烈的痛苦，是生命力最明確的信號之一。叔本華曾說：「想像有這麼一群人被流放到烏托邦，那裡萬物自動生長，烤熟的火雞四處飛，情人無需等待就找到彼此，順利結為連理。在這樣的地方，會有人無聊而死或上吊自殺，會有人彼此爭鬥，相互殘殺，因此為自己帶來更多的痛苦折磨，勝過大自然加諸他們身上的苦難……受苦的另一端是無聊。」我相信痛苦需要轉換，而非遺忘；需要對抗，而非徹底抹滅。

我相信憂鬱症某些最廣泛的數據乃是依據事實而來。雖然不該把數據和真相混為一談，這些數字卻發出一大警訊。根據最近的研究，大約有七・一%的美國成人（一千七百三十萬人左右）為重度憂鬱症所苦。躁鬱症（通常稱為雙極性疾患，因為患者的情緒會在狂躁和憂鬱之間變換）患者約有兩百三十萬人，是年輕女性的第二大殺手，年輕男性的第三大殺手。《精神疾病診斷準則手冊第四版》定義的憂鬱症無論在美國或其他國家，都是五歲以上人口失能的主要原因。憂鬱症在全球疾病負擔中（開發中國家也納入計算）所占比例僅次於心臟病，高居第二大疾病負擔。所謂「疾病負擔」（disease burden），乃根據早逝加上失能導致的健康生命年歲損失而計算出來的指標。憂鬱症奪走的生命年歲，超過戰爭、癌症和愛滋病的總和。由於憂鬱症會引發其他疾病，從酗酒到心臟病等，因此掩蓋了背後的真正禍首。如果把這些疾病都包括在內，憂鬱症可能是地球上最大的健康殺手。

今天各種憂鬱症療法大量湧現，但罹患重度憂鬱症的美國人只有半數會尋求任何型態（甚至包含牧師或諮商師）的幫助。而且這半數向外求助的患者中，有九十五％的求助對象是對精神疾病所知有限的基層醫生。罹患憂鬱症的美國成年人大約只有四〇％被辨識出來。儘管如此，大約有二千八百萬美國人，也就是十人中有一人，目前在服用選擇性血清素回收抑制劑，百憂解也屬於此類藥物，還有相當多人服用其他藥物。確診得憂鬱症的美國人不到半數獲得適當治療。憂鬱症的定義已放寬到含括愈來愈多的民眾，因此愈來愈難算出確切的死亡率。過去的統計數字顯示，憂鬱症患者有十五％最後會自殺，病情特別嚴重的患者自殺的比例迄今仍差不多。近來有些研究將病情較輕微的憂鬱症患者也涵蓋在內，顯示憂鬱症會直接導致二％到四％的患者親手結束自己的生命。這個數字仍然很驚人。二十年前，需要治療的憂鬱症患者大約只占人口的一．五％，如今比率升為五％，而且今天在世的美國人有十分之一會在有生之年經歷一次重度憂鬱症發作，大約半數會出現一些憂鬱症的症狀。臨床問題變多，治療方式更是大幅增加。診斷人數日益上升，不過這還不足以說明問題的規模。在已開發國家中，憂鬱症的病例愈來愈多，尤其是兒童患者。罹患憂鬱症的年齡愈來愈低，首度出現的年齡為二十六歲，比上個世代年輕了十歲，而雙極性疾患或躁鬱症第一次發作的年紀甚至更年輕。情形每況愈下。

鮮有疾病像憂鬱症這樣既治療不足又過度治療。機能完全失調的患者終究會住院，而且很可能接受治療，只不過有時他們的憂鬱症會感覺恍若生理病痛，因此很容易把兩者搞混。儘管精神醫學和精神藥理學療法出現了革命性突破，許多患者只是勉強撐著，持續飽受折磨。向外求助的患者有半數以上完全沒有接受治療（占憂鬱症患者的二十五％）。得到治療的患者約有半數（占憂鬱症患者總人數的十三％）接受的是不恰當的治療，通常只是開些鎮靜劑或進行無關緊要的心理治療。剩下的患者有一半（占憂鬱症患者總人數的六％左右）服用的藥物劑量不足，服藥的時間也太短。所以只有六％左右的憂鬱症患者真正得到充分治療，但其中許多人最後往往因為藥物副作用而停藥。密西根大學心理衛生研究院院長約翰．葛瑞登（John Greden）表示：「這種病通常只要吃藥，就能有效控制，藥不算太貴，也沒有什麼嚴重副作用，卻只有一％到二％的人真正得到最好的治療。」同時，我們卻看到另一個極端，有些人假定追求極度快樂是與生俱來的權利，只為了舒緩日常生活的些許不愉快，就嗑一堆藥。

如今大家普遍認為，超級模特兒出現，為女性設下不切實際的期望，破壞女性的自我形象。然而二十一世紀心理上的超級模特兒卻比實際的模特兒更加危險。許多人經常檢視自己的心靈，抗拒自己的情緒。在一九七〇和八〇年代新藥開發時期主持美國國家心理衛生研究院的威廉．波特（William Potter）指出：「這是一種露德現象[2]。當你讓數目龐大的群眾接觸到他們認定（也有理由相信）的好事，他們會說那是奇蹟——當然，悲劇也是如此。」百憂解是耐受度極佳的藥物，幾乎每個人都可服用，也幾乎每個人都吃百憂解。百憂解也會用來治療病情輕微的患者，過去由於抗憂鬱藥（如單胺氧化酶抑制劑〔MAOIs〕或三環類抗憂鬱劑〔tricyclics〕）會帶來不舒服的副作用，他們往往不願輕易嘗試。即使不憂鬱的人，百憂解也讓你較能遠離悲傷，這樣不是比忍受痛苦好得多嗎？

如今我們把可治癒的情況視為病態，把很容易改善的問題當作疾病來治療，即使我們過去只認為那是性格或情緒問題。一旦有了可以對付暴力的藥物，暴力就會變成一種疾病。典型的憂鬱症和輕微痛苦（並未伴隨睡眠、食欲、活力和興趣的改變）之間有很多灰色地帶，但由於我們找到愈來

2 露德現象（Lourdes phenomenon）：露德是世界聞名的天主教朝聖地。十九世紀中葉，法國露德鎮一名貧窮農家女聲稱看到聖母顯靈，吸引無數信徒到露德朝聖，並傳出許多病人到露德朝聖後痊癒的醫療奇蹟。

愈多方法來改善這些情況，於是愈來愈多情況開始被列為疾病，然而在訂定疾病與非疾病的切分點時仍十分武斷。我們已判定智商六十九為智能不足，但智商七十二的人其實情況也不算太好，智商六十五的人卻可能還勉強過得去。我們說膽固醇應該維持在二二〇以下，但如果你的膽固醇值為二二一，你可能不會因此送命，如果是二一九，就需要小心一點。六十九和二二〇都是任意數，我們稱什麼樣的狀態為疾病，其實標準也頗為武斷，就憂鬱症而言，情況還會持續不斷變化。

憂鬱症患者總是愛用「跨越邊緣」來形容從痛苦轉為瘋狂的過程。這個非常具象的描繪往往隱含了「墜入深淵」的意思。這麼多人都選用同樣的詞彙實在是很奇怪的事，因為「邊緣」是相當抽象的隱喻。沒有幾個人曾經從任何邊緣墜落過，當然更別說墜入深淵了。是大峽谷？挪威峽灣？還是南非的鑽石礦場？甚至連要找到可以墜落的深淵，都十分困難。問及此事，大家對深淵的描述倒是頗為一致。首先，深淵很暗。你脫離陽光的照射，落入一片黑影籠罩的世界，你在裡面什麼都看不見，危險無所不在（深淵中沒有柔軟的底部和牆面）。一路往下墜時，你完全不知道底部有多深，也不清楚有沒有可能停下來。你一再撞上看不見的東西，直到自己漸漸碎裂，周遭的環境太不穩定，你抓不住任何東西。

懼高是最常見的恐懼症，我們的祖先一定曾從中獲益，因為不懂得害怕的人可能看到深淵就往下跳，一撞之下，他們的遺傳基因也在生存競賽中淘汰出局。如果你站在懸崖邊緣往下看，你會感到頭暈。身體也變得前所未見的敏捷，讓你可以分毫不差地後退離開崖邊。你以為自己差一點就掉下去了，如果你看太久，真的會掉下去。你全身癱軟。我還記得曾和朋友一起去維多利亞瀑布，那裡極高的岩石筆直聳立在贊比西河上。我們都很年輕，喜歡相互較勁，看誰拍照的姿勢最夠膽，敢盡量靠近崖邊。每個人太接近崖邊時，都會頭暈腿軟。我想憂鬱症比較不像「跨越邊緣」（會很快就令你喪命），而是太靠近邊緣了，當你走過頭時，恐懼感油然而生，這時候，你會因為頭暈目眩而完全失去平衡感。我們在維多利亞瀑布旁發現，還未到懸崖處有一道隱形的邊，那才是真正無法跨越的界線。距離陡峭的懸崖還有三公尺左右時，大家都覺得沒事。等到距離只剩下一公尺半時，大多數人都感到害怕。有一度，朋友幫我拍照時，希望把贊比西河也拍進去，她問：「你能不能往左移個兩、三公分？」我乖乖往左跨一步——移動了三十公分。我露出微笑，愜意的笑容仍保留在那張照片上，然後她說：「你有一點太靠近懸崖邊了，快退回來。」我原本泰然自若地站在那兒，這下子突然往下看，看到我已跨越臨界點，臉上的血色瞬間凝結。朋友說：「沒事。」她向我走過來，伸出手。雖然離陡峭的懸崖還有二十五公分，我卻得跪下來，趴在地上，才有辦法拖著自己移動幾十公分，回到安全的地方。我知道自己有絕佳的平衡感，可以輕輕鬆鬆站在四十五公分寬的平台上，甚至跳一下踢踏舞，依然穩穩站著，不會跌倒。然而我沒辦法那麼靠近贊比西河。

憂鬱症憑借的正是這種令人癱軟的急迫感。你在十五公分高的平台上做得到的動作，等你靠近直落三百公尺的險峻懸崖時，就辦不到了。你完全陷入對墜落的恐懼，即使那恐懼可能害你掉下去。憂鬱症發作時很恐怖，但似乎完全聚焦於即將發生在自己身上的事情，包括覺得自己快死掉了。死亡本身倒不見得那麼糟，可怕的是一直活在瀕死狀態，停留在「尚未完全跨越地理邊緣」的情況。陷入重度憂鬱時，你一直抓不到對你伸出的援手，也沒辦法趴下來靠雙手和膝蓋爬行，因為你覺得只要一彎腰，即使還遠離崖邊，都會立刻失去平衡掉下去。喔，有些深淵的意象挺適合這個情況：黑暗、不確定、失控。但若你真的墜落無底深淵，根本不會有控制的問題，你會完完全全失控。你不由得感到驚駭，就在你最需要控制，按理說也應該有所掌控的時候，它卻棄你而去。此時此刻完全只剩下危險迫近的驚恐。儘管還有一大段安全距離，你卻已無法保持平衡，這時候，你的憂鬱就已經過頭了。陷入憂鬱時，當下發生的所有事情都是對未來痛苦的預期，真正作為當下的當下，已然不復存在。

沒有經歷過憂鬱症的人完全無法想像憂鬱症的情況。我們唯有透過一連串隱喻，如藤蔓、樹木、懸崖等等，來談論憂鬱症的經驗。診斷憂鬱症很不容易，因為需仰賴隱喻，而某個病人選擇的隱喻又不同於另一個病人。情況和《威尼斯商人》（*The Merchant of Venice*）中安東尼奧的抱怨沒有太大的不同：

我自己也感到厭煩，你說也令你厭煩；
但我是怎麼染上這愁緒的，怎麼碰上它，得到它
它是用什麼做的，從何而來
還有待研究；
憂傷把我變得如此弱智，
得多費一番工夫才能認識自己。

坦白說，我們不是真的了解憂鬱症的起因，不是真的知道憂鬱症由什麼構成，也不是真的明白為何某些療法可能對憂鬱症有效。我們不知道憂鬱症如何通過演化的考驗，不明白為何有些人在某些情況下會得憂鬱症，其他人卻絲毫不受影響，也不清楚意志力從中扮演的角色。

憂鬱症患者周遭的親友總是期望他們能自己振作起來：我們的社會不太能容忍抑鬱寡歡的人。配偶、父母、孩子、朋友都可能被你拖下水，他們不想太靠近無盡的痛苦。跌落重鬱的谷底時，除了求助之外，別無他法（如果還有辦法求助的話）；然而一旦有人提供幫助，一定要接受。我們都樂見百憂解替我們解決問題，但就我的經驗，除非我們也助百憂解一臂之力，否則單靠百憂解無濟於事。好好聆聽愛你的人對你說的話。即使失去信心，仍要相信為他們活下去是值得的。尋回憂鬱奪走的記憶，並將之投射到未來。勇敢，堅強，乖乖吃藥。好好做運動，因為即使踏出的每一步都彷彿有千斤重，運動仍對你有益。即使食物令你生厭，還是要吃東西。失去理智時，仍要和自己說理。這些幸運餅乾的勸告聽來熨貼，但要走出憂鬱，最保險的方法還是討厭憂鬱，不要讓自己漸漸習慣憂鬱。擋掉那些入侵腦子的可怕想法。

我將會有很長一段時間持續接受憂鬱症治療，但願我說得清楚事情是怎麼發生的。我完全不知道我為何如此情緒低落，也不太清楚心情為何反彈或再度陷落，而且一而再、再而三地復發。我用盡一切找得到的傳統方法來對付存在、對付藤蔓，像幼兒學步或牙牙學語般既費力又本能地想弄明白如何修補逝去的事物。多次輕微失常後，我出現兩次嚴重崩潰，接著停歇了一陣子，然後是第三次崩潰，接著又有幾次失常。經歷這一切之後，我會竭盡所能，防止心理再次受到擾動。每個早晨和每個夜晚，我望著手中的藥丸：白色、粉紅色、紅色、碧綠色的藥丸。有時候，這些藥丸彷彿寫在我手上的象形文字，告訴我將來或許會好起來，我應該繼續活下去，看看未來會如何。有時候，我覺得我好像每天兩度吞下自己的葬禮，因為倘若沒有這些藥丸，我早就不在世上了。在家的時候，我每個星期看一次治療師。治療過程有時很無聊，有時感覺到一種置身事外的趣味，有時則讓我有些頓悟。治療師說的一些話幫助我重建自我到一定程度，至少讓我可以繼續吞下我的葬禮，而不是舉辦我的葬禮。我們談了很多很多。我相信話語是一股堅強的力量，當恐懼的可怕程度似乎已超越生命的美好時，話語的力量能壓倒我們的恐懼。我愈來愈關注愛的力量。愛是另外一條向前邁進的道路。這幾種力量必須攜手並進，如果單憑其一，藥丸只是弱效的毒藥，愛是不夠鋒利的刀，病識感則是繩子，太過緊繃就會應聲斷裂。但如果把三種力量全部發揮，而且夠幸運的話，就可以解救樹木脫離藤蔓。

我熱愛本世紀。但願我有辦法來一趟時光旅行，因為我很想造訪聖經時代的埃及、文藝復興時代的義大利、伊莉莎白女王統治下的英格蘭，見識一下鼎盛時期的印加帝國，並和大辛巴威[3]的居民見見面。我還想看看原住民掌握下的美洲大陸是什麼樣子。但我並不想生活在其他任何時代。我熱愛現代生活的舒適和哲學的複雜；我喜歡在新的千禧年來臨時面對巨變的感覺，覺得我們即將知曉的事情將超越人類過往一切所知。我喜歡我居住的國家中高度的社會包容力，也很高興能夠一而再、再而三環遊世界。我喜歡今天人們能活得愈來愈久，比起一千年前的世界，時間比過去更站在我們這邊。

不過，我們的自然環境如今面對空前的危機。人類正以嚇人的速度消耗地球產出，毀壞土地、海洋和天空。雨林遭到破壞，海洋充滿工業廢棄物，臭氧層不斷耗損。今天世界人口數已遠遠超越以往，但明年還會更多，後年又再增加更多。我們目前製造的問題將禍延下一代，以及他們的下一代，和往後世世代代的子孫。自從人類用石頭打造出第一把石刀、安納托利亞農夫播下第一顆種子開始，人類就一直在改變地球，但如今改變的速度已嚴重失控。我並不喜歡針對環境問題危言聳聽，我也不認為此刻已瀕臨世界末日，但我深信，如果不想自取滅亡的話，我們必須採取行動，改變目前的走向。

我們不斷挖掘新方法來解決這些問題，由此可看出人類的韌性。世界繼續運轉，物種亦復如是。由於大氣保護我們免受烈日灼傷的能力比過去薄弱許多，皮膚癌比過去普遍多了。每逢夏天，我都會在身上塗抹高防曬係數的乳液和護膚霜來保護皮膚。我不時會去看皮膚科醫生，讓他們切除我臉上的斑點，送去實驗室化驗。孩子們過去都光著身子在沙灘上跑來跑去，如今得抹上厚厚的防曬油。過去在正午時分打赤膊工作的男子，如今都穿上衣服，並設法躲到可遮陽的陰涼處。我們有能力因應這樣的危機。除了躲在黑暗中之外，我們發明了許多新方法，然而無論擦不擦防曬油，我們都必須盡量不去破壞僅存的保護。目前大氣中還有很多臭氧，仍在善盡其責，也表現得差強人意。如果大家都不再使用汽車，會更有益於環境，但除非發生災難性的大海嘯，否則根本不可能。老實說，我覺得人類移居月球，可能比不使用汽車的社會更快實現。劇烈變革不可能發生，從許多方面而言，也非大家所樂見，但我們仍必須改變。

似乎打從人類有自我意識以來，憂鬱症就已存在。憂鬱症甚至可能更早就出現了，早在猿人設法進入洞穴生活之前，猴子和老鼠可能已為憂鬱症所苦，或許還有章魚。確實，現代的症狀學和二千五百年前希波克拉底[4]描述的憂鬱症狀幾乎難以分辨。憂鬱症和皮膚癌都不是二十一世紀的產物。憂鬱症和皮膚癌一樣，是一種身體的苦痛，在近代因為某些特定原因而擴大加劇。急速發展的問題已發出清楚的警訊，我們不能再繼續坐視不管。有些過去無法偵測出來的問題如今已全面發展

3 大辛巴威（Great Zimbabwe）為非洲國家辛巴威的古城，遺跡被聯合國教科文組織列為世界文化遺產，距辛巴威目前的首都哈拉雷市三百五十公里。西元十一世紀到十五世紀建造的大辛巴威城為當時的貿易中心，據估計約有一萬至兩萬名紹那族人（Shona）居住於大辛巴威及周邊地帶。

4 希波克拉底（Hippocrates, 460-370 B.C.）為古希臘醫生，對當時的醫學發展貢獻卓著，後代尊稱為「醫學之父」。

為臨床疾病。我們不能單靠救急方案來解決眼前問題，也必須設法控制問題，以防他們竊占我們所有的心智。憂鬱症節節升高的比率無疑是現代化的結果。生活步調快速、科技的混亂、人際關係疏離、傳統家庭結構解體、快速蔓延的孤寂感、信仰體系全面崩壞（包括似乎曾賦予我們人生意義和方向的宗教、道德、政治、社會信念）。幸好我們已經發展出各種因應問題的系統。我們用藥物治療器質性失調，還有各種療法可因應慢性病引起的情緒起伏。我們的社會正在為憂鬱症付出愈來愈高的成本，但還不至於造成毀滅性的後果。我們具有和防曬乳、棒球帽和遮蔭處同等的心理防護。

但我們有沒有同等的環保運動呢，有沒有系統可以控制我們對社會臭氧層帶來的破壞？我們不應該因為找到了療法，就忽視這些已被治療的問題。我們必須對這些統計數字感到驚恐，想一想我們該做什麼？有時候，發病率和治癒率的數字彷彿在相互競爭，看看究竟誰會勝過誰。沒有幾個人想放棄或有辦法放棄現代思維，就如同我們很難放棄現代化的物質生活。但我們必須從小事做起，降低社會及情緒的汙染程度。我們必須找到信仰（不管是對上帝、對自己、對別人、對政治、對美好事物或對任何其他事物）與結構。我們必須幫助這個弱勢族群，他們所受的苦大大減損了世間的歡樂——這不只為了勞苦大眾，也為了人生缺乏深刻動機的特權階級。我們必須實踐愛，也必須教導愛。我們必須改善會帶來可怕高壓的環境，我們必須抗拒暴力，或甚至反對暴力的各種形式。這不是感情用事，而是和挽救雨林的呼籲一樣迫切。

我想，到了某個時點（目前還不是時候但即將來臨的時點），損害的程度將超越我們靠損害買到的進步。雖然不會出現革命性的改變，但或許會出現不同型態的學校、不同的家庭與社區模式、不同的資訊流程。如果我們要繼續在地球上居住，就必須如此。我們將在治療疾病與改變致病環境之間求取平衡，我們會兼顧預防和治療。在新的千禧年發展成熟時，我希望我們會挽救地球雨林、臭氧層、河流與溪流、海洋；我希望我們也會挽救人們的心靈與情感。如此一來，我們將能遏止我們對正午惡魔——我們的焦慮與憂鬱——日益升高的恐懼。

柬埔寨人民的生活仍籠罩在古早悲劇的陰影中。一九七〇年代，革命份子波布在柬埔寨建立了毛澤東式的獨裁政權，被稱為「赤色高棉」（又譯「赤柬」），之後掀起多年腥風血雨，超過二十%的柬埔寨人民遭到屠殺。他們消滅受過教育的社會菁英，定期強迫農民四處遷徙，有的人被關入監牢，飽受嘲弄與折磨，舉國都生活在無止境的恐懼中。我們很難替戰爭排名，近年在盧安達發生的暴行，破壞力尤其驚人，但波布政權的殘暴絕對不遜於近代史上任何時候在任何地方發生的暴行。當你目睹四分之一的同胞慘遭殺害，當你自己在殘暴的政權下艱苦求生，當你努力克服重重阻礙，試圖重建殘破的國家時，心情會是如何？我希望了解當人民承受如此慘痛的創傷和壓力，變得一貧如洗，手邊沒有任何資源，幾乎毫無受教育和工作的機會，會有什麼感覺。我也可以選擇其他的地方來尋找苦難，但我不想去正在打仗的國家，因為戰時的絕望心理通常十分狂亂，戰火重創後的絕望則比較木然且全面。柬埔寨並非派系殘酷鬥爭的國家，而是所有人彼此為敵、相互爭戰的國度。所有的社會機制都蕩然無存，那裡沒有愛，沒有理想主義，沒有人可以感受到任何美好。

柬埔寨人普遍和藹可親，對來訪的外國人非常友善。他們說話大都輕聲細語，溫和且令人愉快。很難想像波布的暴行竟會發生在這麼美好的國度。我見到的每個人對於赤色高棉為何發生各有說法，但他們的解釋都無法言之成理，就如同針對文化大革命或史達林主義或納粹暴行的種種解釋也都不通。不同的社會都發生過這樣的事情，回頭來看，我們或許可以理解為什麼有的國家特別容易遭受這樣的苦難，但這樣的行為是從人類想像的哪個部分萌發，就不得而知了。社會結構向來都很脆弱，但我們無從知悉為何社會結構會完全消失不見，如同上述社會所發生的情形。駐柬埔寨的美國大使告訴我，對高棉人而言，最大的問題是柬埔寨傳統社會中沒有和平解決衝突的機制。他說：「如果出現任何歧見，他們得完全否定，壓抑，否則就要拔刀相見，大打一場。」一位柬埔寨政府官員告訴我，由於太多年來，人民一直對專制君主太過百依百順，久而久之，根本不會想反抗權威，到後來一切都太遲了。我聽了至少十來種其他說法，心中仍然存疑。

在訪談中，我發現大多數曾受赤柬折磨的人都寧可向前看。不過當我敦促他們回顧個人遭遇時，他們很快墮入悲慘往事中。我聽到許多泯滅人性、令人髮指的可怕故事。我在柬埔寨碰到的每個成年人都曾遭受這種外部造成的創傷，如果換作是我們，大多數人可能都會因此發瘋或自殺。他們的心靈受到的嚴重創傷是另一種層次的恐怖。我去柬埔寨時，想透過他人的痛苦來貶低自己的痛苦，而我確實深深自慚。

我離開柬埔寨五天前，見到曾提名諾貝爾和平獎的龍斐莉（Phaly Nuon），她在金邊創辦了一所孤兒院和憂鬱婦女輔導中心。當時許多婦女飽受精神創傷，連醫生都任由她們自生自滅，但斐莉成功協助她們重生。事實上，她獲致了驚人的成就，孤兒院的工作人員幾乎都是她幫助過的婦女，她們在斐莉周遭形成充滿大愛的社群。有人說，如果你解救婦女，她們會從而拯救兒童，如此沿著影響的鎖鏈，一個人可能可以挽救整個國家。

我們在金邊市中心附近一棟舊辦公大廈的小房間中會面。她坐在一頭的椅子上，我坐在她對面的小沙發上。斐莉不對稱的雙眼似乎能立刻把你看透，但同時仍歡迎你到訪。她和大多數柬埔寨人一樣，照西方標準來看個頭矮小。她把斑斑銀髮往後梳，為臉孔增添了幾分嚴厲。她提出論點時咄咄逼人，但同時也很害羞，不講話的時候總是微笑，低頭往下看。

我們一開始先談她自己的遭遇。一九七〇年代初期，斐莉為柬埔寨財政部及商會工作，擔任打字員和負責速記的祕書。一九七五年金邊淪陷後，波布的赤色高棉政權把她和丈夫及孩子從家裡帶走。她不知道丈夫被送去哪裡，也不知道他是生是死。她則被迫帶著十二歲的女兒、三歲的兒子和剛出生的小嬰兒，在鄉下農地做工。那裡的生活條件很差，糧食匱乏，但她和其他同伴一起工作時，「從來不跟他們說任何事情，也從來不微笑，我們從沒有人微笑過，因為知道隨時都可能被處死。」幾個月後，她和家人被趕到另外一個地方。在遷徙過程中，有一隊士兵把她綁在樹上，讓她眼睜睜看著女兒被輪姦並殺害。幾天後，輪到斐莉自己。她和其他幾個工人被帶到城外。他們把她的雙手在身後綁緊，也綁住她的雙腿，強迫她跪下來，再把她綁在一根竹竿上，逼她身體向著汙濁的泥漿前傾，因此她必須繃緊雙腿，否則就會失去平衡。假如她終於力氣耗盡而跌倒，她會往前栽到爛泥中，因為動彈不得而溺死。她三歲的兒子在她身旁嚎啕大哭，嬰兒則綁在她身上，當她跌倒時，嬰兒也會跟著溺斃——斐莉會成為殺死親生孩子的凶手。

於是斐莉撒了謊。她說她戰前曾為赤色高棉高層官員工作，曾經是他的情人，如果他們殺了她，就會得罪那位官員。當時能逃離殺戮戰場的人寥寥無幾，但有一位軍官或許相信斐莉編的故事，說他受不了孩子的尖叫聲，子彈又太貴了，不值得浪費子彈來殺她，所以他為斐莉鬆綁，叫她快跑。於是她一手抱起嬰兒，另一手抱著三歲大的兒子，飛也似的逃入柬埔寨東北方的叢林深處。她在叢林裡待了三年四個月又十八天，從不在同個地方再次過夜。在叢林裡四處流浪時，她採樹葉、挖樹根來吃，也餵飽孩子。但覓食十分困難，其他更強壯的覓食者早已將土地掠奪殆盡。由於嚴重營養不良，她日形消瘦，母乳乾涸，沒有乳汁可吃的小寶寶就這樣死在她的臂彎中。她和僅存的兒子苟延殘喘，勉強活到戰後。

斐莉告訴我這些事情時，我們兩人已移到座位之間的地板上，她不斷哭泣，踮著腳前後搖晃，我則把下巴擱在膝蓋上，在她說到近乎失神狀態時，一手環住她的肩膀擁抱她。她繼續悄聲說，戰爭結束後，她找到丈夫。他的頭部和頸部都遭到毒打，造成嚴重的心智缺損。她和丈夫及兒子被安置在泰國邊界附近的難民營，那裡有數千人住在臨時搭建的帳篷中。他們遭到某些工作人員虐待和性侵，但也得到其他人的幫助。斐莉是那裡少數受過教育的人，通曉外語，可以和援助人員溝通，便慢慢成為難民營的重要人物，和家人住在木屋中，所受的待遇相對奢華。「我當時協助進行一些援助工作，四處走動時，總是看到狀態很糟的婦女，其中許多人似乎癱瘓了，動也不動，不說話，不餵小孩，也不好好照顧自己的孩子。我明白她們雖然熬過戰爭，如今卻因為憂鬱，因為完全無能為力的創傷後壓力而走向死亡。」斐莉對援助人員提出特別要求，把她的木屋變成某種形式的心理治療中心。

她的第一步是使用高棉傳統草藥（把一百多種藥草和葉子依不同比例調配），如果無效或效果不夠好的話，再採用偶爾可取得的西藥。她說：「無論援助人員拿來哪一種抗憂鬱藥，我都趕緊儲存起來，希望碰到情況最糟的病人時，還有足夠的藥物。」她會帶著病人冥想打坐，在屋子裡設置佛壇，佛壇前面擺著花。她會誘使婦人打開心胸，先花大約三小時讓每一位婦女說說自己的遭遇，然後定期追蹤訪視，試圖聽到更多故事，直到這些罹患憂鬱症的婦女完全信任她。她解釋：「我必須知道這些女人必須想說出來的故事，因為我想徹底了解她們每個人需要克服的問題。」

第一階段完成後，就展開一套固定的流程。她說：「分成三個步驟。我會先教她們遺忘，讓她們每天都作一些練習，每天都多忘掉一點她們永遠不可能完全忘掉的事情。在這段期間，我會嘗試用音樂、刺繡或編織來分散她們的注意力，有時舉行音樂會，偶爾讓她們看一小時電視，嘗試任何可能管用的辦法，以及她們表示喜歡的任何活動。憂鬱是藏在皮囊下的東西，我們身體的每一吋肌膚下可能都藏著憂鬱，我們無法排除它，但即使憂鬱就在那兒，我們還是可以試著忘掉它。

「當她們在腦子裡把已忘卻的記憶清除掉，當她們學會如何遺忘之後，我就開始教她們工作。無論她們想做哪一類工作，我都會找出法子來教她們。有的人受的訓練只是打掃房子或照顧小孩，有的人學會照顧孤兒的技巧，有的人甚至開始培養真正的專業。她們必須學會做好這些事，並以此為傲。

「然後，等到她們的工作技能都很熟練，在最後，我教她們愛。我蓋了一間簡單的小屋子，可以在裡面做蒸汽浴，目前我在金邊也有一個類似的設施，稍微蓋得好一點。我帶她們到那兒，讓她們洗淨自己，然後教她們互相修指甲及做足部護理。我教她們怎麼樣好好保養自己的指甲，因為這樣可以讓她們覺得自己很漂亮，而她們是如此想要覺得自己漂亮。這樣一來，她們也開始接觸到別人的身體，並放心把自己的身體交由別人來照顧。這讓她們從身體的隔絕孤立中走出來——她們經常深受其苦，並因此導致情緒上的孤獨與崩潰。共浴和互塗指甲油時，她們會聊天，開始一點一點信任彼此，最後學會交朋友，永遠不再寂寞孤單。原本她們只跟我吐露自己的遭遇，對別人絕口不提，後來她們會開始互相傾吐。」

斐莉接著帶我去看她的心理診療工具：彩色的法藍瓷小瓶子、蒸汽浴室、磨指甲角質層的刮刀、磨砂板和毛巾。相互梳理毛髮是靈長類動物的主要社交形式，斐莉的方法等於讓人類回歸到相互梳理的社交方式，這種回歸自然的方式真是叫人驚嘆。我告訴她，我覺得要教自己或教別人如何遺忘、如何工作、如何愛人和被愛，都很不容易，但她說，只要你自己可以做到這三件事，其實不是真那麼複雜。她談到接受她治療的婦女如何形成社群，以及她們把那些孤兒照顧得多好。

停了好半晌後，她對我說：「還有最後一個步驟。我們最後會教導她們最重要的一件事。我教她們，這三種能力——遺忘、工作及愛——並非各自獨立的技巧，而是同屬一個巨大的整體，唯有同時實踐這三種能力，每一種能力都融入其他能力，才能真正有所改變。要把這個道理說清楚最困難。」她笑了起來，「但她們漸漸也都明白了，而她們一旦懂得這個道理，就準備好走入世界了。」

今天的憂鬱症是個人現象，也是社會現象。要治療憂鬱症，必須了解崩潰的經驗、藥物治療的作用方式，以及最普遍的談話治療形式（精神分析、人際療法、認知療法）。經驗能教我們很多東西，主流治療方式也已通過測試和檢驗，但其他許多治療方式，從聖約翰草（Saint-John's-wort，又名「貫葉連翹」）到精神手術，也帶來一些合理的期待，雖然這個領域的江湖郎中比其他醫療領域都多。要採取明智的治療方式有賴詳細檢視特定族群，尤其是憂鬱症發生在兒童、老人和不同性別時，有一些值得注意的變化。物質濫用者自己形成一個大類，各種不同形式的自殺則是憂鬱症的併發症。了解憂鬱症在什麼情況下會致命非常重要。

這些經驗之談累積成為流行病學的知識。今天很流行把憂鬱症視為一種現代疾病，簡直大錯特錯，只要回顧精神病的歷史就能澄清誤解。今天也很流行把憂鬱症看成某種中產階級的問題，認為兩者的症狀是一致的，這也是錯誤的觀念。只要看看罹患憂鬱症的窮人，就會發現種種禁忌和偏見阻礙我們向這格外願意接受幫助的族群伸出援手。窮人的憂鬱問題自然會成為特定政治問題。疾病和治療的概念中究竟要包含哪些及排除哪些，乃是透過立法來認定。

生物學不是宿命。即使有憂鬱症，仍然有很多法子來享有美好的生活。的確，對憂鬱症有所領悟的人或許能從經驗出發，培養出一種特別的道德深度，在他們墜入苦難深淵時，這是長著羽毛的希望。每個人都有一些基本情緒光譜是我們既不能也不該逃避的，而我相信憂鬱就在這基本情緒光譜之中，所在的位置不但靠近悲傷，也很靠近愛。的確，我相信所有的強烈情緒都彼此相鄰，每一種情緒都深受我們一般以為在其對立面的情緒所影響。目前我暫時控制住憂鬱症帶來的失能，但憂鬱永遠是藏在我腦中的密碼，是我的一部分。對抗憂鬱等於和自己作戰，在發動對抗憂鬱的戰爭之前必須先了解這點。我相信徹底消除憂鬱症，唯有破壞讓人之所以為人的情緒機制。科學與哲學必須求取折衷之道。

奧維德[5]寫道：「要欣然接受痛苦，因為你會從中學到東西。」我們有可能透過化學操控，找出大腦中的痛苦迴路，並設法控制和消除這個迴路（雖然目前似乎不大可能）。我希望我們永遠不會這樣做。去除痛苦迴路，等於讓我們再也體驗不到情緒波動，當整體的價值遠高於任何單一成分，破壞整體複雜度是令人痛心的事情。如果可以在九維空間觀看世界，我願意為此付出極高的代價。我寧可永遠活在悲傷的迷霧中，也不要放棄感受痛苦的能力。但痛苦不是急性憂鬱，無論愛人或被愛都會承受巨大痛苦，然而我們在這樣的體驗中才感覺到自己真正活著。我試圖從人生中清除的只是憂鬱症那種活死人的特質。本書大力反對徹底清除痛苦體驗的想法。

5 奧維德（Ovid）為古羅馬時代的詩人，西元前四十三年出生，本名為Publius Ovidius Naso。

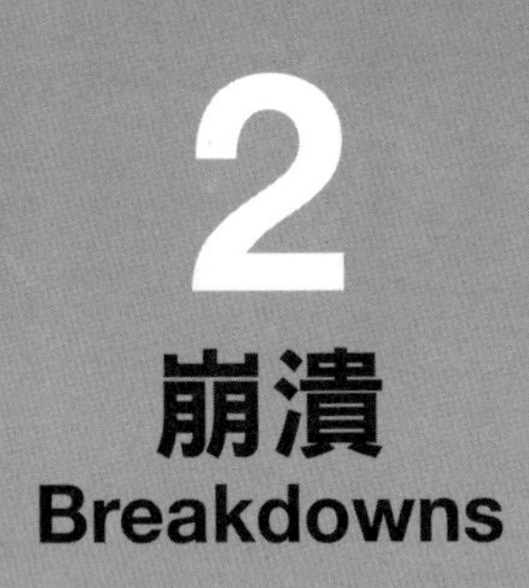

2
崩潰
Breakdowns

我是在私人問題差不多都解決時，才開始出現憂鬱症狀。家母在三年前離世，我已逐漸接受這個事實。當時我正要出版第一部小說，和家人處得不錯，從兩年的熱戀關係中全身而退，買了一棟漂亮的新房子，還為《紐約客》（*The New Yorker*）雜誌撰稿。正當我的生活終於步上軌道，再也找不到任何絕望的藉口時，憂鬱症卻躡手躡腳掩襲而至，破壞了一切。我強烈感覺到，就當時的情況，我沒有理由得憂鬱症。你在經歷創傷或人生顯然一團糟時得憂鬱症是一回事，但在終於擺脫傷痛，人生也不再一團糟時陷入憂鬱，實在非常令人困惑不安。你當然明白深層原因是什麼：常年反覆出現的存在性危機、早已忘卻的童年傷心往事、對此時已不在世的人所犯的小小過失、因為疏忽而喪失的友誼，以及面對自己不是托爾斯泰的事實、世上沒有完美愛情的缺憾、內心蠢蠢欲動的貪念和不夠寬厚——諸如此類。但如今檢視這份清單，我相信我的憂鬱既是一種理性狀態，又無可救藥。

從某些重要的物質層面來看，我的生活並不艱苦。大多數人都樂於拿到我的起手牌。照我的標準來看，我得意過，也失意過，但過去的低潮並不足以說明我的狀況。倘若我的生活更艱苦些，那麼我對於自己得憂鬱症會有很不一樣的看法。但事實上，我的童年生活頗為幸福，雙親很愛我，也很愛我弟弟，我和弟弟大體上感情不錯。我有夠美滿的家庭，父母真心相愛，而我也從來不曾想像父母離婚或真正失和。雙親雖然不時會因一些事起爭執，但從來不曾質疑對彼此、對我和弟弟的無條件摯愛。我們總是過著寬裕舒適的生活。我讀小學和初中的時候，人緣不太好，但到了高中時代已經有自己的圈子，和朋友相處愉快，而且課業表現向來出色。

我小時候有點害羞，很怕當眾遭到排斥——但誰不怕呢？高中時期，我意識到自己偶爾會浮現不安的情緒，不過再一次地，對青春期的孩子而言，這似乎不算罕見。十一年級時，有一陣子我深信平常上課的那棟建築即將崩塌（那棟建築已經屹立近百年了），我還記得我每天都必須鼓起勇氣對抗古怪的焦慮。我知道這並不尋常，但這股焦慮大約在一個月後煙消雲散，我鬆了一口氣。

然後我上了大學，在那裡我無比快樂，也認識了很多人，他們直到今天仍然是我的摯友。我用功讀書，也盡情玩樂，感受到各種新情緒，智識也大為拓展。獨處時，我有時會突如其來感到孤獨，不純然是因孤單而難過，而是覺得害怕。我朋友眾多，這時候，我會去探訪其中一人，通常這樣就能分心，擺脫原本的苦惱。這種情況只是偶然出現，不是什麼嚴重問題。接著我到英國攻讀碩士學位，完成學業後，順利展開作家生涯。我在倫敦住了幾年，交了很多朋友，也有過一些短暫情緣。從各方面看來，我的情況大致如常，沒什麼改變。到那時候為止，我的人生很美好，我也十分感恩。

當你陷入重度憂鬱時，你會回頭尋找問題的根源。你很納悶憂鬱究竟從何而至，是否一直在那兒，只是潛伏在表面下；還是就像食物中毒般突然來襲。第一次崩潰後，我花了幾個月時間，不斷歸納早年碰到的困難，雖然那都沒什麼大不了。我當年是以臀位分娩的方式生下，有的人認為臀位分娩和早期創傷有關。我有讀寫障礙，但家母很早就發現問題，並從我兩歲起教我如何克服，而那也一直沒構成什麼重大障礙。小時候，我的口語能力不錯，但協調性不佳。為了找出我幼年最早的創傷，我曾經詢問母親。她說我學走路不太順利，但似乎輕而易舉就學會說話，動作控制能力和平衡感則發展得比較晚，也不理想。她說我經常一而再、再而三的跌倒，要拚命鼓勵我，我才肯試著站起來。後來，運動神經太差導致我在小學時代人緣不佳。無法被同學接納當然令人沮喪，但我一直都有幾個朋友，也一向喜歡與成年人為伍，大人也喜歡我。

關於幼年，我有許多古怪零散的童年回憶，幾乎都是快樂的回憶。我看過一個精神分析師，她說在她看來，我自己也莫名所以的一些童年模糊回憶暗示我小時候曾遭性侵。這當然不無可能，但我從來無法建構出可信的回憶或找到其他證據。即使真有其事，一定也相當輕微，因為我小時候受到嚴密照看，身上的任何瘀痕或傷害都會有人發現。我還記得六歲參加夏令營時，我突如其來、毫無來由的感到害怕。當時的情景歷歷在目：我的正前方是網球場，餐廳在我的右邊，十五公尺外有棵大橡樹，我們坐在樹下聽故事。突然之間，我動彈不得，一股大難臨頭的感覺把我擊垮了，可怕的事情遲早會發生，只要活在世上，就無法逃脫。在那一刻之前，我所立足的人生似乎都一直是穩固的地面，但突然之間，地面軟了，變形了，而我開始滑入地心。如果我站著不動，或許還無妨，但只要一移動，就會再度陷入危險。我不論往左、往右或向前走，似乎都生死交關，但至少在當下，我完全不知道該往哪兒走才能得救。幸好有位輔導員走過來，叫我動作快一點，說我趕不上游泳課了，而這打斷了我的情緒。然而之後很長一段時間，我一直記得這件事，希望不會再度發生。

我想對年幼的孩子來說，這些事不算離奇。成年人的存在焦慮（existential anxiety）儘管可能痛苦不安，通常帶有一種反諷的自覺。第一次發現人的脆弱，第一次領會到生命有限，都是令人震撼的強烈衝擊。我曾在教子和姪子身上看到這樣的情形。一九六九年七月我在大湖夏令營中領悟到自己終將一死，這樣的描述聽起來浪漫又傻氣，但大體而言，我確實莫名地在無意間發現自己大體上是脆弱的，明白父母控制不了這個世界及世上發生的所有事情，而這一切也永遠不是我所能控制。我記性不佳，夏令營的事情發生後，我開始擔心事物會隨時間流逝。夜裡我會躺在床上，試圖一一回想白天發生的事情，好保存這份記憶——可說是一種精神上的貪婪。我尤其珍惜父母睡前的親吻，睡覺時總習慣在頭底下墊著衛生紙，萬一父母的親吻從我臉上掉落，衛生紙還可以接住，這樣我就可以把吻放好，永遠收藏起來。

高中時期，我開始意識到自己對性向的疑惑，那是我這輩子最難克服的情緒挑戰。我把問題埋藏在合群的表象下，不去面對。這個基本防禦機制陪我度過大學時代。我有幾年的時間活在不確定中，長時間和男人也和女人交往，這種情況讓我和母親的關係變得複雜。我偶爾會無緣無故陷入強烈焦慮中，那是一種無端湧出的異常情緒，混雜著悲傷和恐懼。我小時候搭校車，有時就會突然湧現這樣的情緒。大學時代，每當周五夜晚勉強加入狂歡，聽著喧鬧聲吞沒黑暗的清靜時，偶爾也會有這樣的感覺。閱讀時，或親熱時，有時也會如此。這種強烈焦慮總在每次離家時湧上，直到現在仍會伴隨著離別而至。即使只是出外度個周末，鎖上家門的剎那，這樣的情緒仍會突然襲來。返抵家門時，通常也是如此。母親、女友，甚至我們養的狗，都出來迎接我，而我會十分哀傷，那股哀傷令我恐懼。我的因應之道是強迫自己和別人互動，這樣做幾乎總是能分散我的注意力。我得藉著不斷吹口哨吹出快樂曲調，來擺脫那股悲傷。

大四那年暑假，我有一次輕微的崩潰，但當時我並不知道是怎麼回事。我正在歐洲旅行，全然自由地享受長久夢寐以求的夏日時光。這次歐遊有點像雙親送我的畢業禮物。我先在義大利度過很棒的一個月，接著前往法國，然後去摩洛哥訪友。我在摩洛哥時變得很惶恐，彷彿拋開了太多習以為常的束縛，太過無拘無束，反而時時刻刻都很緊張，就好像學校戲劇公演上場前在後台曾有的感覺。我回到巴黎，和更多朋友碰面，度過美好時光，然後前往維也納，我一直想造訪的城市。我在維也納無法入眠。抵達維也納後，我住進民宿，和也在維也納的幾個老友碰面，計畫著一起去布達佩斯旅行。我們出外共度宜人的夜晚，然後我回到旅館，徹夜未眠，認為自己做錯事，為此惶惶不安，雖然我並不知道是什麼事。第二天，我心煩意亂，無法和一屋子陌生人共進早餐。但出門後，我覺得好多了，於是決定去看畫，心想或許我只是把自己逼得太緊。朋友晚上另有飯局，他們告訴我時，我大受打擊，彷彿剛被告知謀殺案的陰謀。我們約定好晚餐後碰面喝一杯。我沒有吃晚餐。我就是無法走進陌生的餐廳獨自點餐（雖然我已經這樣做很多次了），也無法和任何人攀談。等到我終於和朋友碰面時，我渾身發抖。我們出外飲酒，我喝得比平常都多，感覺暫時獲得平靜。那天晚上，我又徹夜未眠，頭痛欲裂，胃裡劇烈翻攪，無法自制地擔心布達佩斯的船期。我熬過第二天，到了第三個無眠的夜晚，我整夜擔驚受怕，無法起床如廁。於是我打電話給父母說：「我必須回家。」他們的聲音聽來頗驚訝，因為啟程前，我還拚命爭取在歐洲多待幾天，多去幾個地方，盡量延長待在海外的時間。「怎麼了？」他們問。我只能告訴他們，我覺得不太舒服，這趟旅程不像我當初預期的那麼有趣。母親同情地說：「獨自旅行有時候很辛苦。我以為你會見到很多朋友，不過即使如此，可能還是會非常累。」父親說：「如果你想回家，就刷我的卡，買張機票回來吧。」

我買了機票，打包行李，當天下午就回家了。父母到機場接我。「怎麼了？」他們問，但我只說，我無法繼續待在歐洲。他們擁抱我，那是我幾星期以來第一次感覺安全。我如釋重負，開始啜泣。回到從小住到大的公寓後，我很沮喪，覺得自己是不折不扣的笨蛋。我搞砸了我的暑期旅行計畫，回到除了日常雜務無事可做的紐約，而我從來沒去過布達佩斯。我打電話給幾個朋友，他們很訝異接到我的電話。我完全不想解釋發生了什麼事。我在家裡度過剩餘的暑假，無聊、惱怒，而且悶悶不樂，儘管我確實和家人共度了一些美好時光。

接下來幾年，我差不多完全忘了這些事情。那個夏天過後，我到英國讀研究所。在新國度的新學校重新開始，我幾乎沒有絲毫恐慌，立刻適應了新的生活方式，很快交到朋友，在課業上表現優異。我很喜歡英國，似乎再也無所畏懼。在美國念大學時焦慮的我已搖身一變為堅強、自信、隨和的傢伙。我開的派對，人人都想參加。我可以和知交好友徹夜暢談（他們至今仍是我最要好的朋友），陶醉在迅速建立起來的深厚親密友情中。我每星期都和家人通電話，父母也注意到我的聲音透露出前所未有的快樂。我感到不安時，很渴望身旁有人陪伴，如今我找到了。那兩年，我大半時候都很快樂，讓我不開心的事情只有壞天氣、無法讓每個人都立刻喜歡我、睡眠不足，以及開始掉髮。內心僅有的一種始終揮之不去的憂鬱傾向，其實是懷舊的情緒，但和伊迪絲・琵雅芙[1]不同的是，任何事物僅只是結束就足以令我惋惜，我從十二歲起，就開始哀嘆時光流逝。即使在心情最好的時候，我似乎都在徒勞地與現在角力，想阻止當下的一切成為過去。

我記得我二十出頭時，情緒還算平和。我幾乎是憑一時衝動便決定無視於自身焦慮，外出探險，即使探險總免不了可怕的遭遇。結束研究所學業十八個月後，我開始經常往返莫斯科，部分時間和在當地認識的藝術家一起偷偷住在空屋裡。我在伊斯坦堡時，曾在晚上遭人攔路打劫，但我抵抗成功，劫匪跑開時沒搶走任何東西。我容許自己考量各種性向，把壓抑和對性愛的恐懼大半拋到腦後。我留長髮，又把頭髮剪短。我和搖滾樂團一起表演過幾次，也觀賞歌劇。我渴望各式各樣的經驗，只要負擔得起，我盡可能去更多地方盡情體驗各種事物。我墮入情網，也打算建立美滿家庭。

然後在一九八九年八月，我二十五歲的時候，家母診斷出卵巢癌，我完美無瑕的世界開始崩解。如果母親沒有生病，我的人生會截然不同；如果整件事情不是那麼悲痛，也許我這輩子雖然有憂鬱的傾向，卻不至於崩潰；或我會晚點崩潰，等到中年危機時才發生；或也許我仍會在相同時間照樣崩潰。如果情緒演變史的第一部是前導經歷，那麼第二部就是觸發性的經驗了。大多數的重度憂鬱症患者都會先經歷較輕微的憂鬱，只是那大半會默默地或就這麼莫名其妙地過去。當然，許多從未得過憂鬱症的人如果出現心理狀況，會在回顧過往時將一些經驗界定為憂鬱症的前兆，但如預示的問題並未真的發生，這些經驗就會漸漸被淡忘。

1 伊迪絲・琵雅芙（Edith Piaf）為法國著名歌手，她唱紅的歌曲中有一首名為〈無怨無悔〉（Non, je ne regrette rien）。

我不會詳細說明周遭的一切如何一一崩解，因為了解這類消耗病的人已熟悉這些。至於不了解的人，可能就像二十五歲的我一樣感到費解。不消多說，情況十分可怕。母親在一九九一年過世，得年五十八歲。我哀慟逾恆。雖然我長久以來深深倚賴的親人就此消失不見，雖然留了那麼多淚水且承受巨大傷痛，母親剛離世的那段時間，我還算過得去。儘管傷心憤怒，但沒有瘋掉。

那年夏天，我開始接受精神分析。我告訴即將為我作精神分析的女治療師，我需要她在療程開始前對我承諾，除非她得了重病，否則無論發生任何事情，她都要持續幫我作精神分析，直到完成整個療程。這位年近七十的精神分析師同意了。她是睿智的迷人女子，有點讓我想到家母。我靠著每天與她會談來控制自己的哀傷。一九九二年初，我墮入情網，愛人聰慧、美麗、大方、體貼，非常投入這段關係，但也極難相處。雖然我們大半時間都很快樂，關係卻不穩定。她在一九九二年秋天懷孕又墮胎，帶給我意想不到的失落感。一九九三年底，在我三十歲生日前一個星期，我們協議分手，兩人都痛苦不堪。我生命中又一個齒輪滑脫了。

一九九四年三月，精神分析師告訴我，她即將退休，因為從普林斯頓的家往返紐約市實在太累了。儘管跟她作精神分析，我一直覺得缺少連結，也曾考慮過終止療程，但當她透露這個消息時，我依然哭了起來，而且一發不可收拾，哭了一個鐘頭。我平常很少哭，自從母親過世後，也從來不曾像那樣哭泣。我感到全然、椎心刺骨的孤單，而且徹底遭到背叛。在她正式退休前，我們還有幾個月的時間（她也不確定會有幾個月，結果持續了一年多），慢慢結束療程。

那個月稍後，我向精神分析師訴說我失去感覺，有股麻木感染了我所有的人際關係。我不在乎愛情，不在乎工作，不在乎家人，不在乎朋友。我的寫作進度變慢，後來完全停筆。畫家葛哈·李希特（Gerhard Richter）曾寫道：「我什麼都不知道，什麼都不會，什麼都不懂，什麼都不知道。完全無感。而這一切悽慘甚至沒有令我格外不開心。」我同樣發現，除了縈繞不去的焦慮感，我不再有任何強烈情緒。過去我不受控制的性衝動總是帶來很多麻煩，如今這股衝動似乎完全消失。對肉體和情感親密關係的習慣性渴求不見了，無論街上的陌生人或我認識且深愛的人，對我都不再有任何吸引力。歡愛時，我的心思常飄到購物清單和需要完成的工作上。這一切都讓我感覺我正在失去自我，而這把我嚇壞了，於是我刻意在生活中排入享樂活動。一九九四年春天，我勤於參加派對，努力從中取樂，卻失敗了；我和朋友見面，試圖和外界連結，卻失敗了；我購買以往渴望的奢侈品，卻得不到絲毫滿足感；我逼自己走到過去從未嘗試過的極端，譬如去看色情電影，甚至召妓，想重新喚起性慾。我沒有特別被自己的新舉動嚇倒，但也沒有從中享受到任何歡愉，或得到任何解脫。精神分析師和我討論這種情況：我陷入憂鬱了。我們試圖找出問題的根源，在此同時，我發現脫節的感覺緩慢但持續地增強。我開始向分析師抱怨我受不了電話答錄機中的留言，而且無法擺脫那種感受：我把電話，通常是朋友的電話，視為無法承受之重。每次回電，就會有更多來電。我也變得害怕開車。晚上開車時，我看不到路在哪裡，眼睛變得乾澀。我經常覺得自己快要急轉彎撞上路障或其他車輛了。我在公路上開車時，會突然驚覺自己不會開車了，於是驚惶失措，冷汗直流，趕緊把車子開到路邊。我開始在城市度周末，避免開車。精神分析師和我一起檢視我的焦慮性憂鬱是怎麼發展出來的。在我看來，我和女友之所以分手，是因為我開始出現憂鬱症的初期症狀，不過我心知肚明，不無可能是和女友關係破裂而引發憂鬱症。我試圖解開這個結時，不斷更新憂鬱症開始的時間：自從我和女友分手；自從母親過世；自從母親過世前兩年開始生病；自從我上一段戀情結束；從青春期開始；自從我出生。不消多久，我想到的任何時間或任何行為，無一不是憂鬱症的徵

46

兆。不過我經歷的仍然只是精神官能性憂鬱症(neurotic depression),特點是焦慮性的憂傷,而不是瘋狂。而且看起來我還能控制。那是我過去某件遭遇的延續,許多健康的人或多或少也很熟悉這樣的經驗。憂鬱症的登場就像成年期,緩慢而漸進。

一九九四年六月開始,我經常感到厭倦。我的第一部小說在英國出版了,然而小說得到的好評對我沒什麼作用。我無動於衷地讀著書評,無時無刻不感到疲累。我在七月回到紐約家中,發現社交活動甚至和別人談話對我來說都是負擔,似乎不值得花力氣做。地鐵也難以忍受。我那尚未退休的精神分析師說我有輕微憂鬱症。我們討論病因,彷彿叫出野獸的名字就能馴服牠似的。我認識太多人,做太多事情了,我想我也許該減少活動量。

八月底,我的腎結石發作,這在過去也發作過一次。我打電話給醫生,他說會通知醫院,讓我能更快進入急診室醫治。然而我抵達醫院時,似乎沒人接到任何通知。腎結石發作的痛極為劇烈,我坐著等候時,感覺好像有人把我的中樞神經泡在酸液裡,然後一層層剝到核心。雖然我幾度向幾位工作人員描述我的痛苦,他們卻什麼也沒做。然後,我的內在彷彿有什麼忽然斷裂了。我站在紐約醫院急診室的隔間裡,開始大聲尖叫。他們在我手臂注射了一劑嗎啡,疼痛減輕了,但很快又恢復——那五天裡我數度進出醫院。我也四度插管導尿,注射最高劑量的嗎啡,加上每幾小時補充鹽酸配西汀注射液[2]。他們說,我的腎結石影像不是很清楚,不適合用碎石術這種可以迅速排除腎結石的療法。開刀可能可以,不過那很痛,也可能有危險。我原本不想麻煩父親,他當時正在緬因州度假,但現在很希望能聯絡上他,原因是,由於當年母親一再住院,父親和這家醫院很熟,可以幫我打點。父親似乎不怎麼擔心,只說:「腎結石很快就會好,你一定會沒事的,等我回家後見面吧。」這段時間,我每天晚上睡不到三小時。我當時工作繁重,正忙著一篇關於聽障者政治的文章,並在一片陰霾中跟事實查證人員及編輯討論，感覺漸漸無法控制自己的人生。我跟朋友說：「假如一直這麼痛，我會殺了自己。」我過去從沒說過這種話。

出院後，我無時無刻不恐懼。如果不是疼痛，就是止痛藥侵蝕了我的心智。我知道肚子裡可能還有結石，我可能再度復發，所以很怕獨自一人待在家裡。朋友陪我回家拿了幾樣東西，我就搬出去住了。我度過漂泊的一星期，不停從一個朋友家搬到另一個朋友家。白天朋友大都需要出門上班，我會待在他們的房子裡，避免上街，小心翼翼不離電話太遠。我繼續服用預防性止痛藥，感覺自己有點瘋狂。我生父親的氣，以一種不理性、被寵壞的惡劣方式。我說他對我漠不關心，他為此向我道歉，試圖跟我解釋，他當時只是想要表達我得的並非不治之症，而這令他鬆了一口氣。他說我在電話中聽起來頗為堅忍泰然，他信以為真。於是我陷入歇斯底里，直到現在還莫名所以。我拒絕和父親說話，也不讓他知道我人在哪裡。我偶爾打電話給他，在電話答錄機裡留話，開頭通常是：「我恨你，我恨不得你死去。」我靠安眠藥度過那些夜晚。有一次輕微復發，我回醫院看診，病情其實不嚴重，但我嚇到失魂。回頭來看，可以說那個星期我氣瘋了。

到了周末，我前往佛蒙特州參加朋友的婚禮。那是夏末的美麗周末。我之前差一點取消行程，但後來查到婚禮地點附近一家醫院的相關細節後，決定還是設法參加。我星期五抵達，正好趕上晚宴和方塊舞（我沒有跳方塊舞）。我見到十年前在大學認識但不太熟的朋友。大家聊著天，我感到自己比過去幾年更加激動。我感覺自己閃亮耀眼，覺得欣喜若狂，卻沒去想怎麼沒有因此發生什麼好事。我忽悲忽喜，幾近荒謬。

2 Demerol，一種止痛鎮靜劑。

佛蒙特的婚禮過後，我不停惡化，過得愈來愈糟。我取消到英國參加另一場婚禮的計畫，覺得無法負荷這樣的行程，儘管一年前我還能毫無困難地定期往返倫敦。我開始覺得沒有人會愛我，我永遠不會再有另一段親密關係，也完全沒有性致。因為很少感到餓，我開始三餐不定時。精神分析師說，這些依然是憂鬱症的症狀，我對這幾個字感到厭煩，也對分析師感到厭煩。我說我沒瘋，只是很擔心自己會瘋掉。我問她是不是認為我終究得吃抗憂鬱藥物。她告訴我，避免服藥很勇敢，我們一定可以克服所有難關。那是我最後一次找她談話，也是我很長一段時間裡最後的感受。

重度憂鬱症有幾個決定性因子（大都和退縮相關，雖然激躁型憂鬱症或非典型憂鬱症可能會出現強烈的負面情緒，而不是缺乏起伏的消極狀態），而且通常頗容易辨識。患者的睡眠、食欲和活力都變得紊亂。重度憂鬱的人會對拒絕格外敏感，可能伴隨著喪失自信和自尊，而且似乎和大腦下視丘的功能（調節睡眠、食欲和精力）及皮質功能（將經驗轉化為人生觀及世界觀）密切相關。如果憂鬱症的發作屬於躁鬱症（或雙極性疾患）中的鬱期，那麼由基因決定的可能性（大約八十％）遠高於一般憂鬱症（大約十％到十五％）。這種憂鬱症雖然普遍對治療較有反應，卻比較不易控制，特別因為抗憂鬱藥物可能引發躁症。躁鬱症最大的危險是有時會爆發所謂的混合狀態，患者出現狂躁的憂鬱：充滿負面情緒，而且會誇大負面情緒。這正是自殺的要件。如果服用抗憂鬱藥物，卻沒有輔以治療雙極性疾患所需的情緒穩定劑，可能引發這種情況。憂鬱症的表現可能是失去活力，也可能是非典型／激躁型。如果是前者，你會什麼事都不想做；如果是後者，你會想要自殺。崩潰則是跨越憂鬱的界線，轉為瘋狂。如果借用物理學的比喻，這是物質的非典型行為，由隱藏的變項所決定。這也是一種累積效應：無論你看不看得見，引發憂鬱崩潰的因素都累積了多年，往往跨越一生。沒有人終生都沒碰過絕望的事情，只是有的人太逼近臨界點，其他人則設法遠離懸崖，只在安全的範圍內黯然神傷。一旦你跨越界線，規則就完全改變。過去用英文寫的，現在都變成中文；過去飛快流逝的，現在都慢了下來；睡眠是為了讓頭腦清醒，而失眠時腦中只有一連串毫不相干、無意義的影像。憂鬱時，感官知覺會慢慢拋棄你。同樣罹患憂鬱症的朋友馬克．魏斯（Mark Weiss）告訴我：「到了某個時候，你會突然感覺到化學作用。我的呼吸變了，我的氣息發臭，我的尿味令人作嘔，我的臉在鏡中散裂。我知道憂鬱症發作了。」

我三歲時，已決定要當小說家。從此以後，我一直盼望出版自己的小說。三十歲時，我出版了第一部小說，並安排了朗讀會的行程，但我痛恨這個主意。好友自願在十月十一日為我舉辦一場新書派對。我喜歡派對，也喜歡書，我知道我應該欣喜若狂，但其實我沒力氣邀請太多人，派對中我也因太累而無法久站。人的記憶功能和情緒功能分布在大腦各處，但前額葉皮質和邊緣系統最重要，當控制情緒的邊緣系統受影響時，也會影響記憶。我對那場派對只留下模糊褪色的記憶輪廓：灰色的食物、昏黃的人影，以及屋裡黯淡的燈光。我確實記得我汗流浹背，恨不得趕快離開。我把一切歸因於壓力太大。我下定決心，無論如何都要保住面子，這股衝動對我很有用。我做到了：大家似乎都沒察覺有什麼不對勁。那天晚上我安全過關。

當晚回家後，我才開始感到害怕。我躺在床上睡不著，緊緊抱著枕頭尋求慰藉。接下來兩個半星期，情況變得愈來愈糟。三十一歲生日之前沒多久，我徹底碎裂了，整個系統似乎逐漸崩塌。我不願和任何人一起外出。父親主動提議要為我辦一場慶生會，但我無法承受，所以我們同意改個方式，只邀四個知心好友到我喜歡的餐廳慶生。生日前一天，我只出門一次，去買些日常用品。買完東西回家的路上，我的腸道突然失控，弄髒了褲子。我匆匆趕回家時，可以感覺到汙漬正在擴散。我一進家門，就扔下購物袋，衝進浴室，脫掉髒衣服，然後上床睡覺。

那天晚上我睡得不多，第二天無法起床。我知道我不可能去任何餐廳，想打電話給朋友取消聚會，卻辦不到。我靜靜躺在床上，想著要開口，試圖想出要怎麼說話。我動了動舌頭，卻發不出聲音。我忘記該怎麼說話了。然後我哭了起來，卻沒有淚水，身體只是不住起伏抖動。我仰臥著，想翻過身來，卻連該怎麼翻身也不記得了。我努力思索，但這似乎是太艱鉅的任務。我以為自己中風了，然後我又哭了一會兒。那天下午三點鐘左右，我設法下床上廁所，然後回到床上，全身發抖。幸好這時候父親打電話來，我接電話，以顫抖的聲音說：「你得取消晚上的聚會。」「怎麼了？」他一直問，但我不曉得自己怎麼了。

當你不小心絆倒或滑跤，還來不及把手伸出去撐住時，有那麼一剎那，會感覺到地面直直撲過來，你卻無能為力，這時會出現幾分之一秒的驚恐。我一小時又一小時又一小時地有著這樣的感覺。焦慮到這個程度實在太詭異了。你時時刻刻都想做點什麼事情，覺得某些情感似乎不見了，你有一種急迫到不可思議的生理需求和不舒服，完全無法紓解，就像你不斷反胃嘔吐，卻沒有嘴巴可吐。憂鬱症發作時，你的視野變窄，開始封閉起來。你彷彿在嚴重靜電干擾下看電視，似乎看到一些影像，又不是真的看到。除非有特寫鏡頭，你幾乎看不清人們的臉孔，所有東西都模糊一片。空氣似乎也變得濃稠窒礙，彷彿滿是爛糊的麵包。陷入憂鬱就像眼睛瞎了一樣，起先眼前漸漸暗下來，然後黑暗籠罩一切。也像耳朵聾了一樣，先是聽力愈來愈弱，然後周遭是可怕的寂靜，直到你再也無法發出任何聲音來穿透那片死寂。就好像你感覺身上的衣服慢慢變成木板，手肘僵硬，膝蓋漸漸形成可怕的重量，你無法動彈，與世隔絕，你因此一再萎縮，終被徹底摧毀。

父親和我的一個朋友緊接在我弟弟和他未婚妻之後來到我公寓。幸好父親有鑰匙。我已經將近兩天沒吃東西，他們想辦法讓我喝一點湯。每個人都以為我一定感染了某種可怕的病毒。我吃了幾口，然後吐得全身都是。我不停哭泣。我痛恨待在屋裡，卻又走不出去。第二天，我勉強把自己拖去精神分析師的診所。「我覺得我必須開始吃藥。」我說，努力思索要說的字。「真遺憾。」她說。然後打電話給精神藥理師，對方同意一小時後見我。儘管遲了，她終於明白我們必須求援。我認識的一位精神分析師在一九五〇年代被他的督導（根據他那個時代的思維）告誡，如果想讓病人開始服藥，就必須停止精神分析。或許我的精神分析師之所以鼓勵我避免服藥，也是出於這類老派觀念？還是她也被我努力裝出的外表給矇住？我不得而知。

精神藥理師彷彿是從刻劃心理治療師的電影中走出來的：他的辦公室貼著褪色的芥末色絲質壁布，牆上掛著老派壁燈，還堆滿書籍，書名都是像「沉溺於不幸」與「自殺行為：探索心靈經濟」之類的。他七十開外，嘴裡叼根雪茄，說話帶著中歐口音，穿著室內拖鞋，有一種戰前的優雅風度，臉上掛著親切的笑容。他連珠炮似的問我一堆問題：我早上和下午感覺相比如何？要我對某件事情發笑，有多困難？我知道自己害怕什麼嗎？我的睡眠型態和胃口改變了嗎？而我也盡力回答。我說出我的恐懼時，他冷靜地說：「嗯，的確是非常典型的症狀。不必擔心，你很快就會康復。」他開了贊安諾（Xanax）的處方，然後四處翻找，想找到樂復得（Zoloft）的服用說明書。他把說明書遞給我，裡面詳細說明如何開始服用樂復得，並微笑著對我說：「你明天再來。樂復得的藥效發作需要一點時間，但贊安諾會立刻舒緩你的焦慮。不要擔心成癮性之類的，目前你的問題不是這些。你的焦慮一稍稍紓解，我們就能更清楚你的憂鬱症是怎麼回事，並且好好處理。不必擔心，你的症狀都很平常。」

我在服藥的第一天搬進父親的公寓。家父當時年近七十，這個年紀的男人通常很難忍受生活完全改變。我不得不讚佩我的父親，不只因為他的豐沛關愛，也因為他在心智上、精神上的通達，明白在我的艱難時期，他能成為我的主要依靠，並有勇氣成為我的依靠。他到醫生的診所接我，帶我回家。我沒有攜帶乾淨的換洗衣服，但也不是真的需要，因為接下來那個星期，我幾乎都難以從床上起身。當時我唯一的感覺是恐慌。服用充足的贊安諾能紓解恐慌，但充足的劑量也足以讓我完全垮掉，陷入濃重、昏沉且不斷做夢的昏睡。那些日子我是這樣過來的：醒來，知道自己正經歷極度恐慌，只想服用足量的藥物好再度入睡，然後一直睡到康復為止。等到幾小時後醒來，我又想吃更多安眠藥。自殺，就像幫自己穿衣服一樣，對我的心智來說都是太過複雜的任務。我完全沒有這個念頭，沒有耗費幾小時的時間想像我會怎麼自殺。我只想讓「它」停止；我甚至無法確切地說「它」是什麼。我無法說太多話，一向和我很親密的文字似乎突然之間變成複雜難解的隱喻，用起來如此耗神，我力有未逮。茱莉亞・克莉斯蒂娃（Julia Kristeva）寫道：「憂鬱症到最後以喪失意義告終……我變得沉默，並死去。憂鬱的人是母語中的異鄉人。他們說的絕跡語言預示了他們的自殺。」憂鬱就像愛情，盡說些陳腔濫調，提到時很難不落入流行歌曲的濫情修辭，然而等到自己有過活生生的親身體驗後，會覺得別人根本不可能懂得類似的感受。艾蜜莉・狄金蓀的詩句可能是描繪精神崩潰最清楚動人的文字。

我感覺到有一場葬禮，在腦海中
弔唁者走來走去
不停踩呀——踩呀——直到

感官知覺似乎穿透而去——

等他們全數坐定，
儀式，如鼓般——
不斷敲擊——敲擊——直到我覺得
心靈漸漸麻痺

然後聽到他們抬起一個箱子，
以同樣的重重鉛靴，再度
嘎嘎軋過我的靈魂，
而後虛空——開始鳴響，

彷彿天為鳴鐘，
存在不過是耳，
而我與靜默，某種奇特族類
在此，獨自崩毀——

隨後理性的支柱斷裂，
我墜落，又墜落——

每一次猛然下墜，都撞上一個世界，

不再知曉——然後——

相當少人寫到一個事實：崩潰是荒謬的；在追求尊嚴，也設法尊重他人苦難時，很容易忽略這點。然而陷入憂鬱時，這既真實、真確，也顯而易見。罹患憂鬱症的分分秒秒有如狗齡，一年抵多年，是建立在不自然的時間概念上。我還記得自己躺在床上一動也不動地哭泣，因為害怕到連洗澡都不敢去，但同時又心知肚明洗澡一點也不可怕。我不斷在腦海中一步步演練：轉身，雙腳放到地面；站起來；從這裡走到浴室；打開浴室門；走到浴缸旁；打開水龍頭；踏進去淋浴；身體抹上肥皂；沖洗乾淨；跨出浴缸；擦乾身子；走回臥室。總共才十二個步驟，但當時對我來說，這十二步卻有如重新走過耶穌受難的苦路般艱難。然而，我在理智上很清楚，洗澡其實很容易，多年來我天天都洗澡，我可以迅速、無所謂地洗完澡，這件事根本不值一提。我知道要完成這十二個步驟其實不難，我甚至可以找人幫忙其中幾個步驟，這念頭讓我得到幾秒鐘的解脫。我可以請人幫我打開浴室門。我知道我或許可以應付其中兩、三個步驟，我可以用盡全身力量坐起來，還可以轉過身去，雙腳踏地。但接著我會浮現強烈的無力感，也會過於害怕，於是我轉身把臉埋進枕頭裡，而雙腳依然踏地。我有時候會再度開始哭泣，不只是因為辦不到，而是因為我覺得自己太愚蠢，連洗澡都辦不到。在這個世上，大家都在洗澡，為什麼，噢為什麼，我就是沒法子和他們一樣？我又想到，這些人也有家庭、有工作、有銀行帳戶、有護照、有晚餐計畫和各種問題，真正的問題，包括癌症、飢餓、兒女夭折、孤單寂寞、種種挫敗。相較之下，我的問題這麼少，我只不過無法再翻過身來。要等到幾個鐘頭後，父親或朋友過來，才能幫我把雙腳再度搬回床上。在那時候，洗澡的想法顯得又傻又不切實際，能把腳重新放回床上就足以令我鬆口氣，然後我會安心躺在床上，覺得很荒謬。有時候，我心中某個安靜的角落會默默嘲笑這種荒謬，我想，正因我能夠看出其中的荒謬，因此熬了過來。我內心深處總是有道聲音冷靜清晰地告訴我，別這麼傷感脆弱，別這樣灑狗血。把衣服脫掉，換上睡衣，上床睡覺；明天早上，起床，穿衣，做你該做的事。我不斷聽到這樣的聲音，那聲音很像我母親。我細思我所失去的，心中湧起一陣哀傷和可怕的寂寞。「有沒有哪個人真的在乎我已經退場了——我不單指火紅的文化中心那些人，而是任何人，甚至我的牙醫？」黛芙妮．莫金[3]在一篇告解的文章中談到自己的憂鬱症：「假如我一去不回，永遠不再回到原本的位子，有人會為我哀悼嗎？」

等到夜晚來臨，我已經可以下床。大多數的憂鬱症都有晝夜節律，白天漸漸好轉，黎明前又開始惡化。晚餐時，我雖然吃不下，仍可起床和父親一起坐在飯廳，他為了陪我而排開所有的事情。這時我也可以開口說話了。我試著說明我的狀況，父親會點點頭，堅定地向我保證一切終將過去，並設法讓我吃點東西。他幫我把食物切碎。我叫他不要餵我，我已經不是五歲孩子了，但是當我連叉起一小塊羊肉都有困難時，他會幫我。同時，他會記起我年幼時餵我吃飯的往事，並且半開玩笑地要我承諾，等他老到沒有牙齒時，我也得幫他把羊排切碎。他一直和我的幾個朋友保持聯繫，有些朋友也會打電話來。於是，等我吃過晚餐，覺得好多了，就會回電給朋友。有時候，朋友甚至會在晚餐後來看我。儘管困難重重，我甚至可以在就寢前洗個澡！那種勝利的滋味和清爽的感覺比穿越沙漠後喝的水還要美味。就寢前，我在服用了贊安諾錠卻還未入睡時，會和父親及朋友拿這件事

3 黛芙妮．莫金（Daphne Merkin）為美國文學評論家、散文家及小說家。

開玩笑，周遭瀰漫著一種因疾病而生的罕見親密感，有時候我會覺得受不了，又開始哭泣，這就是關燈讓我睡覺的時候了。有時候，好友會坐在床邊陪我，直到我逐漸進入夢鄉。有個朋友總是握著我的手，唱搖籃曲給我聽。有的晚上，父親會拿出兒時唸給我聽的故事書，讀給我聽。我會制止他。我說：「兩個星期前，我才出版了自己的小說。我以前常常工作十二小時，然後入夜還去參加四場聚會。我到底怎麼了？」父親會以開朗的語氣肯定地對我說，我很快就能跟從前一樣。他還不如告訴我，我很快就能用麵糰打造直升機，飛到海王星去。我心知肚明，我的真實人生，我過去所擁有的那種人生，絕對一去不復返了。偶爾我可以暫時擺脫恐慌，但平靜的絕望感隨即來襲。這難以解釋的一切完全沒有邏輯。我的人生看似如此美滿，充滿了愛和物質享受，要跟別人說我得了憂鬱症是極其難堪的事，所以除了至交之外，我對外編了「不知名的熱帶病毒」的說法，「我一定是去年夏天旅行時染上的。」對我而言，羊排的問題變得頗具象徵性。我的詩人朋友伊莉莎白・普林斯（Elizabeth Prince）曾寫道：

夜深了，
溼悶的夜晚，
七月的紐約。
我躲在自己房裡，
痛恨必須吞嚥。

後來我讀到倫納德・吳爾芙（Leonard Woolf）在日記中對作家吳爾芙的描述：「如果任由她去，

她會什麼都不吃，慢慢餓死。想讓她多吃一點，保持身體強壯健康，向來極其困難。她的精神錯亂中總瀰漫著些微罪惡感，其根源和本質為何，我無從得知，但那以一種奇怪的方式特別附著在食物及吃之上。在憂鬱症初期有自殺傾向的急性階段，她會呆坐數小時，完全被絕望的深沉憂鬱淹沒，不發一語，無論對她說什麼，她都沒有反應。到了用餐時間，無論端什麼食物到她面前，她都毫不在意。我通常可以說動她多少吃一點，但過程十分可怕。吃一頓飯得花一、兩個小時，我得坐在她身旁，把湯匙或叉子塞在她手中，不時輕聲要她吃點東西，同時碰碰她的手臂或手掌。每隔五分鐘左右，她可能會無意識地吞下一湯匙食物。」

陷入憂鬱時，經常有人告訴你，你的判斷力會變差，但憂鬱症原本就會影響認知功能。你陷入崩潰，不代表你目前的人生不是一團糟。你成功迴避多年的問題，有些會重新冒出來，逼你正視。憂鬱症的其中一面是，你心知肚明，儘管那些善於安慰的醫生向你保證你的判斷不正確，但他們都錯了。你會接觸到你的人生中真正可怕的一面。你能理性接受這個事實：開始服藥後，你將更能面對人生的殘酷面，但仍無法擺脫。憂鬱的時候，你好像活在三歲小孩的世界裡，過去和未來全都被此時此刻吞沒。你不記得什麼時候曾經感覺好一點，至少記憶很模糊，你當然也無法想像未來什麼時候會感覺好些。沮喪，甚至極度沮喪，都是一時的感受，憂鬱卻是恆常的。崩潰使你失去所有觀點。

憂鬱症發作時，人體會出現很多變化，包括神經傳導功能改變，突觸功能改變，神經元之間的興奮性會上升或下降，基因表現產生變化，前額葉皮質的代謝減退（通常）或亢進，促甲狀腺素釋放激素（簡稱ＴＲＨ）濃度升高，腦部杏仁核的功能受到擾亂，下視丘可能也如此，還有褪黑激素的濃度改變（一種荷爾蒙，由松果體將血清素轉化而成），泌乳素增加（有焦慮傾向的人，體內乳酸增加時會引發恐慌發作），二十四小時體溫的變化減少，二十四小時皮質醇分泌的規律變亂，連結大腦中樞的視丘、基底核和額葉的迴路中斷，流到優勢半腦額葉的血液增加，流到枕葉（控制視覺）的血液減少，胃分泌也降低。很難得知應該如何解釋所有這些變化。哪些是憂鬱症的病因，哪些是症狀，哪些又純屬巧合？你或許認為憂鬱症發作時TRH會增加，這意味著TRH會引發負面情緒，但其實治療憂鬱症時，對患者施以高劑量的TRH，可能會發揮暫時療效。原來憂鬱症發作時，人體會開始分泌TRH，原因是TRH能抗憂鬱。雖然TRH一般不被當作抗憂鬱藥，但重度憂鬱發作時卻可以當緊急的抗憂鬱藥，因為雖然陷入憂鬱時，大腦會出現很多問題，但對有助於解決這些問題的物質也會變得極度敏感。腦細胞的功能很容易改變，憂鬱症發作期間，引發憂鬱症的病理變化和對抗憂鬱症的適應性變化的比例，決定了你會持續生病，還是逐漸好轉。如果服用的藥物能充分利用或輔助適應性因子，徹底抑制病理性因子，你就能斬斷憂鬱症的循環，讓大腦恢復常規。

憂鬱症發作的次數愈多，日後就愈可能有更多發作，而且一般而言，終其一生，發作的情況會愈來愈嚴重，也愈來愈頻繁。這種加速發作提供了憂鬱症運作方式的線索。憂鬱症最初發病通常都和引發憂鬱症的事件或不幸相關。凱．傑米森（Kay Jamison）是極具魅力的心理學家，她的學術論述和大眾心理學著作大幅改變了我們對於情緒疾病的想法。根據傑米森的觀察，先天有憂鬱傾向的人，「有如乾燥易碎的木柴堆，只要碰到生活無可避免迸出的星星之火，就毫無招架之力。」反覆發作的情況到了某個時候，會擺脫環境的影響。如果你每天都刺激動物的癲癇發作，後來癲癇就會自動發作，即使不再刺激，仍然會每天發作一次。同理，如果大腦曾數度陷入憂鬱症，往後憂鬱症也會一再復發。也就是說，即使憂鬱症是外在不幸所引發，終究會改變腦部結構和生化作用。美國國家心理衛生研究院生物精神醫學部主任羅伯．波斯特（Robert Post）解釋：「所以憂鬱症並非我們過去以為的良性疾病，而會反覆發作，每況愈下。面對憂鬱症多次發作，應該考慮接受長期的預防性治療，以避免一切可怕的後果。」傑米森談這個話題時槌了槌桌子。「憂鬱症並非無害，患者除了會陷入悲慘、糟糕、無益的狀態之外，通常還會為此送命。死因不只是自殺，也包括更高的心臟病風險和較低的免疫反應等等。」原本對藥物有反應的憂鬱症患者如果反覆服藥又停藥，對藥物就不再有反應。憂鬱症每發作一次，憂鬱症變成躲不開的慢性疾病的風險就會提高十%。波斯特解釋：「有點像原本對藥物反應良好的原發性癌症，一旦轉移後，就不再對藥物有反應。如果你發作太多次，憂鬱症會改變腦部生化機能，變得愈來愈糟，而且可能永遠改變。這時候，許多治療師仍然完全搞錯治療方向。倘若憂鬱症已經是自發性發作，那麼擔心最初引發憂鬱症的壓力源，又有何用呢？那已經太遲了。」修補過的東西，只能再打上補釘，永遠無法回復原狀。

三種不同的現象會同時發生：血清素受體減少、皮質醇（一種壓力荷爾蒙）升高，以及憂鬱。三者發生的先後次序則不得而知，有點像雞生蛋、蛋生雞的謎團。如果你破壞動物腦部的血清素系統，皮質醇濃度就會升高。如果你升高皮質醇濃度，血清素濃度似乎會下降。一個人壓力太大的時候，促腎上腺皮質激素釋放因子（CRF）會增加，導致皮質醇濃度上升。憂鬱的時候，血清素濃度會下降。這代表什麼？近十年來血清素備受矚目，美國最常用來治療憂鬱症的療法是提高患者腦中的血清素功能水準[4]。每次一影響血清素濃度，都會同時改造壓力系統，並變更腦部的皮質醇濃度。伊莉莎白・楊（Elizabeth Young）在密西根大學進行這方面的研究，她指出：「我不會說憂鬱症是由皮質醇引起的，但皮質醇很可能令原本輕微的情況惡化，變成真正的症候群。」皮質醇一旦分泌出來，就會和腦中的糖皮質素受體結合。抗憂鬱藥物會增加糖皮質素受體的數量，而這些受體會吸收血液

4 主要的抗憂鬱藥物不是直接增加血清素的量，而是抑制血清素回收，從而提高突觸間的血清素濃度。所以憂鬱症的療法只能說是「提升『功能』水準」——血清素本身的濃度並沒有提升。——審訂註

57

中過多的皮質醇，這對於人體的整體調節非常重要。糖皮質素受體事實上會啟動和關閉某些基因，如果較少的受體浸在大量皮質醇中，系統就會過度運作。伊莉莎白．楊表示：「就好像暖氣系統一樣，假如把恆溫器裡的氣溫感測器放在通風處，儘管屋子裡熱到發燙，暖氣始終不會關閉。但如果你在房間各處多擺幾個氣溫感測器，系統就會回復控制。」

在一般情況下，皮質醇濃度會遵循一些相當明確的規則。皮質醇分泌的晝夜節律是早晨濃度升高（促使你起床），然後白天逐漸下降。但憂鬱症患者的皮質醇濃度會整天偏高，因為原本應該隨著白晝漸漸消逝而逐步停止皮質醇分泌的抑制迴路出了問題，也許這或多或少也說明為何憂鬱症患者通常一醒來就覺得慌張不安，而且那種感受會持續整天。要控制憂鬱症，或許可直接處理皮質醇系統，而不是一味研究血清素系統。其他地方的研究人員根據密西根大學的基礎研究，用降低皮質醇的藥物克多可那挫來治療難治型憂鬱症病患，幾乎七成患者的病情都出現明顯改善。目前由於克多可那挫引發的副作用太多，並非大家愛用的抗憂鬱藥物，但幾家大藥廠已著手研究不會引起這些不良副作用的相關藥物。但這些療法都必須經過審慎規範，因為人體要作出「戰或逃」反應，少不了皮質醇；因為我們碰到困難時，這種腎上腺激素能助我們奮鬥；因為皮質醇能幫助我們抗發炎、做決定、下定決心。最重要的是，在面對傳染病時，皮質醇能刺激免疫系統發揮功能。

科學家近來以狒狒和航管人員為實驗對象，研究皮質醇運作模式。皮質醇濃度長期過高的狒狒往往變得偏執，無法區分真實的威脅和稍感不安的情況，可能為了一根香蕉就打得死去活來，無視於旁邊的果樹上掛滿成熟的果子。航管人員如果心理健康，過勞程度和皮質醇濃度會有明確的相關性；如果狀態不佳，則皮質醇含量會竄升，達到高峰。一旦皮質醇與壓力的相關性變得扭曲，就可能會為了香蕉變得歇斯底里，你會發現自己碰到所有事情都充滿壓力。根據楊的觀察：「那是憂鬱症的一種形式，當然憂鬱本身也是很大的壓力，於是會愈來愈嚴重。」

一旦壓力大到導致皮質醇濃度長期升高，皮質醇系統就已受損，而且系統一旦被活化，未來就沒那麼容易關閉。因此皮質醇濃度如在經歷小創傷之後升高，可能無法像平時一樣恢復正常。皮質醇系統就像打破過的物品，即使外在壓力愈來愈小，也很容易一再崩解。曾經因操勞過度而心肌梗塞的人，日後即使只是坐在搖椅上休息，都很容易復發，原因是心臟已有些微耗損，即使有時候壓力沒那麼大，也會就此放棄運作。心智也可能出現這種狀況。

有些情況儘管屬於醫藥的範疇，仍有其社會心理的根源。楊的同事胡安．羅培茲（Juan López）表示：「內人是內分泌學家，她為糖尿病童看病。糖尿病顯然是胰臟的疾病，但外部因素也有影響，不僅是你吃下的東西，也包括你所受到的壓力。家庭狀況真的很糟糕的病童會驚恐緊張、血糖失控。但出現這種情形並不代表糖尿病是一種精神疾病。」就憂鬱症而言，心理壓力會轉換為生理上的變化，反之亦然。一個人承受極大壓力時，體內會釋出CRF，往往導致憂鬱症的生理現實。運用心理技巧防止自己壓力過大，有助於降低體內CRF和皮質醇濃度。羅培茲說：「你有這樣的基因，這點你無法改變，但有時候你可以控制基因表現的方式。」

羅培茲在研究中採取最簡單明瞭的動物模型。他說：「如果你讓老鼠極度緊張，老鼠就會分泌大量壓力荷爾蒙。如果你觀察牠的血清素受體，會發現壓力把血清素受體搞得一團亂。緊張兮兮的老鼠，大腦看起來和非常憂鬱的老鼠極為相似。如果你施以改變血清素的抗憂鬱劑，牠的皮質醇會恢復正常。可能某些憂鬱症更容易受血清素影響，有些則和皮質醇更密切相關，而大多數憂鬱症則以某種方式融合了兩種敏感性。兩個系統之間的交互作用屬於同一個病理生理學。」老鼠實驗很有啟發性，但前額葉皮質也有許多皮質醇受體（人類之所以比老鼠更進化，和人類大腦前額葉皮質區

59

塊有密切關係），這些受體可能和人類憂鬱的錯綜複雜相關。自殺者的腦部顯示他們的ＣＲＦ含量極高，「超高的，好像不停灌進去似的。」相較於其他死因，自殺者的腎上腺也比較大，因為高濃度的ＣＲＦ事實上會導致腎上腺擴大。羅培茲最近的研究顯示，自殺者前額葉皮質的皮質醇受體事實上會大幅減少，也就是說，這個區塊的皮質醇並沒有以應有的速度被吸收。羅培茲說，有些人即使承受巨大壓力，仍能持續前進，而下一步就是觀察這類人的腦部。他問道：「他們的因應機制有哪些生化反應？他們如何保持這樣的韌性？他們的腦子以何種模式分泌ＣＲＦ？受體是什麼樣子？」

羅培茲和楊的系主任約翰．葛瑞登（John Greden）則把研究焦點放在持續的壓力及憂鬱症持續發作的長期影響。如果壓力太大、皮質醇濃度過高的情況持續太久，那些調節回饋環路、使皮質醇濃度在壓力解除後下降的神經元就會受損，最終會造成海馬迴和杏仁核的病變，神經元連結組織減損。憂鬱狀態持續愈久，病變可能愈大，擴及周邊的神經：你的視力開始衰退，其他各種功能也可能出問題。葛瑞登表示：「這反映出一個明顯事實：我們不只該在憂鬱症發作時著手治療，也應該要預防憂鬱症復發。目前我們在公共衛生上的做法是錯的。病情一再復發的憂鬱症患者必須接受持久的藥物治療，而不是斷斷續續服藥，因為他們不但需要承受憂鬱症多次復發的痛苦，還會實際損壞自己的神經元組織。」葛瑞登希望未來我們更了解憂鬱症造成的生理後果之後，能找出克服憂鬱症的方法。「也許我們可以嘗試在大腦某些區塊選擇性地注射一些神經營養生長因子，促使某種組織增生。也許我們能用其他刺激，像是磁或電，促進腦部某些區塊的組織增長。」

但願如此。服藥的代價高昂，不只要付出金錢上的代價，還有心靈上的代價。仰賴藥物是很難堪的事情。你必須記錄服藥情況和囤積處方藥物，這也十分不便。如果不是這些經久性的介入措施，你就不再是你所了解的自己，這樣的認知也很傷人。我不明白自己為何有這樣的感覺——我戴隱形

60

眼鏡，如果沒有隱形眼鏡，我幾乎和瞎了沒有兩樣，而我沒有因為戴隱形眼鏡或需要仰賴隱形眼鏡而感到羞恥（儘管能選擇的話，我寧可擁有完美的視力）。但對我來說，經常需要服藥在在提醒我，自己是多麼脆弱和不完美，而我是完美主義者，寧可出自上帝之手的一切都毫無瑕疵。

雖然剛開始服用抗憂鬱藥物時，藥效在一星期後就開始顯現，但要充分發揮藥效，仍需六個月的時間。我服用樂復得後感覺很糟，所以幾個星期後醫生幫我換成克憂果（Paxil）。我並非特別喜歡克憂果，但服用後確實有效，副作用也比較少。我後來才知道，有八成的憂鬱症患者對藥物治療有反應，但只有五成的人對初次服用的藥物——或更明確地說，對初次服用的任何藥物有反應。同時，許多人會出現可怕的循環：憂鬱症的症狀會引發憂鬱。寂寞令人抑鬱，但憂鬱也會帶來寂寞。當你無法正常運作時，生活就會如你所料變得一團糟。如果你無法說話，又沒有性慾，感情生活和社交生活都蕩然無存，那更真的令人沮喪。大半時候，每件事都令我太過沮喪，以至於再也沒有哪件事會令我更加沮喪了。正是如此，我才有辦法忍受因為生病而失去感情、樂趣與尊嚴。很不巧，生日過後，我得立即展開巡迴朗讀行程。我必須到不同的書店和其他場合，站在一群陌生人面前，朗讀我的小說。可以預見，這會帶來災難，但我決心要完成。第一個朗讀會在紐約舉行，我事前花了四個小時洗澡，有位曾和憂鬱症奮戰的好友過來幫我用冷水淋浴。他不只為我轉開水龍頭，也幫忙我克服各種累人的麻煩事，例如解扣子和綁帶子之類。他還站在浴室裡等我，以便我洗好澡後，可以幫忙我跨出浴缸。然後我出發去朗讀小說。我感覺好像嘴裡塞了嬰兒爽身粉，耳朵也聽不太清楚，腦子裡不停想著我可能會昏倒，但我還是想辦法完成任務。然後另一位朋友送我回家，我躺回床上，大睡三天。我早已停止哭泣，而且只要服用足量的贊安諾，就可以控制緊張。但我幾乎仍然不可能

61

參加一般的活動。我每天一早都在恐慌中醒來，需要花幾小時克服恐懼，才有辦法起床。但是我可以強迫自己走出去面對大眾，每次一、兩個小時。

走出憂鬱通常是緩慢的，而且患者會在不同階段卡住。一位心理衛生從業人員描述自己與憂鬱症經年累月的搏鬥，她說：「憂鬱症從來沒有真的離開我，我每天都在搏鬥。我服藥，這對我有幫助。我剛剛下定決心，我絕對不會放棄。你瞧，我有個兒子也深受憂鬱症之苦，我不希望他認為從此無法擁有美好人生。我每一天都起床，為孩子們做早餐。有些日子，我可以繼續撐下去；有些日子，我隨後又得躺回床上。但我還是每天起床。我每天都會在某個時候進辦公室，有時候晚了幾小時，但我從來不曾因為憂鬱症而整天不上班。」她一邊說著，淚水一邊滾落臉龐，但仍堅定地繼續說：「上個星期有一天，我醒來時情況真的很糟。我勉強下床，數著每一步，走到廚房，打開冰箱。偏偏所有的早餐食材都放在冰箱深處，我搆不著。這時候孩子們走進來，看到我就站在那兒，呆呆瞪著冰箱內部。我痛恨自己這個樣子，讓他們看到我這個樣子。」我們談到日復一日的奮戰，她說：「像凱・傑米森，或像你這樣的人，度過憂鬱症時都得到很多支持。但我父母雙亡，又離了婚，要求援並不容易。」

生命事件往往是憂鬱症的導火線。約翰霍普金斯大學的馬文・麥金尼斯（Marvin McInnis）說：「一個人情況穩定時比不穩定時更不容易得憂鬱症。」倫敦大學的喬治・布朗（George Brown）是生命事件研究領域的創始人，他指出：「我們的看法是，大多數憂鬱症的根源都是反社會的。雖然憂鬱症本身也有疾病實體，但大多數人碰到特殊情況時，都有可能發展出重度憂鬱。當然人的易感性（vulnerability）有高有低，但我認為至少三分之二的人具有充分的易感性。」根據他二十五年來的詳細研究，

62

憂鬱症最初是由具嚴重威脅的生命事件所引發。這些事件通常都和失去有關：失去重要的人、失去某種角色、失去對自己的理解，倘若這種失去還牽涉到屈辱或受困感，傷害會最重。憂鬱症也可能由人生的正向變化所引發。孩子出生、升職或結婚引發憂鬱症的可能性幾乎跟死亡或失去一樣高。

憂鬱症傳統上分為內因性和反應性兩種模式。內因性憂鬱症乃是從內在隨機產生，反應性憂鬱症則是對悲傷處境的極端反應。過去十年來，這種區分已經瓦解，情況變得很清楚：大多數憂鬱症都混合了內在性因素和反應性因素。耶魯大學的羅素・高達德（Russell Goddard）向我訴說他和憂鬱症搏鬥的故事：「我服用阿莫沙平，因此引發精神錯亂，內人必須趕緊將我送醫。」他服用迪西卷（Dexedrine）的效果較好。家中發生大事往往令他病情惡化。他告訴我：「我知道我在兒子婚禮上一定會很激動。不管好事壞事，只要情緒激動，都會觸發我的病情。我想要有所準備。所以雖然我一向痛恨電療法，我還是去醫院接受這種治療。但是這對我沒甚麼用，婚禮那一天到來時，我甚至連下床都辦不到。我心都碎了，但我完全無法參加婚禮。」這個情況讓家庭及家人的關係都極度緊繃。高達德解釋：「內人知道她幫不上忙，於是學會不管我，真是謝天謝地。」但家人朋友往往做不到這一點，也無法理解。有的人幾乎是太過遷就了。如果你把某人當成完全失能來對待，他也會視自己為完全失能，結果導致他徹底失能，可能比他所需要的程度還要徹底。社會的耐受度由於藥物的存在而降低了。我曾經聽到某個女人在醫院中問兒子：「你有問題嗎？趕快吃那個百憂解，快快好起來，然後打電話給我。」不管是為病患著想，或為他的家人著想，培養適度的耐受度都非常重要。傑米森告訴我：「病患家屬必須自我保護，避免染上無望的感覺。」

憂鬱症何時會引發生命事件，生命事件又會在甚麼情況下引發憂鬱症，仍然不得而知。症候群和症狀界線模糊，相互影響：不美滿的婚姻會導致不好的生命事件，因此引發憂鬱症，造成糟糕的

63

依附關係，也就是糟糕的婚姻。匹茲堡的研究顯示，重度憂鬱症第一次發作通常都和生命事件密切相關，但第二次發作時，相關性就減少些，等到第四次和第五次發病時，幾乎和生命事件毫不相干了。布朗也同意，到了某個階段，憂鬱症會「靠自己的蒸汽發動」，變成隨機的內因性憂鬱症，和生命事件不再相關。雖然大多數憂鬱症患者都經歷過一些典型事件，但有類似經歷的人只有五分之一得憂鬱症。壓力顯然會提高罹患憂鬱症的比率。羞辱是最大的壓力，其次是失落。對於帶有生物易感性的人來說，最佳防禦機制是「夠好」的婚姻，那能消弭和減少外在的羞辱感。布朗指出：「社會心理因素會促成生理上的變化。重點是，易感性最初一定是由外在事件所觸發。」

新書朗讀行程展開前，我開始服用耐悶片（Navane），這是一種具有抗焦慮療效的抗精神病藥物，我們希望這樣我就可以不必經常吃贊安諾。我的下一個行程在加州。我認為我去不了。我知道自己無法單獨前往。最後是父親帶我去。我吃下贊安諾，變得昏昏沉沉。父親帶著我上下飛機，離開機場，住進旅館。由於受到藥物影響，我幾乎像睡著了似的，但在這樣的狀態下我居然還可以應付種種變化，這在一個星期以前，是難以想像的事。我明白我愈是努力多做點事情，就愈不想死，所以出這趟遠門對我很重要。抵達舊金山後，我上床睡了十二個小時左右。然後，在那裡吃第一頓晚餐時，我突然覺得陰霾都消散了。我們坐在寬敞舒適的旅館餐廳裡，我為自己挑選食物。我連續幾天都和父親在一起，但是完全不知道除了陪我以外，他生活中還發生了哪些事。那天晚上我們談了很多，彷彿要彌補幾個月的分離。上樓以後，我們又坐著聊到很晚，終於上床睡覺時，我幾乎欣喜若狂。我從小冰箱裡拿了些巧克力出來吃，寫了一封信，讀了幾頁帶來的小說，還剪了指甲。我覺得自己已經準備好面對世界了。

第二天早上，我的感覺和往常差不多糟。父親協助我下床，打開蓮蓬頭。他嘗試讓我吃點東西，但我太害怕了，根本無法咀嚼。我試著喝一點牛奶，好幾次都差點嘔吐，但沒有真的吐。我飽受折磨，覺得自己很淒慘，彷彿剛剛失手摔爛了什麼珍貴物品。這段日子以來，我只要吞下四分之一毫克的贊安諾，就能昏睡十二小時。但那天我吃了八毫克的贊安諾，卻仍然十分緊張，坐立難安。到了晚上，我感覺好一點了，但還不算大幅好轉。這個階段的崩潰就是如此：進一步，退兩步，進兩步，退一步。如果你願意，也可以說那是在跳方塊步。

接下來這段期間，我的症狀開始減輕。我每天都會更早察覺情況好轉，而且好轉的時間變長，次數也更頻繁。我很快就可以自己進食。當時那種失能的性質很難解釋，但是和我想像中年紀老邁的情況有點類似。我姨婆碧翠絲令人稱奇，因為她已高齡九十九。她每天起床，穿戴整齊，如果天氣宜人，還會出去走八個街區。她很在意衣著，也很喜歡講電話，一講就是幾小時。她記得每個人的生日，偶爾還會出外用餐。走出憂鬱時，你是處於每天起床、穿好衣服的階段。如果天氣還不錯，你可能出去散散步，甚至出外用餐。你還會講電話。碧翠絲姨婆某次散完步時沒有氣喘吁吁的。她走得有點慢，但走得很開心，也很高興能出去走走。所以，漸漸走出憂鬱時，即使你在午餐時表現完全正常，不見得表示你已完全好轉，就如同碧翠絲姨婆有辦法走八個街區，不代表她可以像十七歲時那樣通宵跳舞。

崩潰不容易克服，也無法很快克服，路上依然崎嶇不平。雖然某些憂鬱症的症狀似乎有所改善，不幸我卻對耐悶片有不尋常的累積性不良反應。服藥不到三周，我開始無法保持站直，走路幾分鐘就必須躺下來。我再也無法控制躺下來的需求，就像我無法控制呼吸的需求。參加朗讀會時，我雙手緊抓著講台。朗讀到一半時，我開始跳過一些段落，好趕快讀完。朗讀結束後，我坐下來緊緊抓住椅子。一旦可以離開會場（有時候我會假裝需要上廁所），我就立刻躺下來。我完全不知道是怎麼回事。還記得有一次我和朋友一起在柏克萊加大校園附近散步，因為她認為接觸大自然可能對我有好處。走了幾分鐘後，我開始覺得疲倦。但我強迫自己繼續散步，認為天氣和空氣對我有幫助。我之前已經在床上躺了五十個鐘頭左右。由於我大幅減少贊安諾的劑量，以避免連續睡上五十個小時，所以我又出現高度焦慮。如果你從來不曾經歷焦慮，可以把焦慮想成平靜的反面。在那一刻，所有的平靜，內在及外在的平靜，都從我的生活中剝落了。

憂鬱症很多時候融合了焦慮的症狀。雖然可以將焦慮症和憂鬱症分開理解，但南卡羅萊納醫學院的頂尖焦慮症專家詹姆斯·巴林傑（James Ballenger）認為：「他們是異卵雙胞胎。」喬治·布朗簡單扼要地說明：「憂鬱症是對過往失落的反應，焦慮症則是對未來失落的反應。」湯瑪斯·阿奎納（Thomas Aquinas）指出，懼怕之於悲傷，就如同希望之於歡樂。換句話說，焦慮症是憂鬱症的前兆。我陷入憂鬱時，會同時感受到極大的焦慮，也會在焦慮時，覺得異常憂鬱。我逐漸明白，退縮和懼怕其實密不可分。焦慮並非偏執多疑；焦慮症患者和沒有焦慮症的人一樣，會評估自己在世上的定位，但陷入焦慮的人對評估會有不同的感受。單純焦慮症的患者有半數會在五年內演變為重度憂鬱症。就憂鬱症和焦慮症受基因決定的程度而言，它們和同一組基因相關（也與酗酒基因關係密切）。如果憂鬱症因焦慮症而惡化，患者的自殺率會比單純的憂鬱症患者高很多，而且更難康復。巴林傑表示：「如果你每天都經歷幾次恐慌，就連鋼鐵般的漢尼拔都不得不屈服。患者會遍體鱗傷，如胎兒般在床上縮成一團。」

大約有十%到十五%的美國人深受某種焦慮症所苦。在某種程度上，科學家認為，由於大腦的藍斑核（locus Coeruleus）控制了去甲腎上腺素（norepinephrine）的分泌和結直腸，至少有半數焦慮症患者也罹患大腸激躁症。曾經強烈焦慮的人都知道他們吃下的食物會多麼快、多麼橫衝直撞地通過消化系統。去甲腎上腺素和血清素都和焦慮症相關。巴林傑說：「有三分之二和生命事件脫不了關係，而且總是和失去安全感有關。」尤其是某些憂鬱症中常見的恐慌發作，有三分之一會在無夢的深層睡眠中發生。「事實上，恐慌症是由大家都會覺得緊張的事物所引發。治療恐慌症，就好像讓患者恢復到正常的焦慮。」巴林傑如此表示。恐慌症其實是一種尺度的疾病。舉例來說，大多數人走在擁擠的人群中，多少都會感到不適，即使沒有得焦慮症也一樣。但倘若真有焦慮症，就可能萌生難以言喻的恐懼。我們想到要過橋，都會有一點擔心——這座橋有辦法負荷行人的重量嗎？安不安全？但對焦慮症患者而言，穿越數十年來乘載繁忙車流的堅固鋼橋，可能和一般人走鋼絲橫越大峽谷一樣恐怖。

我有個柏克萊的朋友在我陷入嚴重焦慮時和我一起出門運動一下。我們走了又走，後來我實在走不動，於是躺了下來，一身好衣物依然穿戴整齊，就這麼躺在泥濘中。「別這樣，無論如何，起來躺到那塊木頭上都好。」她說。但我覺得全身癱軟，「拜託，就讓我躺在這裡。」我說。感覺自己又開始哭了。於是我躺在泥濘中一小時，感覺泥水滲過，然後朋友差不多是背著我回到車上。一度剝開裸露的神經如今似乎又為鉛所包覆。我知道這是一場災難，但知道也沒用。雪維亞・普拉絲（Sylvia Plath）在對自己崩潰的精彩回憶《瓶中美人》（*The Bell Jar*）中寫道：「我無法有反應，覺得異常靜止，非常空虛。颶風眼一定就是這樣的感覺，在周遭一片喧鬧聲中木然移動。」我感覺我的頭被困在透明樹脂裡，彷彿蝴蝶被永遠封在厚厚的透明紙鎮中。

新書朗讀行程是我生命中最艱辛的奮鬥，比我以往或之後面對的任何挑戰都更艱難。為我安排巡迴朗讀行程的宣傳人員親自參加了半數以上的行程，從此成為我的摯友。父親也陪我走了許多行程；無法陪伴我的時候，他每隔幾小時就打電話給我。幾個好友承擔起照顧我的責任，我從來都不孤單。我可以告訴你，我不是有趣的同伴。然而此等摯愛，以及明白我擁有這樣的愛，本身都不具治療作用。但也可以說，如果不是他們的摯愛，以及知道自己擁有如此深愛，我找不到內心的力量支撐我完成整個行程。我會在樹林裡找個地方躺下來，然後一直待在那裡，直到凍僵、死去。

恐懼在十二月消散了，究竟是因為藥物奏效，還是因為朗讀行程終於結束，就不得而知了。最後我只取消了一場朗讀會。我在十一月一日和十二月十五日之間設法造訪了十一個城市。我曾偶然找到一些穿透憂鬱的窗口，就像迷霧消散時那樣。大半輩子都深受重度憂鬱症所苦的詩人珍・肯恩（Jane Keyon）如此描繪走出憂鬱的心情：

……懷著訝異與苦澀，
彷彿有人從未犯之罪中獲赦，
我回到婚姻與朋友身旁，
回到粉紅邊的蜀葵花；
回到我的書本、椅子與桌側。

於是，我在十二月四日走進朋友在上西城的房子，度過一段還不錯的時光。接下來幾個星期，我過得很開心，不是因為這段日子過得不錯，而是因為居然能擁有這樣的時光，這讓我滿心歡愉。我順利度過聖誕節和新年假期，表現得有幾分像我自己。之前我瘦了七公斤，現在又開始胖回來。父親和朋友都恭喜我有如此驚人的進步，我謝謝他們，然而私下裡，我知道消失的只是症狀。我痛恨每天吃藥，痛恨自己曾崩潰和情緒失控。我痛恨崩潰這個過時但貼切的字眼，暗示整個系統的屈服。能夠完成朗讀行程，讓我鬆了一口氣，但其他需處理的事務令我筋疲力竭。我無法承受活在這世上，我被其他人擊倒了，被他們那種我無法過的生活、無法做的工作給擊倒了——我甚至承受不了那些我永遠不想做也不需要做的工作。我又退回到九月的情況，只不過如今我了解情況可以多糟。我下定決心，永遠不要再經歷那樣的情況。

這個半康復期可能持續很久，而這段時間很危險。在憂鬱症最嚴重的時候，我連切下一小塊羊肉都幾乎辦不到，因此不可能對自己造成任何實質傷害。然而在慢慢走出來的這段期間，我的感覺卻好到足以自殺。過去一向辦得到的事情，如今我幾乎也都辦得到，只是仍然興致缺缺，無法感受到任何樂趣。我一直為了表面上的敷衍而逼迫自己，而現在有了精力去質疑我為何逼迫自己，卻找不到理由。我特別記得有個晚上，有個熟人說我應該跟他一起去看電影。為了證明我很開心，我去了。接下來幾小時，我隨時都裝出一副和別人一樣樂在其中的樣子，雖然他們覺得有趣的劇情，我其實看得很痛苦。回家的時候，恐慌再度來襲，還有巨大的憂傷。我走進浴室，不停嘔吐，彷彿強烈意識到寂寞是存在我體內的一種病毒。我認為我會孤獨死去，沒有理由繼續活在世上。我認為我成長的那個正常而真實的世界、那個其他人生活的世界，永遠不會敞開大門接受我。這些覺悟像子彈般闖入我腦中，我對著浴室地板乾嘔，酸液順著食道湧上來，我停下來試圖緩住呼吸，卻吸進自己的膽汁。那陣子我想要恢復原本的體重，一直吃大餐，我感覺所有吃下去的食物一下子全湧了上來，彷彿我的胃正由裡朝外翻轉，軟趴趴掛在馬桶中。

我在浴室地板上躺了二十分鐘左右，然後爬起來，躺到床上。理智上，我很清楚我又快瘋了，這樣的認知令我更加疲倦。但我也知道，放任這份瘋狂橫行並不是好主意。我必須聽聽別人的聲音，即使只是片刻都好，那能穿透我這可怕的孤寂。我不想打電話給父親，因為怕他擔心，而且我希望這只是暫時現象。我想找個明智又懂得安慰人的朋友談一談（這是很糟糕的衝動：瘋狂時比較適合找瘋子為伴，他們才了解瘋掉是什麼感覺）。我拿起電話，撥給老友。我們過去曾談過藥物治療，也討論過恐慌，她的反應一直很機智、令人自在。

我以為她能喚醒我墮落前的自我。當時是凌晨兩點半左右，她的丈夫接起電話，然後把話筒遞給她。「哈囉？」她問。「嗨！」我說，沉默了一會兒。「發生了什麼事嗎？」她問。我立刻明白，我無法解釋究竟發生了什麼事。我無話可說。這時有人打電話進來，是之前和我一起看電影的朋友，他打電話來，是因為他可能不小心把他的鑰匙連同買汽水找的零錢一起交給我。我掏了掏口袋，他的鑰匙果然在我這裡。「我得出門了。」我告訴老友，然後掛斷電話。那天晚上，我爬上屋頂，旭日東升時我醒悟到，這是一場荒謬的鬧劇：假如你住在紐約，從六層樓高的屋頂跳下來自殺實在沒有意義。

我並不想坐在屋頂上，雖然我也意識到，如果不讓自己從自殺的想法中解脫，我很快就會爆發，然後自殺。我感覺絕望的致命觸鬚已完全把我的手腳纏住，很快就會纏住我的手指，而我得必須拿起正確的藥丸或扣下扳機。假使我真的死去，這會是我僅存的動作。我知道理智的聲音（「行行好，下樓去吧！」）只是理智的聲音，但也知道，憑著理性我會拒絕內心所有的毒藥，同時我感覺到生命終結的想法帶來一種古怪而絕望的狂喜。如果我能像昨天的報紙般用完即棄就好了！我會靜靜拋棄自己，而且，如果墳墓是唯一容許些微喜悅的地方，我會很開心自己已經離世，很開心地躺在墓中。

我察覺到憂鬱症既感傷又可笑，那促使我離開屋頂。想到父親，一直對我這麼盡心盡力的父親，對我也有幫助。我無法對任何人的愛有足夠的信任，所以難以想像有誰會在意我的離去。但父親這麼努力救我，如果最後他失敗了，我知道他會多麼難過。我不停想到，總有一天，我要為父親切開羊肉，我知道我會答應他這樣做，而我也總是為從不食言而自豪。父親就從來不會對我食言。最後是這樣的念頭引領我下樓。清晨六點鐘左右，我渾身是汗，還帶著一點殘餘的露水，回到我的公寓，很快發了一場高燒。我沒有特別想死，但也完全不想活了。

救了你的，常常是一些微不足道的小事而非大事，對隱私的重視當然就是其中之一。自殺等於把自己悲慘的人生攤在世人面前。有個我認識的名人長得出奇好看，而且才華洋溢、婚姻美滿，我高中認識的許多女生都把他的海報貼在床頭。他告訴我，快三十歲時，他罹患了重度憂鬱症，而且認真考慮過自殺。「結果是虛榮心救了我。」他誠懇地說。「想到人們事後會說我無法成功，或無法因應成功帶來的壓力，或嘲笑我，我就受不了。」成功的名人似乎特別容易為憂鬱症所苦。由於世界並非完美無瑕，完美主義者也很容易抑鬱不樂。憂鬱症會降低自尊，但就許多名人而言，憂鬱症並不會消除自豪感，而這正是對抗憂鬱症的絕佳動力。當你陷入谷底，愛幾乎變得毫無意義時，虛榮心和責任感可以挽救你的性命。

屋頂風波發生兩天後，我回電給老友，她責備我把她吵醒後又消失不見。在她嘮嘮叨叨時，我感覺到我的生活真是離奇透頂，我知道我無法跟別人解釋這種怪誕。發燒加上恐懼讓我昏昏沉沉的，因此我什麼也沒說。她從此不曾再和我真的談些什麼。我會說她是那種很重視常態的人，而我已經變得太奇怪了。憂鬱症對友誼是一大挑戰。你對他們的要求簡直超乎常理，而他們通常沒有韌性或彈性或知識或意圖來應對。如果你夠幸運，有些朋友會展現令人訝異的適應力。你只能盡力溝通，同時懷抱希望。我慢慢學會接受人們的真實面貌。有的朋友有辦法直接面對嚴重憂鬱症，有的朋友辦不到。大多數人都不太喜歡看到別人不快樂，能夠將憂鬱症的概念和外在現實分開的人更是寥寥無幾。許多人都認為，你之所以受苦，一定其來有自，也找得到合理的解決辦法。

我最好的朋友大半都有點瘋狂。人們認為我的坦率是在邀請他們坦誠相待，許多朋友和我之間的互信有如同學間或舊情人間的信賴，有著因彼此非常了解而帶來的輕鬆自在。我和神智太過正常的朋友相處時會盡量小心。憂鬱症本身深具破壞性，會帶來破壞性的衝動：我很容易對搞不清狀況的朋友失望，有時候還會犯錯，指責那些令我沮喪的朋友。憂鬱症每次發作完，都需要費很大工夫來清理。我記得我深愛的幾個朋友，之前我還一度想放棄他們。我也試圖重建荒廢掉的一切。憂鬱症每次發作完，就是破鏡重圓、覆水重收的時候。

一九九五年春天，我最後一個階段的精神分析療程不斷拖延。我的分析師正逐步退休，雖然我不想失去她，但這樣一點一點地進行很折磨人，好似慢慢扯掉傷口結痂，也彷彿母親漫長的死亡過程又重來一次。我終於親自了結這件事，有一天我走進診間時，突然之間豁然開朗，於是宣布不再回來了。

作精神分析的時候，我詳細檢視了我的過去。我從此認定母親也有憂鬱症。我還記得她曾經描述孩提時代的孤寂感。她成年後脾氣暴躁。她總是以務實作為力場，去防禦不可控制的哀傷，但頂多只有部分有效。我相信她是經由嚴格控制、調節自己的生活，讓自己從來不崩潰。她有驚人的自律。如今，我認為她對追求秩序的那股激狂，是由她刻意壓抑、未嘗絲毫流露的痛苦所引發。我為她忍受的痛苦感到心痛，我大體上毋須忍受相同的痛苦，假如百憂解在我孩提時代問世，她的人生、我們的人生，究竟會變成什麼樣子？我很樂意看到未來有更好的療法，副作用更少，但我很感恩自己活在已有解方的年代，而不是那個與蒙昧搏鬥的年代。對我而言，母親忍受困難的智慧終究並非必要，而且，如果她活得稍微久一點，也將不再需要。回顧過往令人悲痛。我經常納悶，母親會怎麼談我的憂鬱症？她會不會從我的病中看出什麼端倪？我倆的關係會不會因為我的崩潰而變得更緊密？但由於我的崩潰至少有部分是源於她的離世，我永遠不會知道答案。我過去從沒想過要問這些問題，直到我失去了想要問這些問題的對象。儘管如此，母親在我心目中的形象總是帶著些微憂傷。

我停藥時，停得很快。我知道這樣做很蠢，但我非常渴望擺脫藥物。我覺得我或許能再度找到自己。這不是什麼高明的策略。首先，我過去不曾經歷過類似贊安諾戒斷症狀的狀況——我無法好好睡覺，感到焦慮和出奇地遲疑，而且隨時都覺得好像前晚喝掉幾加侖便宜的白蘭地。我眼睛痛、胃不舒服，可能是因為突然戒掉克憂果的戒斷症狀。晚上還未真正入睡時，我會不斷作可怕的噩夢，醒來時心臟一直怦怦跳。精神藥理師一再告訴我，準備停藥時，應該要慢慢來，在他的督導下進行，但我突然就下定決心，而且深怕失去這樣的決心。

我覺得我有點像過去的自己了，但這一年過得太糟糕，受到太大的打擊，雖然現在恢復運作，我也明白我無法再繼續下去。這感覺不像恐懼那麼不理性，也不是憤怒，反而頗為理智。我活夠了，我想知道怎麼結束生命才能把周遭人受到的傷害降到最低。我需要我確信的某個東西，拿給別人看的東西，這樣所有人才會明白我是多麼絕望。我必須放棄看不見的阻礙，找到顯而易見的阻礙。我心知肚明，我選擇的特殊做法無疑是非常個人的決定，和我的精神官能症有關，但決定要如此急切地除掉自己，正是典型的激躁型憂鬱症。我只需生病，就可以拿到許可了。我後來才明白，希望罹患更明顯的疾病，是憂鬱症患者普遍的心願。患者經常以各種形式的自我傷害，讓身體狀態與精神狀態一致。我知道如果我自殺，會對家人帶來嚴重傷害，也會令朋友哀傷，但我覺得他們都會明白我別無選擇。

我不知道怎麼樣才能讓自己罹患癌症或多發性硬化症或其他致命疾病，只知道如何染上愛滋病，所以我決定就這麼辦。午夜後的寂寞時刻，在倫敦的公園裡，有個戴著厚厚玳瑁殼眼鏡的矮胖子走過來，向我求歡。他把褲子拉下來，彎下腰。我開始動作，覺得這件事彷彿發生在別人身上。我聽到他的眼鏡掉落，心裡只想：我很快就會死掉，所以我永遠不會和這個人一樣變得又老又哀傷。我腦子裡有個聲音說，我終於啟動這個程序，很快就會死了，這個想法給了我解放感和感激之情。我試圖了解這個人為何還繼續活著，為什麼他早上起床，白天做各種事情，就為了晚上來到這裡。半弦月高掛天空，此時正是春天。

我的意圖不是慢慢死於愛滋病，而是拿人類免疫缺陷病毒（HIV）來當作自殺的藉口。回到家裡，一陣恐懼突然襲來，於是我打電話給好友，告訴他我做了什麼事。他和我徹談，然後我上床睡覺。第二天早上醒來時，我有種上大學或參加夏令營或新工作走馬上任第一天的心情。我的人生展開新頁。既然已吞下禁果，我決定做點蘋果醬。生命終點即將來臨，我重新感受到效率，茫茫然的憂鬱已然消散。接下來三個月，我繼續尋求這類經驗，和看來已感染愛滋病的陌生人發生關係，所冒的風險愈來愈高，也愈來愈直接。很遺憾我似乎無法從這些性行為得到任何樂趣，但我太專注於我的計畫，無暇忌妒其他能享受箇中樂趣的人。我從來都不問他們叫什麼名字，也從來不去他們家或帶他們回家。我每星期去一次，通常都是在星期三，找個能夠省錢並染病的地方。

在此同時，我開始經歷沉悶的激躁型憂鬱症典型症狀。我曾有過焦慮症，那真是恐怖，這一次則比較充滿憎恨、悲痛、罪惡感、自我厭惡。我這輩子從來不曾感覺如此的無常。我睡得很不好，而且暴躁易怒。我至少不再和六個人說話，而其中一人我原本我以為可能會愛上。別人說了不中聽的話，我就摔電話。我批評每個人。舊日所受的小冤枉，如今變得不可饒恕，不停在心中奔騰，我因此難以入睡。我無法真的專心做任何事。我在夏天一向是貪得無厭的讀者，但那年夏天，我連雜誌文章都無法讀完。我開始在每晚睡不著時洗衣服，讓自己保持忙碌，分散注意力。有蚊子叮咬，我會不斷摳，直到流血，然後把結好的痂摳掉。我狠狠咬指甲，所以手指也不停流血。雖然我從來不曾真的拿刀自殘，但全身到處都是裸露的傷疤和抓痕。我的情況和構成崩潰的生理性症狀[5]大相逕庭，因此沒意會到我還未脫離前一種病的掌控。

然後，十月初某天，在一次毫無樂趣又不安全的性行為過後，這次的對象是個跟隨我進旅館的男孩，他在電梯裡向我央求，我領悟到我可能會把病傳給別人，而這不是我的本意。我突然害怕起來，擔心已經把病傳給別人。我想殺的是自己，而不是世上的其他人。我已經用了四個月來受感染，而我總共已發生過大約十五次不安全的性關係，我該停下來，免得開始四處散播愛滋病。知道自己會死去，也紓解了我的憂鬱，甚至以某種奇怪的方式打消我求死的念頭。我把那段生命歷程拋諸腦後，再度變得比較溫和。三十二歲生日當天，我環顧來參加生日派對的諸多朋友時，已能展露笑容——我知道這是我最後一次生日，此後都不會再有了，我很快就會死去。慶生會很累人，禮物我原封不動留著。我盤算著還需要等多久。我寫了一張字條給自己，上面標註三月的一個日期，屆時離我最後一次性行為已經有六個月，我會去醫院檢查，確認結果。在這段期間，我舉止如常。

我很有效率地進行一些寫作計畫、安排家族的感恩節和聖誕節聚會，並為我人生中最後的節慶

5 憂鬱症的生理性症狀（vegetative symptom）通常會出現活力喪失、感覺疲憊、容易失眠、胃口差、社交退縮等現象。

而感傷。新年過後幾個星期，我和朋友一起回顧之前那些性關係的細節，他是研究ＨＩＶ的專家，他告訴我，我可能沒事。起初我很沮喪，但接著我的激躁型憂鬱症（或任何驅使我那樣做的東西）開始減輕。我不認為我的ＨＩＶ經驗是一種贖罪，只是時間逐漸流逝，治好了最初驅使我走向極端的病態思想。憂鬱症挾著令人崩潰的強大力量向你襲來，然後漸漸、悄悄地離開。我的第一次崩潰結束了。

在面對無庸置疑的異常時，這種對常態的堅持，對內在邏輯的信念，在憂鬱症患者間很普遍，本書中每個人的故事都是如此，我也一再碰到。然而每個人的正常狀態都有其獨特樣貌：「正常」或許是比「怪異」更私密的概念。我認識一位出版商比爾．史坦（Bill Stern），他的家族親人很多都曾經歷創傷和憂鬱症。他的父親是德國出生的猶太人，在一九三八年初持商務簽證離開巴伐利亞。一九三八年十一月的碎玻璃之夜[6]，他的祖父母和其他人一起並排站在家門外，雖然沒有遭到逮捕，卻眼睜睜看著許多朋友和鄰居被送去達豪集中營（Dachau）。猶太人在納粹德國受到的創傷極為可怕，史坦的祖母在碎玻璃之夜後的六個星期中每況愈下，終於在聖誕節當天以自殺告終。聖誕節過後那個星期，史坦祖父母的出境簽證寄到了。結果，只有他父親獨自移民。

史坦的父母於一九三九年在斯德哥爾摩結婚，接著遷移到巴西，之後才在美國安頓下來。他的父親總是拒絕談論往事，史坦回想，「在德國的那段時間根本不存在。」他們住在富裕郊區一條迷人街道上的虛幻泡泡中。史坦的父親在五十七歲時發生嚴重崩潰，此後一直到他過世為止，病情在三十年間不斷復發，部分原因或許是他慣常的否認。兒子後來也繼承了他的憂鬱症模式。史坦的父親首度嚴重崩潰發生在兒子五歲的時候，後來持續間歇性地崩潰，從史坦六年級到初中畢業這段期間，他的父親陷入特別嚴重的深度憂鬱。

史坦的母親出身更富裕優越的德國猶太家庭，一九一九年就離開德國，移居斯德哥爾摩。她個性強悍，曾經打了對她態度粗魯的軍官一巴掌。她告訴他：「我是瑞典公民，你不可以這樣對我說話。」

史坦九歲時已有長期憂鬱症。大約有兩年的時間，他很害怕上床睡覺，父母一就寢，他就十分痛苦。然後他有幾年時間擺脫了這種陰暗的感覺。經歷了幾次輕微發作後，他在上大學時憂鬱症復發，並在一九七四年大一下學期時逐漸失控。他回想：「我有個虐待狂室友，課業壓力又相當大。我焦慮到會過度換氣的地步。我無法承受這樣的壓力，所以我去保健中心求助，他們給了我煩寧。」

放暑假後，他的憂鬱並沒有紓解。「陷入深度憂鬱時，胃腸通常也會失控。我記得那年夏天這情況格外嚴重。我很害怕升上大二。我無法面對考試或任何壓力。當我回學校讀完大一，而且每門課都拿A時，老實說，我以為有人弄錯了。結果他們並沒有弄錯，這件事令我非常興奮，將我從憂鬱中拉了出來。」如果說精神崩潰會有個觸發點，那麼病情好轉也有，而這就是史坦的觸發點。「隔天我又恢復正常的低落，但從此以後，我在學校不曾再陷入真正的低潮，不過我也放棄了原本的志向。如果你當時告訴我，我今天會從事這樣的工作、和這些人共事，我一定會大感震驚。我當時毫無企圖心。」儘管接受了自己的命運，史坦仍然用功讀書，持續拿到全A的成績。他說：「我不知道為什麼我要這麼努力。我不想上法學院什麼的。我只是覺得，拿到好成績，我會比較安全，相信自己還能正常運作。」大學畢業後，史坦找到教職，在紐約州北部公立高中教書。那是災難，他管不住班上學生，教書生涯只維持了一年。「我落荒而逃，體重遽減，憂鬱症再度復發。然後有個朋

6 碎玻璃之夜（Kristallnacht），亦譯「打砸搶之夜」，指的是一九三八年十一月德國納粹份子襲擊境內猶太人的暴力行動，他們打破櫥窗、損毀商店、搶劫財物，並逮捕猶太男子。

友的父親說可以給我一份工作，我接受了，好有點事做做。」

史坦沉默寡言，才智過人，但非常自我壓抑，而且過度謙虛。他的憂鬱症一再復發，每次持續六個月左右，變得有點季節性，通常在四月陷入谷底。最嚴重的一次發作在一九八六年，引發的因素包括工作出現亂流、失去好友、試圖戒掉贊安諾——他服用贊安諾的時間只有一個月，但已經上癮了。史坦說：「我失去我的公寓，丟掉工作，失去大多數的朋友。我無法獨自待在屋子裡。我應該要從剛賣掉的舊公寓搬到正在裝修的新公寓，但就是辦不到。我崩潰得如此之快，焦慮把我毀了。我會在清晨三、四點鐘醒來，心頭洶湧的焦慮劇烈到從窗口跳下去還開心點。我和別人在一起時，無時無刻不覺得壓力大到我快要昏厥。三個月前，我還飛越大半個地球到澳洲去，非常好，如今整個世界卻離我而去。憂鬱症真正來襲時，我人在紐奧爾良，突然明白我必須回家，但我無法搭機。人們占我便宜，我是偌大草原上一頭受傷的動物。」他徹底崩潰了。「當你情況真的很糟時，你臉上會出現僵直症那種表情，好像目瞪口呆似的。你會因為能力缺損而舉止怪異。我的短期記憶消失了。接著情況變得更糟，我無法控制腸胃，會拉在褲子上。我活在恐懼中，無法離開自己的公寓，變得更痛苦。最後我搬回父母的房子。」但住在家裡，情況並沒有改善。比爾的父親受不了兒子生病帶來的巨大壓力而病倒，住進醫院。史坦搬去和姊姊住，後來有個老同學收留他七個星期。他說：「太糟糕了。當時我心想，我下半輩子都擺脫不掉精神病了。這次發作持續了一年多，順著低沉的情緒漂流似乎比對抗還好。你必須懂得放開，明白世界會被重新創造出來，但或許和你過去所熟知的世界永遠不同了。」

他幾次走到醫院門口，卻無法走進去掛號。一九八六年九月，他終於去紐約市西奈山醫院（Mt. Sinai Hospital）求診，要求進行電痙攣療法（ECT）。電痙攣療法對他父親很有效，卻沒能幫助他。「那是我所能想像最沒人性的地方，從外面的世界來到這裡，連自己的刮鬍刀或指甲剪都不准帶。你必須穿睡衣，必須在下午四點半吃晚餐。別人對你說話時高高在上，彷彿你除了有憂鬱症，還是智障。你看到其他病人待在牆上鋪有軟墊的安全病房中。你的房間裡不准有電話，免得你用電話線把自己勒死，同時也為了控制你和外界的接觸。這不像正常的住院。在精神病院裡，你的權利被剝奪。我不認為憂鬱症患者應該住院，除非他們完全無助，或有強烈的自殺傾向。」

電痙攣療法的實際過程很可怕。「主持治療的醫生看來很像科學怪人。治療在西奈山醫院的地下室進行。所有即將接受電痙攣治療的病患都下到那裡，進入地獄深處。我們都穿著浴袍，感覺彷彿用鎖鏈拴在一起的苦囚。由於我一副泰然自若的樣子，他們把我排在最後一個，而我就站在那兒，試圖安慰周遭等候的病患，他們全都嚇壞了，同時清潔人員走進來，從我們中間穿過，走到他們也位於地下室的置物櫃。我若是但丁，就能精彩描繪這幅景象了。我想接受這些治療，但這個房間和這些人——讓我覺得好像置身當年門格勒[7]殘暴的實驗場景。假如你必須進行這種療法，請務必在他媽的窗戶透光、色彩明亮的八樓做！我現在不會忍受這樣的治療。」

他說：「我依然為失去的記憶哀悼。我以前記性特別好，幾乎像照相一樣，但永遠不會恢復了。出院之後，我記不得置物櫃號碼鎖的數字，也記不得說過什麼話。」他出院時，起初甚至連當志工整理文件都辦不到，但很快就正常生活。他搬去聖塔菲，在朋友家住了六個月，並在夏天回到紐約市，恢復獨居生活。他說：「我的記憶顯然永久受損了，這倒也無妨，讓我不再那麼在意過去的低落。我輕易就忘了，就像我忘掉其他事情一樣。」他漸漸復原。「就算有堅強的意志，但你無法控

7 約瑟夫・門格勒（Josef Mengele），納粹時期德國黨衛隊軍官和奧斯威辛集中營醫生，有「死亡天使」之稱，曾對集中營囚犯進行殘酷的人體實驗。

制復原的速度。你無法知道何時會發病，就如同你無法預知某人什麼時候會死去。」

史坦開始常去一所猶太會堂，每星期都和一個信仰虔誠的朋友同行。他說：「信仰給我很大的幫助。信仰以某種方式紓解了我的壓力，讓我不必再去相信其他東西。我總是以身為猶太人為榮，也受宗教事物所吸引。那次憂鬱症嚴重發作後，我覺得如果我信仰夠虔誠的話，或許會發生一些事拯救世界。我必須沉得很深，深到除了上帝之外，別無可信。發現自己受到宗教吸引，我感到有些尷尬，但這樣做是對的。無論這個星期過得多糟，每逢星期五總是可以去做做禮拜。」

「但真正救了我的是百憂解。百憂解在一九八八年問世，正是時候。百憂解是一大奇蹟。經過這麼多年，我突然感覺頭部不再有一條巨大的裂縫不斷被扯得愈來愈開。如果你在一九八七年告訴我，一年後我將有辦法搭飛機，和參議員及州長共事，我一定會大笑。當時我連過馬路都有問題。」史坦如今仍在服用速悅（Effexor）和鋰鹽（lithium）。「我這輩子最大的恐懼是無法處理父親的後事。父親在九十歲過世，而他過世時，我發現自己處理得來，簡直大喜過望。我傷心哭泣，但能處理日常事務：在家中扮演兒子的角色，和律師談話，撰寫悼辭。我從來沒想到我可以處理得這麼好。」

「我現在仍然需要很小心。我總覺得好像每個人都想從我身上取走一小片，但我能給的就這麼多，所以會非常、非常緊張。也許我錯了，不過我認為如果我毫不隱瞞自己的經驗，會被其他人看低。我還記得別人會對我退避三舍。人生總是隨時可能再度墜落。我學會隱藏，沒有人看得出來我在吃三種藥，而且快崩潰了。我不覺得我能感受到真正的快樂，只能期盼人生不要太過悲慘。當你有強烈自覺時，就很難完全快樂。我熱愛棒球，當我看到其他人在棒球場暢飲啤酒，似乎沒有太強烈的自覺，也不太在意自己和外界的關係時，我很忌妒。天哪，能夠那樣不是太棒了嗎？」

「我經常想到出境簽證的事情。假如祖母當年等久一點就好了。她的自殺教我懂得保持耐性。

無庸置疑，不管日後情況變得多糟，我都熬得過去。但如果不是從經驗中獲得智慧，讓我懂得不要像他們那麼自我中心，我不會成為今天的我。」

我對史坦的遭遇有深切的共鳴。認識他之後，我經常想到出境簽證的事情，想到那張從沒用過的，以及那張用到的出境證。我部分憑著自己的堅持，熬過第一次憂鬱症，接著擁有一段還過得去的短暫安寧。當我再度經歷焦慮和重度憂鬱時（當時我還活在第一次憂鬱症發作的陰影中，而且還不清楚跟愛滋病輕率交手的可能後果），我立刻明白是怎麼回事。我迫切需要暫停一下，生命本身似乎驚人地苛求，對個人的要求如此之高。要記住、思考、表達、理解我需要有能力去說、去做的一切事情，實在太過困難，在此同時還要保持表情生動，更是雪上加霜。就好像一邊忙著煮菜，同時還要溜冰、唱歌和打字一樣。俄羅斯詩人達尼爾・哈爾姆斯（Daniil Kharms）如此形容飢餓的感覺：「接著開始虛弱，然後感到無聊，再來是失去理性思考的能力，接著平靜下來。然後恐懼降臨。」我的憂鬱症循著如此有條有理且可怕的步驟再度復發，已排定的ＨＩＶ檢驗帶來的真實恐懼更令病情加劇。我不想回頭服藥，那一陣子我設法度過難關，直到有一天我忽然醒悟這樣是行不通的。三天前我就知道自己即將陷入谷底，於是開始服用藥櫃裡剩下的克憂果。我打電話給精神藥理師，對父親示警，也設法做一些實際的安排：精神失常就像丟了車子鑰匙一樣，會陷入不折不扣的麻煩。接到朋友的電話時，我聽到自己出於恐懼，說話始終帶著嘲諷：「對不起，我必須取消星期二的約會。我又開始怕小羊排了。」症狀來得很快，而且帶著不祥預兆。我在約一個月內體重掉了五分之一，大約十六公斤左右。

精神藥理師認為，既然我吃樂復得會頭暈，對克憂果又非常敏感，不妨換別的藥試試，所以他讓我服用悅速和布斯帕（BuSpar）。六年後的現在，我仍然繼續服用這兩種藥物。在憂鬱症中苦苦掙扎時，你會進入一個奇怪的階段，那時你會分不清何者屬於自身的戲劇化性格，何者是現實中的瘋狂。我發現兩種相互矛盾的人格特質。我的情緒天生就比較誇張；另一方面，在外面時，我可以在最不正常的情況下「看起來很正常」。翁托南・阿鐸（Antonin Artaud）論及自己的畫作時寫道：「從來不曾實際存在，但永遠是真的。」憂鬱症的感覺正是如此。你知道它並非實際存在，知道當時你是另一個人，但你也知道它絕對真實。憂鬱症令人非常困惑。

到了作HIV檢測的那個星期，我每天服用十二到十六毫克的贊安諾（我之前囤積了一堆），好讓自己整天昏睡，不要焦慮。當周星期四，我起床查看留言。醫生診間的護士說：「你的膽固醇下降了，心電圖很正常，你的HIV檢驗結果還不錯。」我立刻打電話給她。是真的，HIV檢測結果終究是陰性。正如蓋茨比所說：「我拚命求死，結果卻有令人陶醉的人生。」當時我明白，其實我想活下去，我很感激這個消息。但接下來兩個多月，我感覺糟透了，每天都咬緊牙關，想辦法不自殺。

然後到了七月，我決定接受邀約，和幾個朋友去土耳其駕帆船。對我而言，去土耳其要比住院治療便宜多了，而且療效至少有三倍：我的憂鬱在土耳其的燦爛陽光下一掃而空。之後病情就穩定好轉。深秋時分，我突然發現自己半夜醒來，渾身發抖，就像陷入憂鬱症谷底的時候，但這一回，我是快樂地醒來。我爬下床，寫下我的感覺。我已經有多年不曾感受到絲毫快樂，我已經忘了想要活下去、好好享受每一天並渴望另一天到來，以及知道自己是幸運兒，能充分活在當下享受人生，是何等滋味。我覺得我證明了存在有其價值，而且永遠值得活下去，這份篤定一如上帝向諾亞立下的彩虹約定，雖然我知道可能還有接連的痛苦在前方等待，憂鬱症總是會周而復始、一再回頭折磨受害者。但我打從心底感到安全。我知道，恆久哀傷（雖然大多是來自內在）不會減少我分毫喜悅。

不久之後，我就滿三十三歲了，我終於有了一個真正快樂的生日。

這是我長久一段時間所知有關憂鬱症的一切。詩人珍．肯恩寫道：

我們試了新藥，新的用藥組合，

突然之間

我又重新活過來了，

好像被暴風雨捲走的田鼠

掉落在離家三個山谷

和兩座高山之外。

我找得到回家的路，我知道

我認得路邊的商店

以前都在那兒買牛奶和汽油。

我記得房子和穀倉，

耙子、藍色的杯盤，

和我鍾愛的俄國小說，

79

還有他曾塞進
我聖誕襪腳趾中的
黑色絲質睡袍。

所以對我來說，一切似乎又回來了，起初很陌生，倏然又熟悉起來。然後我明白，自從母親生病後，我開始感受到深沉的哀傷，這股哀傷在母親死後惡化，並轉為絕望，使我失能，但不會再這樣了。我仍然會為悲哀的事情傷心，但我又是我了，和從前一樣，是我一向想要保持的樣子。

由於我正在寫一本關於憂鬱症的書，在社交場合中，常有人要求我描述自身經驗，我最後往往會提到我還在吃藥。「還在吃藥？」他們問。「但是你看起來還好！」我則一律回答，我看來還好是因為我還好，而我之所以還好，部分是拜藥物之賜。「那麼你預期還需要繼續吃這東西多久？」當我說我會一直吃下去時，那些聽到我曾企圖自殺、有僵直症、多年無法工作、體重遽減時一直反應冷靜、滿懷同情的人們，卻驚恐地看著我。他們說：「但這樣吃藥真的不好，你現在想必堅強到可以停掉其中一些藥吧！」如果你告訴他們，這樣做有如讓汽車逐步停用化油器，或聖母院逐步抽掉扶壁，他們笑了起來。「那麼也許你只要維持很低的劑量就好？」他們問。你解釋，你之所以服用這樣的劑量，是因為藥物能讓原本可能失控的系統正常化，只服用低劑量的藥就像取走一半的化油器。你又補充，你目前服用的藥物不會帶來任何副作用，也沒有證據顯示長期服用會造成負面效果。你說你真的不想再度發病，但在精神疾病領域，健康不只跟控制自己的問題有關，也和停藥有關。他們說：「好吧，希望你能很快擺脫藥物。」

葛瑞登說：「我也許不知道長期服藥有什麼確切的影響，目前還沒有人吃百憂解吃了八十年，但我當然知道不吃藥，或吃吃停停，或是將適當的劑量減到不當程度的結果——結果是腦部損傷。你開始出現慢性病的後果，復發時病情愈來愈嚴重，無緣無故感受到極大的憂傷。治療糖尿病或高血壓時，我們不會讓病患這樣斷斷續續服藥，為什麼治療憂鬱症時要這樣？這種奇怪的社會壓力究竟從何而來？假如不吃藥，憂鬱症一年內的復發率高達八十％，服藥的話，則會有八成康復率。」美國國家心理衛生研究院的羅伯．波斯特（Robert Post）也同意這樣的說法：「大家都擔心終生服藥的副作用，但這麼做的副作用並不重，和不治療憂鬱症的危險相比，顯得微不足道。如果你的親戚或病患正在服用毛地黃，你會考慮建議他停藥嗎？看看他會不會再度發生鬱血性心臟衰竭，讓心臟變得太過肥大，永遠無法恢復？其實兩者沒有絲毫差別。對大多數人而言，比起要對付的疾病，這些藥物的副作用相對健康多了。」

證據顯示，每種東西都會有人出現負面反應，服用百憂解之後有不良反應的，一定也不乏其人。決定吞下任何東西時，不管是野菇或咳嗽糖漿，都應該抱持適度的審慎。我有個教子在倫敦慶生時，差一點因為接觸核桃而喪生，因為他對核桃過敏。幸好今天的食物標示法要求廠商在商品標籤上註明產品中是否含有核果。剛開始服用百憂解的人應該注意是否有不良反應。這種藥物可能引發臉部抽搐和肌肉僵硬。服用抗憂鬱藥物還會有成癮問題，我在本書後面的章節會談到。選擇性血清素回收抑制劑（SSRI）標籤上提到的副作用，如降低性慾、做怪夢等等，可能會令人很難受。有些報導說某些抗憂鬱藥和自殺相關，讓我感到憂慮。我相信這種情況應該和藥物的賦能性質相關，患者原本因太過虛弱而沒法盤算的事情，如今有餘裕去做了。我同意我們無法確知藥物的長久效應。然而最不幸的是，有些科學家選擇藉由這些不良反應牟利，而這催生了批評百憂解的產業，將百憂解歪曲成強迫推銷給無辜大眾的危險藥物。在理想世界中，沒有人需要服藥，我們的身體會自我調節；那麼，誰還想吃藥呢？然而像《百憂解的反作用力》（*Prozac Backlash*）這類蠢書提出的可笑主張，只不過在迎合憂心大眾心中最廉價的恐懼。我譴責這些憤世嫉俗者阻礙痛苦的病患接受可能讓他們重獲新生的良性療法。

憂鬱症和分娩一樣，因太過痛苦而無法追憶。我在一九九七年冬天和戀人不歡而散，當時憂鬱症並沒有發作。我跟別人說，我沒有在戀情結束時崩潰，是一大突破。不過，一旦明白世上沒有不崩解的自我，你就永遠不是過去的你了。別人總是告訴我們，要學會凡事靠自己，但如果你根本沒有可以依靠的自我，這事會很棘手。我受過別人的幫助，體內的一些化學作用也引發了調整，我暫時感覺還可以，但反覆出現的夢魘，不再是未來可能發生在我身上的事情，不是外在因素所引發，而是發生在我內在的事。萬一我明天醒來，不再是原本的自己，而變成糞金龜呢？每天早上醒來，我對於自己究竟是誰，都有透不過氣來的不確定感，我會檢查身上有沒有不妥當增長的癌細胞，也會因擔心噩夢成真而突然焦慮起來。我彷彿轉過身來厲聲對自己說，不要逼我，不要太指望我，我自顧不暇。那麼，在那兒抗拒瘋狂或承受瘋狂之苦的人又是誰？是誰在對誰厲聲怒斥？我曾接受多年的心理治療，我活過、愛過，也失去過，但老實說，我不曉得。有個人或某種東西的力量，比化學反應或意志力還要強大。有個「我」引領我反抗自己，有個主張統一的我始終挺住，直到反叛的化學物質及其引發的思維都回復秩序。這樣的自我是化學物質嗎？我不是唯心論者，從小到大也不曾信教，但當我早已被剝奪了自我時，內心那條貫穿中樞的繩索依然牢固。經歷過這種情況的人都知道，這絕不像複雜的化學作用那麼單純。

人在崩潰中有項優勢：身在其中，可以觀察正在發生的事。從外面看時，就只能猜測了；但既然憂鬱症有其周期，學習寬容和辨認就能帶來可觀成果。我的老朋友伊芙．卡恩（Eve Kahn）向我描述她父親的憂鬱症對全家人造成的傷害：「我父親從小就吃盡苦頭。祖父過世後，祖母禁止家人信教。她說，如果上帝竟能奪走我的丈夫，留下我和四個孩子，那麼世間根本沒有上帝。所以她開始在猶太節日把蝦子和火腿端上桌！一盤盤的蝦子和火腿！家父有一百九十公分高，重達一百公斤，在手球場上從沒輸過，大學時代還打棒球和踢足球，你完全無法想像他也有脆弱的一面。他後來成為心理學家。然後，我猜大約在他三十八歲的時候（由於母親不願談這件事，父親根本不記得，而事情剛發生時我還只是學步的幼兒，因此年表全亂成一團），某天父親工作的診所有個同事打電話給我母親，說父親不見了，他離開辦公室，不曉得跑到哪裡去了。於是，母親把我們全部塞進車裡，開著車子滿街跑，最後發現父親靠在郵筒上哭泣。他立刻接受電痙攣療法，治療結束後，其他人勸母親和他離婚，因為他不再是從前那個人了。他們說：『妳的孩子會認不得他。』雖然母親沒真的聽信他們的話，她開車載父親回家時，仍然忍不住在車子裡哭泣。父親醒來後，彷彿只是原本的影印版。他變得有點迷迷糊糊，記性不太好，特別留意自己，卻不怎麼把我們放在心上。我們小時候，他應該是盡責的父親，總是早早下班回家，看我們當天學到什麼，還帶玩具回來給我們。接受電痙攣療法後，他好像少了點什麼。四年後，他再度復發。他們嘗試藥物治療和更多電痙攣療法，他必須放棄工作一段時間。他大半時候都情緒低落。長相也變了，下巴縮進臉中，我們都認不出來。每天起床後，他會有點無助地在屋子裡走來走去，雙手顫抖，巨大的手掌垂落身體兩側。這時候，你會明白為何會有惡魔附身的說法，因為有人占據了我父親的身體。當時我只有五歲，但都看得出來，也記得很清楚。他看起來還是同一人，但只剩下軀殼。

82

「然後他的病情似乎好轉，好景持續了兩年，接著又陷入低潮，情緒低落，又更低落。病情終於有點起色，然後再度崩潰，接著又崩潰。他大概就是在那段時間撞車的，當時我十五歲左右，是因為他太昏沉，還是他想自殺——誰曉得？我大一時，又發生了一次。我接到電話，只好放棄考試，離校到醫院看他。他們拿走他的皮帶和領帶，什麼都拿走。五年後，他再度住院。接著他就退休了。他重建自己的生活，吃很多維他命，大量運動，而且不工作。任何時候，只要有任何事情讓他覺得有壓力，他立刻走出房間。我的小女兒哭了？他戴上帽子回家去。不過母親一直陪著他經歷這一切，而且他頭腦清醒的時候，是好丈夫。一九九〇年代，他過了十年好日子，直到二〇〇一年初因中風再度倒下。」

伊芙決心不要給家人帶來相同的難題。她說：「我自己曾有幾次可怕的發作。三十歲左右，我總是習慣拚命工作，攬下太多事情，一做完就在床上躺一個星期，什麼都做不了。我一度服用去甲替林（Nortriptyline），結果除了發胖之外，完全沒用。然後一九九五年九月，外子在布達佩斯找到工作，我們必須搬家。為了應付搬家的壓力，我開始吃百憂解。我在布達佩斯完全失控，不是整天躺在床上，就是不可理喻。我一無是處，又沒有朋友，壓力很大。而且我們剛抵達時，一些交易已開始生效，外子必須每天工作十五小時。等到四個月後交易完成時，我已經完全瘋了。我回美國看醫生，開始吃許多藥：可那氮平（Klonopin）、鋰鹽、百憂解等。當時的我不可能有任何夢想或發揮創造力，隨身都必須帶著一大包藥，上面標示著早上、中午、下午或晚上服用，因為我記不得發生了什麼事。最後，我在那裡打造了新的人生，交了一些好朋友，找到一份還可以的工作，於是我減少藥量，最後降到每晚只吃兩顆藥。後來我懷孕了，停下所有的藥，而且感覺很棒。我們搬回家，孩子出生後，所有這些美好的荷爾蒙都漸漸消失，加上為了照顧嬰兒，我整年沒有一晚能好好睡一覺，於是我又開始崩潰。我決心不連累女兒。我開始吃帝拔癲（Depakote），我發現這種藥比較不會讓人變遲鈍，而且顯然哺乳時服用也很安全。我會盡我所能提供女兒穩定的環境，不要消失，不要總是出走。」

第二次崩潰後，我過了兩年不錯的日子。我很滿足，也因為能如此滿足而欣喜若狂。接著我在一九九九年九月嘗到被愛人拋棄的可怕經驗，我原本以為他會和我共度一生，我很傷心——不是憂鬱，只是傷心。一個月後，我在家中樓梯滑了一跤，肩膀嚴重脫臼，肌肉撕裂。我赴醫院就診，先是試圖向救護車上的人員解釋，後來又跟急診室的醫護人員說明我迫切需要阻止憂鬱症復發。我解釋上回腎結石如何引發憂鬱症。我答應填完書上列出的所有表格，回答從桑吉巴島殖民史以降的各種問題，只要他們能紓解我肉體上的痛苦，因為我知道肉體疼痛對我的心靈安寧影響太大了。我解釋我曾經發生嚴重崩潰，請他們查一查病歷資料。結果一個多小時後才有人來為我止痛，而且靜脈注射的嗎啡劑量太少，無法紓解我的痛苦。肩膀脫臼原本是很簡單的問題，但我直到抵達醫院八小時後，肩膀才復位。最後我終於靠第勞第拖有效止痛，那是在我抵達醫院四小時又三十分之後，所以至少最後的三個半小時不像之前那麼糟糕。

這一切剛發生時，我試圖保持冷靜，因此要求照會精神科。在場督導的醫師告訴我：「肩膀脫臼很痛，而且在我們做好關節復位之前，都會很痛，你就是要有耐性，不要再吵鬧了。」她還說：「你完全沒有自制力，又是發脾氣，又是過度換氣，除非你冷靜下來，否則我不會為你做任何事。」我被告知「我們對你一無所知」，而且「我們不會就這樣開出強效止痛藥」，我應該「試著深呼吸，想像自己躺在沙灘上，耳邊傳來水波的聲音，感覺一下腳趾間的沙子」。其中一位醫師跟我說：「控制一下自己的情緒，不要再自艾自憐。急診室有的人情況比你慘多了。」我說我知道我必須忍受痛苦，但想要在開始治療前盡量消除緊張，我甚至不是那麼在意身體上的疼痛，只擔心精神病的併發症。他們說我很「孩子氣」，而且「不合作」。我說我有精神病史，他們說既然這樣，我不可能期望別人認真聽取我對這些事情的意見。「我是受過訓練的專業醫師，我在這裡就是要幫你。」醫生說。我說我是經驗老到的病人，我知道她做的事情其實對我有害。她告訴我，我沒上過醫學院，只能根據她的判斷來接受適當的治療程序。

我反覆要求照會精神科，但一無所獲。雖然我的家庭醫生和精神科醫生都和這家醫院有合作關係，但急診室裡沒有精神科的病歷，所以他們無法查證我的病。當你告訴急診室人員：「我有嚴重的憂鬱症，極度疼痛會導致病情惡化。」他們對待你的態度卻彷彿你是在說：「開始縫傷口之前，一定要先把泰迪熊拿來給我。」這樣的急診室政策令人無法接受。美國急診室實務的標準教科書並不處理身體疾病的精神醫療層面，急診室的醫護人員也很少有能力應付精神病的併發症，我等於在跟魚販買牛排。

疼痛會累積。五小時的疼痛至少是一小時疼痛的六倍。我察覺到肉體創傷是引發心理創傷的主要原因，而醫治一種創傷時，採取會引發另一種創傷的治療方式，是愚蠢的醫療行為。當然，疼痛持續愈久，就愈令人筋疲力竭，神經也受到愈多刺激，情況愈發嚴重。皮下的血液匯聚起來，直到我的肩膀腫得像是跟豹子借來的。還沒注射第勞第拖，我已經頭暈目眩。急診室中的確有些人的急性傷痛比我嚴重多了。但無論是誰，為何需要忍受這種無謂的痛苦呢？

在急診室飽受煎熬不到三天，我已經有強烈的自殺念頭，而我從第一次憂鬱症嚴重發作後，就不曾有這樣的感覺。如果不是家人朋友不分晝夜看著我，我的身心痛苦會達到無法忍受的程度，而我也會以最極端的方式，尋求立即的解脫。這又是樹與藤的情況。如果看見地上冒出小小新芽，知道那是爬藤植物的幼苗，你立刻用拇指和食指揑住拔掉，就沒事了。若你等到藤蔓已牢牢抓住樹幹，就得動用鋸子，或許還需要斧頭和鏟子，才能除掉藤蔓，挖除根部。而且去除藤蔓時，必然會弄斷一些樹枝。我通常都有辦法控制自己的自殺傾向，但事情結束後我跟醫院人員表示，拒絕處理病患的精神疾病，可能使肩膀脫臼之類的小狀況演變成致命重症。如果有人說他飽受折磨，急診室人員應該有所反應。美國之所以有人自殺，就是因為許多作風保守的醫生（如同我在那家醫院碰到的急診室醫生）認為，病患無法忍受（身體及心理上的）極度痛苦是一種人格缺陷。

接下來那個星期，我再度崩潰。過去發病時我也曾出現哭泣的問題，但從來不像這回這麼嚴重。我像鐘乳石一樣，無時無刻不哭泣。合成這些眼淚，是難以置信的疲累，那淚水多到我的臉都皸裂了。再簡單的事情，似乎都要費九牛二虎之力才辦得到。還記得有一次我因為淋浴時把肥皂用完了，眼淚就奪眶而出。鑰匙卡在電腦上一秒鐘，也會令我哭泣。我發現每件事做起來都極其艱難，比方說，拿起電話筒對我來說就像臥推四百磅。單單不能只穿一隻襪子而必須穿兩隻襪子再穿上兩隻鞋子，就壓垮了我，我只想躺回床上。雖然我不像過去發病那樣總是強烈焦慮，但依然疑神疑鬼：每當我的狗走出房間，我就開始擔心是不是因為牠厭煩我了。

這次崩潰格外恐怖。過去兩次崩潰都發生在我停藥時。第二次崩潰後，我接受了一個事實：如果想避免未來復發，就必須一直服藥。儘管在精神上付出相當的代價，但過去四年來，我每天都按時吃藥。如今卻發現我雖然持續服用速悅、布斯帕和威博雋（Wellbutrin），依然徹底崩潰。這可能代表什麼？撰寫本書時，我碰過一些憂鬱症發作過一、兩次的人，之後他們繼續服藥，情況還不錯。我也碰過一些人，服用某種藥一年後再次崩潰，又服用另一種藥幾個月——他們永遠無法安全地將憂鬱症存放在過去。我以前相信自己屬於第一種人，現在似乎突然得歸到第二類了。我也見過一些人，在他們的人生中，精神健康只是偶爾出現。很可能速悅對我已然失效，再也幫不了我，藥效在某些患者身上確實有竭盡之時。如果這是真的，我正進入一個可怕的世界。我腦海中看到自己今年吃這個藥，明年吃那個藥，直到最後耗盡手上所有的選項。

我現在自有一套應付崩潰的程序。我知道該打電話給哪幾位醫生，跟他們說什麼。我知道什麼時候應該收起刮鬍刀，不停遛狗。我打多通電話，開門見山表示我很憂鬱。幾個新婚好友搬到我家住兩個月，陪我度過難熬的日子，跟我討論我的焦慮與恐懼，講故事給我聽，確定我會好好吃飯，紓解我的孤單寂寞——這些人成為我一輩子的心靈知己。弟弟在我情緒最低潮時從加州飛來，突然出現在門口，給我驚喜。父親立刻提高警覺。我知道以下幾件事救了我：迅速行動；找到願意聆聽的好醫生；清楚自己的發病模式；無論有多麻煩，都要好好管理自己的睡眠及飲食；立刻消除壓力；運動；善用愛的力量。

我儘快打電話給經紀人，說明我的狀況很糟，會暫停本書寫作。我說我完全不知道這場災難會如何演變。「就當我昨天被車撞了，我住進醫院作牽引治療，等著看X光片。誰曉得什麼時候才能再開始打字？」雖然服用贊安諾會讓我昏昏沉沉，我仍然照吃不誤，因為我知道，如果放任肺中胃裡的焦慮作祟，情況會變得更糟，我就麻煩了。我跟家人朋友解釋，我沒有失去理智，但確實不知把理智放哪兒了。我覺得自己好像戰時的德勒斯登市，像飽受砲火摧殘、無從防護的城市，就這麼坍塌崩毀，留下的只有瓦礫堆中閃爍的殘骸。

我到醫院找精神藥理師問他有沒有法子時，甚至在電梯裡難堪地掉眼淚。出乎意料之外，我的精神藥理師認為情況沒有我想的那麼嚴重。他說他不會讓我停止服用速悅——「這個藥長期以來對你都很有效，沒有理由現在停藥。」他讓我開始吃金普薩（Zyprexa），一種有抗焦慮效果的精神病藥物，還增加速悅的劑量。他說，除非絕對必要，否則不該隨便換掉對你有幫助的藥。速悅曾經有很好的療效，也許提高劑量後會再度生效？他降低威博雋的劑量，因為威博雋有激發的功效，而面對高度焦慮，我需要少受點刺激。布斯帕則沒什麼變動。我的精神藥理師就這樣加加減減，解讀我的反應和自我描述，然後建構出有幾分「真實」的我，也許和過去的我一樣，也許稍有不同。這時候，我已經累積了豐富的經驗，廣泛研究過服用的藥物（除非已服藥一段時間，否則我避免調查藥物的副作用，因為了解藥物副作用之後，幾乎就一定會發展出那些副作用）。不過，這仍然只是一門關於氣味、風味、混合物的模糊科學。治療師協助我熬過這場實驗，他強力捍衛治療的連貫性。他安撫我，讓我相信未來至少不會比過去差。

開始服用金普薩的當天晚上，我預定要作一場關於維吉尼亞·吳爾芙的演講。我很喜歡吳爾芙，對我來說，作一場關於吳爾芙的演講，並朗讀作品段落，就好比作一場關於巧克力的演講，並從頭吃到尾。演講地點是朋友家，聽眾都是他們的朋友同事，是五十人左右的友善團體，有點像是一場為信念而舉辦的公益聚會。在一般情況下，我會覺得很好玩，也不太費力，而且我會成為眾人矚目的焦點——心情好的時候，我很樂意從事這樣的活動。有的人可能以為演講會讓我的問題惡化，但其實我本已極度緊張，這場演講反而無關緊要：每天單單醒著就夠緊張煩心了，沒什麼事會真的讓情況更加惡化。於是我抵達朋友家，喝飲料時客氣地和眾人寒暄，然後拿著筆記本站起來。我發現自己非常冷靜，冷靜得可怕，彷彿只是在晚餐桌上自願提出一些想法。我以一種有如靈魂出竅的離奇方式，旁觀自己憑著記憶和講稿，有條不紊作了一場關於吳爾芙的演講。

演講結束後，我和一群朋友及活動主辦人到附近餐廳聚餐。在場有各式各樣的人物，所以需要費些心思才能表現得優雅得體，但在一般情況下，這會是場愉快的聚會。結果，我周遭的空氣彷彿黏上膠水般，怪異地僵硬起來，人們的話聲彷彿穿透、劃過堅實的空氣，很難從這樣破碎的雜音中聽清楚他們在說什麼。我連拿起叉子都很費勁。我點了鮭魚，開始警覺到我的情況很奇怪。我有一點點尷尬，但又不知道該怎麼辦。無論你認識的人有多少曾服用百憂解，或大家理應已能自在地面對憂鬱症，這種情況仍令人難堪。在場每個人都知道我正在寫一本關於憂鬱症的書，而且他們多半讀過我的文章，但也無濟於事。我在餐會上像個冷戰時期的外交官，不斷喃喃致歉。「真抱歉，我看起來可能有一點心不在焉，你知道，我的憂鬱症又復發了。」我或許會這樣說，但這樣一來，大家就不得不詢問我的症狀及病因，試圖安撫我，而他們的安慰其實會加重我的病情。或我會說：「我恐怕不太明白你們在說什麼，因為我現在每天都吃五毫克的贊安諾，我當然沒有上癮，而且我剛開始服用新的抗精神病藥物，我相信新藥有更強的鎮靜效果。你們的沙拉好吃嗎？」另一方面，我覺得假如我什麼都不說，他們會注意到我有多麼怪異。

接下來，我發現空氣變得又硬又脆，以致話語穿過空氣後變成斷斷續續的雜音，我幾乎無法串在一起。你可能也有類似的經驗，聽演講時發現為了充分理解講者的主要觀點，必須全神貫注，只要稍稍心不在焉，等回過神來，已經聽不懂講者在說什麼，找不到其中的邏輯。我的情形就是如此，一句句聽下來，每一句的邏輯都突然消失了。有人說了一些關於中國的事情，我不太確定是什麼，我想另外還有人提到象牙，但我不確定是否就是剛剛談到中國的那個人，雖然我記得中國人的確有些象牙製品。有人問我和魚有關的事情，也許是關於我的魚？我是不是點了魚？我喜歡釣魚嗎？還是談了一些有關中國魚的事？我聽到有人反覆提出一個問題（我聽出那個句型之前也出現過），然後感覺我的眼睛闔起，我心裡暗想，有人把同樣的問題問了你兩次，你卻睡著，實在太失禮了，我一定要醒過來，於是我努力把垂到胸前的頭抬起來，露出那種「我不太明白你的意思」的微笑。我看到幾張臉孔困惑地看著我：「你還好吧？」有人再度問我，我說：「可能不太好。」幾個在場的朋友抓住我的手臂，扶著我走出去。

「真抱歉！」我不停地說，模糊地意識到，留在餐廳的人會以為我因為吃藥而神智不清，還不如一開始直接跟他們說我有憂鬱症，用藥過度，沒把握能不能熬過整晚。「真抱歉！」而他們則不斷說沒什麼好抱歉的。把我救出來的朋友送我回家，讓我上床睡覺。我拿掉隱形眼鏡，想和他們聊幾分鐘，安撫自己。「那麼，你們都還好吧？」我說，但朋友開始回答時，樣子模糊起來，好像笑臉貓似的。接著我又昏睡過去，沉睡了十七個小時，夢到一場大戰。老天，我已經忘了憂鬱症有多激烈，而且已經割得這麼深！我們深受一套超乎能力範圍的規範所影響。我從小遵循的規範及我為自己訂下的準則，照世界標準來看，都算是高標準。如果我覺得無法寫書，那麼我一定感覺到自己有什麼不對勁。有的人行為標準比較低，有的人比較高。如果喬治．布希（George W. Bush）有一天醒來覺得無法當自由世界的領導人，他一定有什麼不對勁。但有些人認為，只要能餵飽肚子，繼續活下去，就沒問題。不過在晚餐桌上崩潰，絕對超出我認為沒問題的範圍。

我醒來後，感覺沒有前一天那麼糟糕，雖然仍因昨晚失控而感到沮喪。對我來說，出門仍然極度困難，但我知道我可以下樓去（雖然我不確定自己想不想下樓）。我可以發一些電子郵件。我睡眼惺忪地打電話給我的精神藥理師，他建議我把金普薩的藥量減半，並降低贊安諾用量。那天下午，我的症狀開始減輕，老實說，我還真不敢相信。到了晚上，我幾乎沒事了。彷彿寄居蟹長大後拋開老殼，脆弱地爬過沙灘，在另一個地方找到新殼。雖然前面的路還很漫長，但知道自己正在康復，我很開心。

這就是我的第三次崩潰。這次經驗是一大啟發。第一次和第二次崩潰時，急性期約各自為時六星期，整個病程延續八個月。我稱第三次崩潰為迷你崩潰，因為只有六天急性期，病程則持續了兩個月。幸好我對金普薩反應良好。我發現我為了撰寫本書所作的研究，不管對別人有沒有價值，我自己非常受用。因為種種原因，幾個月來我一直很哀傷，承受極大壓力，也應付種種事情，但都很費力。學到這麼多關於憂鬱症的知識後，我能立刻看出自己已經到達交叉點。我找到一位精神藥理師，他能敏銳調整用藥組合。我相信如果第一次崩潰把我推入深淵之前，我已經開始服藥，那麼在病情失控前，我早已克服問題，或許就不會真的崩潰。假如我沒有停止服用幫助我熬過崩潰的藥物，或許也不會發生第二次崩潰。所以第三次崩潰開始時，我下定決心，一定不要再愚蠢地重蹈覆轍。

精神疾病的緩解期需要悉心維護：每個人都會不時身心受創，特別脆弱的人碰到問題時，很容易舊病復發。能在細心關照下接受適當的藥物治療，輔以能穩定情緒、激發病識感的談話，才可能擁有相對自由的一生。大多數重度憂鬱症患者都需要混合服用多種藥物，有時還需要特殊劑量。他們也需要了解自身的變化，而專業治療師可在這方面提供協助。我聽過許多憂鬱症患者令人心痛的不幸遭遇，許多人雖然尋求協助，醫生也開了一些藥，卻沒弄對劑量，結果原本應該早已痊癒，卻只治好一半的症狀。也許其中最不幸的是，有些人明知自己沒有得到好的治療，卻因為醫療保險問題，無法改善情況。

我們家常會談起一則古老寓言，那是關於一戶窮苦人家、一位智者及一頭羊的故事。這窮苦的一家人生活悲慘，環境骯髒，九個人擠在一個房間裡，每個人都吃不飽，衣衫襤褸，人生極盡悲苦。有一天，家中男人前去拜訪智者，對智者說：「偉大的智者，我們的生活太苦了，簡直快活不下去。家裡總是吵吵鬧鬧，髒得可怕，毫無隱私，這種日子不是人過的。我們從來沒吃飽，大家開始相互怨恨，真是糟透了。我們該怎麼辦呢？」智者只說：「你必須找到一頭羊，讓牠跟你們一起住一個月，問題就可以迎刃而解。」男人大吃一驚，看著智者說：「一頭羊？和羊住在一起？」但智者很堅持，由於智者是很有智慧的人，所以男人就照他的話去做了。接下來那個月，男人一家過著難以忍受的地獄生活。屋子裡變得更吵、更骯髒、更缺乏隱私。他們沒有東西吃，因為羊不停把所有東西吃光；他們也沒有衣服穿，因為羊把大家的衣服也吃掉了。屋子裡的怨恨一觸即發。到了月底，男人怒氣沖沖地回去找智者：「我們和羊一起在屋子裡住了一個月，實在太可怕了，你怎麼會給我們這麼荒謬的建議？」智者睿智地點點頭說：「現在把羊趕出去，你們就會明白自己的生活是多麼美好安詳了。」

憂鬱症也是如此，一旦克服憂鬱症，你就有辦法和現實世界中可能會碰上的問題和平共處，因為現實世界的問題和憂鬱症相比，總是顯得微不足道。我曾打電話給一位本書的受訪者，開頭先客氣地問候他近況。他說：「我背痛，又扭傷腳踝，孩子在生我的氣，外面下著傾盆大雨，貓死了，我快要破產。但另一方面，我目前毫無心理上的症狀，所以總的來說，我好極了。」我的第三次崩潰是那頭真實的羊。當時我正好對生活中諸多事情感到不滿，而理智上我知道這些事終究能解決。等到我逐漸康復，我簡直想開場小小慶祝會，讚美我混亂生活中的喜樂。我兩個月前才擱置了本書的寫作，如今卻出乎意料之外地摩拳擦掌，在古怪的歡喜中準備回頭撰寫。儘管如此，我畢竟仍是在藥物治療期間崩潰了一次，從此以後，我再也無法百分之百感到安全了。撰寫本書的最後階段，恐懼和寂寞感有時會突然來襲。雖然不算崩潰，但有時我打完一頁稿子後，會需要躺下來休息半小時，才能從自己的文字中恢復。我有時淚流不止；有時很焦慮，會在床上躺一、兩天。我認為這些經驗都確切反映出撰寫本書有多困難，以及我對於餘生的某種可怕的不確定感，而我並不覺得自由，我不自由。

藥物副作用方面，我的情況很不錯。我的精神藥理師是管理藥物副作用的專家。我服藥後有一些性方面的副作用，性慾稍微降低，還出現性高潮遲遲不來的通病。幾年前，他把威博雋加進我的藥單中，似乎再度啟動我的性慾，只是從沒恢復到過去的水準。為防我發生這類副作用，我的精神藥理師也開了威而剛給我，而且還添加了能刺激性衝動的右旋安非他命。我相信右旋安非他命確實有此功效，但也使得我焦躁不安。我的身體似乎發生了我不明白的變化，可能某個晚上表現奇佳，隔天晚上卻有點力不從心。金普薩是鎮靜劑，我大半時候都睡太多，每晚睡十小時。但我身邊都會擺一些贊安諾，以備偶爾夜裡感官受到刺激無法闔眼時服用。

分享崩潰的經驗會帶來一種奇妙的親密感。三年多來，蘿拉．安德森（Laura Anderson）和我幾乎天天交流，我第三次崩潰時，她更是格外認真傾聽。她從天而降，進入我的生命，我們結為好友，發展出奇特且突如其來的親密感。收到她第一封來信後幾個月，我就覺得好像認識她一輩子了。我們主要透過電子郵件聯繫，有時候寫信或寄明信片，偶爾打打電話，只有一次真正見到面。雖然我把我們的聯繫和生活中其他部分隔離開來，但是和她聯絡已成習慣，而且很快就上癮了。我們的關係好像愛情故事般，經歷了發現、狂喜、厭倦、重生、習慣、深入了解各階段。有時候，蘿拉會太急太過火，因此在我們開始聯絡的初期，我偶爾會跟她唱反調，或停止聯繫。不過在沒有蘿拉消息的少數日子裡，我很快就覺得好像少吃了一頓飯，或徹夜未眠。雖然蘿拉是躁鬱，但她的躁症發作不像鬱症那麼明顯，也比較容易控制——這種情況會愈來愈頻繁，稱為第二型躁鬱症。無論你再怎麼小心用藥、調整療法和行為，許多人的憂鬱症依然蠢蠢欲動，蘿拉正屬於這類。有些日子，她擺脫了憂鬱症的糾纏，但其他日子又不然，完全無法控制。

蘿拉是在一九九八年一月第一次寫信給我，那是一封充滿希望的信。她在雜誌上讀到一篇我寫的關於憂鬱症的文章，感覺我們能彼此理解。她把家裡電話給我，說我什麼時候打電話給她都成，並且附了一張唱片清單，列出所有曾幫助她度過難關的唱片，還有一本和我觀點契合、她覺得我會喜歡的書。她為了男友而住在德州奧斯汀市，但她覺得在那裡有點孤單無聊。雖然她喜歡公職，希望能在德州州議會工作，卻因太過憂鬱，沒法上班。她告訴我，她吃過的藥包括百憂解、克憂果、樂復得、威博雋、可那氮平、布斯帕（BuSpar）、煩寧、利眠寧（Librium）、安定文（Ativan），「當然還有贊安諾」，現在她除了服用其中幾種藥之外，還吃帝拔癲及恩比安。她當時和精神科醫師不和，「你猜怎麼著，即將邁向第四十九號醫生。」她的信中有點什麼很吸引我，而我盡我所能溫暖地回信。

再聽到她的消息，已是二月的事。她寫道：「帝拔癲藥效不佳。我很沮喪，因為我有失憶的問題，會雙手發抖、講話結巴，而且花四十分鐘才找到香菸和菸灰缸，卻忘了打火機放在哪裡。我很沮喪，因為從許多情況看來，我的病顯然是多極性疾患。我真希望李維史陀當年從來不曾讓我們認識二元對立。關於『二元』(bi-) 這個英文字的字首，我最多只能想到自行車（bicycle）。我相信黑色有四十種階調，我不喜歡從線性尺度看這個現象，我認為這更像是圓圈或循環，裡面的輪子轉得飛快，而死亡的欲望可能從任一輪輻間冒出來。我本來考慮這個星期住院，但我已經住院太多次了，我知道他們不會准許我帶音響，甚至連用耳機聽都不行，也不會讓我拿剪刀自製情人節卡片，我會想念我的狗，而且沒有男友彼得的陪伴，我會害怕，會極度想念他，無論我怎麼嘔吐、發怒、不安、不和他上床，他始終愛我。我得睡在護理站旁邊的走廊上，或他們會把我鎖在病房中監控我，免得我自殺等等——嗯，還是敬謝不敏。我還滿有把握，只要我繼續服藥，待在兩極之間的赤道，就沒什麼問題。」

等到春天來臨，蘿拉的精神也好轉。她在五月懷孕，很興奮即將生小寶寶。然而後來得知服用帝拔癲和胎兒脊柱裂及腦部發育不良相關，她想停藥，也擔心這時候停藥可能已經太遲。她的情況開始變得不穩定。不久她寫信給我：「我陷入墮胎後的憂鬱恍惚，我猜恢復吃藥會帶來一線希望。我試著不要生氣或怨恨這一切，但有時候似乎太不公平了。奧斯汀正是風和日麗的好天氣，我卻一直納悶為什麼我感到虛脫。你懂嗎？任何事情，即使是面對微小磨難的正常反應，都讓我擔心憂鬱症會不會突然發作。我有點陷入懶洋洋的、煩躁的煩寧恍惚狀態，頭很痛，因哭泣而緊繃。」

十天後，她寫道：「我已經穩定下來，也許心情比我希望的低落些，但還不到需要擔心的地步。我換了醫生，也換了藥，從帝拔癲改成癲通（Tegretol），另外加上一點金普薩，以促進癲通的藥效。金普薩真的讓我整個人慢下來。精神疾病給身體帶來的副作用簡直是一種侮辱！吃了那麼多藥，我想我應該取得進階版憂鬱症的資格了。不過，我仍有種奇怪的失憶，當一小時就是扎扎實實的一小時，我連憂鬱症有多可怕都不可能記住。我努力熬過無止境的每一分鐘。我太累了，在情況還『不錯』的時候，試圖弄清楚我是誰，對我而言怎樣算是正常或可以接受，已經弄得我筋疲力盡。」

幾天後她寫道：「自我意識會阻擋我向別人深切揭露我真正的性格。結果，過去八、九年來我交的朋友多半都是泛泛之交，我漸漸變得孤單，覺得自己很蠢。舉例來說，我剛打電話到西維吉尼亞州給一個非常要好（也很苛刻）的朋友，她要我解釋為什麼沒去看她和她剛生下的小寶寶。我能說什麼呢？說如果不是忙著不被關進精神病院，我很樂意去看她。實在太難堪、太丟臉了。如果不會被拆穿的話，我很樂意撒謊，編造出可以接受的癌症，說癌症復發又消失了，大家會諒解的，而且這樣也不會嚇壞他們，或讓他們感到不自在。」

蘿拉的坎坷不斷，人生各層面都受病情牽制。「說到談戀愛，我約會的對象必須懂得照顧自己，因為我單是照顧自己，就要費很大的力氣，不可能每次對方稍稍感覺受傷，我都要去安慰。對戀愛有這種感受，不是很可怕嗎？我也很難作生涯規劃——為時不久的工作，工作間的空窗期。誰想聽你聊對新藥的期待？你怎麼能要求每個人都理解你？我生病之前，有個好友得了憂鬱症。我傾聽他說的每一句話，彷彿我們懂得相同的語言，如今我明白，每個憂鬱症說的或教導你的，都是截然不同的內容。」

接下來幾個月，她似乎感覺到心裡有些什麼在蠢蠢欲動，並奮力對抗。在此同時，她和我設法進一步互相了解。我得知她在少女時代曾遭到猥褻，並在二十出頭時遭到性侵，這些經驗都留下深刻的傷痕。她在二十六歲結婚，第二年憂鬱症首度發作。她的丈夫似乎手足無措，而她的因應方式是酗酒。到了秋天，她變得有些狂躁，去看醫生。醫生告訴她，她只是太過緊繃，開了煩寧給她。她後來告訴我：「我的心很躁，身體卻遲鈍得可怕。」她和丈夫在接下來那個月辦了聖誕派對，她在派對中變得怒不可遏，拿起鱒魚慕斯往丈夫身上丟過去，然後上樓把剩下的煩寧全吞下去。丈夫帶她去急診室，告訴醫護人員他不知拿她如何是好。她被送進精神病院，在那裡度過聖誕節。當她在重度用藥下回家時，「我的婚姻結束了，我們跌跌撞撞地度過第二年。那年聖誕節，我們一起去巴黎，我在晚餐桌上看著他，心想：『我現在並沒有比一年前住院時更快樂。』」於是她搬出去，很快認識新男友，搬到奧斯汀和男友在一起。此後憂鬱症就定期復發，一年至少發作一次。

一九九八年九月，蘿拉寫信給我，說她曾短暫爆發「可怕的倦怠性焦慮」。十月中，她已開始陷落，自己也曉得。「我還沒有陷入完全的憂鬱，但漸漸慢下來了——我的意思是，我在做每一件事時，都必須在愈來愈多層次上保持專注。這時候，我還沒有完全陷入憂鬱，但已步入衰退。」她開始服用威博雋。「我痛恨這種跟每件事都很疏離的感覺。」她抱怨。她很快就開始整天躺在床上。藥物治療再度失效，她不再和不相干的人聯絡，將全副心思放在狗身上。「當憂鬱症讓我食欲減退，我很需要笑聲、性和食物——唯有狗兒能帶給我真正的靈啟時刻。」

十一月初，她抗議：「我現在只泡澡，不淋浴了，因為我受不了一大早就讓水打在身上，而最近這段日子每天都這樣展開，似乎太暴力了。開車也同樣費勁，去自動櫃員機提款，購物，不管做什麼都一樣。」她租了電影《綠野仙蹤》來看，想讓自己分心，但「悲傷的片段令我掉淚」。她毫無胃口。「今天嘗了一些鮪魚，但吃了想吐，所以我只吃了一點給狗吃的米飯。」她抱怨即使看醫生都感覺很糟。「很難坦白跟他說我心裡的感覺，我不想令他失望。」

我們仍然天天聯絡，我問蘿拉持續寫信對她而言是否不怎麼困難，她說：「關心別人，是獲得關心最簡單的方法。要能持續透視自己，這也是最簡單的方法。我有必要跟別人談一談我的自我執迷。我在生活中充分意識到這點，現在每次打字打到『我』時，我都會皺一下眉頭（哎呀！）。到目前為止，我每天都逼自己做一些最小的小事，試著評估自己的情況有多嚴重：我真的陷入憂鬱了嗎？還是只不過太懶散了？我是因為喝太多咖啡，才這麼焦慮嗎，還是因為吃太多抗憂鬱藥？單單自我評估的過程就讓我落淚。令其他人焦急的是，除了陪在我身邊，他們無法做任何事來幫我。我靠電子郵件讓自己保持神志正常！驚嘆號是小小的謊言。」

過幾天她又寫道：「現在才上午十點鐘，但『今天』的概念已經壓垮我。我努力又努力。我走來走去，眼淚就快奪眶而出，嘴裡不停唸著：沒事，沒事。然後深呼吸。我的目標是安全地待在自我分析和自我毀滅之間。我覺得我把其他人弄得心力交瘁，包括你在內。既然我無力回報，我也只能要求這麼多。我想如果我穿上喜歡的衣服，把頭髮撥到後面，牽著狗，我會有足夠的自信去店裡買一點柳橙汁。」

感恩節前夕她寫道：「今天翻著舊照片，感覺像是在看別人的生活剪影。這都是吃藥要付出的代價啊。」但不久之後，她至少可以起床了。月底她寫著：「今天有些時候感覺不錯。不管是誰的施捨，拜託多一些這樣的時刻，讓我走在人群中不會侷促不安。」第二天，她的病情稍稍復發。「我原本覺得比較好了，希望是美好的開始，但是我今天非常焦慮，是那種拚命用盡全力、彷彿胸骨有條繩子拉扯的緊張焦慮。但我還是懷著一點希望，這有點幫助。」第二天，情況變得更糟。「我的心情一直很沮喪。早晨的恐懼到傍晚轉為極端無助。」她描述和男友一起去公園的情景。「他帶了一本辨識植物的小冊子。其中一棵樹的說明文字寫著，『每個部分都有致命劇毒。』我心想，也許我可以找到這棵樹，摘下一、兩片葉子嚼一嚼，然後蜷縮著身子躺在石壁下昏昏睡去。我想念會在這樣的日子喜孜孜穿上泳衣、躺在陽光下、望著蔚藍天空的蘿拉！有個邪惡女巫把她從我的身體中拔走，換成另一個惹人厭的女孩！憂鬱症奪走了我真正、真正喜歡自己的部分（最初還沒那麼喜歡）。感覺無助和充滿絕望，不啻慢性死亡。在此期間，我努力克服巨大的恐懼。我可以理解他們為何用『惡毒』來形容了。」

但一個星期後，她明顯好轉。然後她突然在7－11超商大發雷霆，只因為超商店員先幫別人結帳。她勃然大怒，完全不像平常的她，她大喊：「天哪！你們到底是便利商店，還是他媽的熱狗攤？」然後丟下汽水，直接走出去。「就這樣起起伏伏。我煩透了，不想再談或再想這件事了。」男友說愛她時，蘿拉的眼淚奪眶而出。第二天她覺得好多了，進食兩次，還替自己買了一雙襪子。她走進公園，突然有一股衝動想盪鞦韆。「上個星期一股我就要仰身跌落的感覺漸漸逼近，這讓盪鞦韆的感覺格外暢快。那帶來完全相反的感覺：胸中有一股呼嘯而過的輕快感，彷彿開車時車速剛好快得足以越過山丘。做一件這麼單純的事情感覺真好。我開始覺得比較像我自己了，有輕飄飄之感，覺得我的聰明機智都恢復了。我不再希望擁有更多的時間，只希望擁有不再憑空擔心、不再莫名哀傷的心情，只希望能感覺如此的豐富、真實和美好，只希望這一回我不覺得想哭。我知道其他的感覺還會再回來，但我想，今晚上帝暫時給我了緩刑，盪鞦韆提醒我要懷抱希望、保持耐性，這是好兆頭。」十二月，她對鋰鹽有不良反應，皮膚變得乾燥不堪。她降低劑量，改吃鎮頑癲，似乎有效。她寫道：「移回中心，一處名為我感覺很好、很真實的中心。」

那年十月，我們終於見面了。蘿拉和母親一起住在維吉尼亞州的華特福鎮，那是華府附近的美麗老鎮，也是她成長的地方。當時我對她的好感日漸增強，簡直難以相信我倆從未謀面。我搭火車去，她帶著朋友華特到車站接我，這也是我第一次見到華特。蘿拉很苗條，金髮雪膚，很美。然而和家人在一起的時光喚起太多回憶，她情況並不好。她非常焦慮，焦慮到連說話都有困難。她為此用沙啞的聲音向我道歉。她的動作看來十分費力。她說她整個星期都狀況不佳。我問她，我來訪是否增加她的壓力，她保證不會。我們到外面吃午餐，她點了蚌，但似乎無法享用。她的手抖得厲害，試圖剝開蚌時，醬汁濺了出來。她無法邊說話邊剝蚌殼，所以華特就和我聊天。他描述蘿拉那個星期病情如何逐漸惡化，而蘿拉則輕輕發出默認的聲音。此時她已放棄剝蚌，全心對付一杯白酒。我感到十分震驚，雖然她之前已警告過我，但我仍然沒料到會面對這種做什麼都徒勞無功的氛圍。

我們送華特回家，之後因為蘿拉手抖得太厲害，無法駕駛，因此由我開她的車。我們回到她家時，她母親表示關切。蘿拉和我的談話斷斷續續的，不太連貫，似乎在遙遠的地方對我說話。我們瀏覽照片時，她突然卡住了，我從來沒見過也沒想像過這樣的事情。她正告訴我照片中誰是誰時，開始重複自己說過的話。「那是潔若汀。」她說，然後皺起眉頭，又指著照片說一遍：「那是潔若汀。」

接著又一次：「那是潔若汀。」每一次都花更多時間說出一個個音節。她的臉孔僵住，連動嘴唇似乎都有困難。我呼喚她的母親和兄長麥克。麥克把手放在蘿拉肩膀上，嘴裡直說：「沒關係，蘿拉，沒關係。」我們最後設法讓她上樓，她仍然一遍又一遍地說：「那是潔若汀。」她的母親替她換掉濺染上醬汁的衣服，讓她躺下，並坐在床邊，撫摸她的手。這場會面和我原本想像的大相逕庭。

結果，原來是她服用的某些藥物起了不好的交互作用，引起這次癲癇發作。的確，蘿拉當天下午奇怪的僵硬表情和失語狀態，以及極度焦慮，都是因為這個緣故。到了晚上，她已經熬過最糟糕的階段，但「我靈魂中所有的色彩都流失了，我喜愛的每個部分的我都不見了。從前的我只剩下一副娃娃的軀殼。」醫生很快幫她換了藥方。直到聖誕節來臨，她才覺得原本的她又回來了。然後二〇〇〇年三月，正當情況漸漸好轉時，她又突然癲癇發作。她寫信告訴我：「我嚇壞了，而且覺得很丟臉。如果你能告訴大家的最好的消息，只不過是你不再抽搐，實在太可悲了。」六個月後，她又再次復發。她跟我說：「我的人生不能一再重新開始。我太害怕癲癇再度復發了，我變得很焦慮——今天我出門去上班，但開車時吐了自己一身，不得不回家換好衣服再去辦公室，所以我上班遲到了。我告訴他們，我癲癇發作，但他們只是給我一張紀律處分通知書。醫生希望我吃煩寧，但我吃了會昏過去。這就是我現在的生活，而且未來也會一直這樣，可怕地直直墜落地獄。糟糕的回憶。我能忍受這樣的生活嗎？」

我能忍受這種生活嗎？我們之中有誰能堅持忍受自己的困境？然而到頭來，多數人都辦得到，我們會向前邁進。逝去時光的種種聲音，如同亡者的聲音，會回來悲憫世事無常和時光流逝。哀傷的時候，我記起太多回憶，也記得太清楚：總是母親和我坐在廚房談話，從我五歲直到我二十七歲她過世為止；祖母的聖誕仙人掌如何每年盛開，直到她在我二十五歲離世；一九八〇年代中期和母親的朋友珊蒂在巴黎共度的時光，珊蒂當時想把她的綠色遮陽帽送給聖女貞德戴，她在兩年後過世；我的曾叔公唐恩和曾嬸婆貝蒂，以及兩人頂層抽屜中的巧克力；我父親的表親海倫和亞倫，我的姨媽陶樂蒂，還有所有離世的親人。我不斷聽到亡者的聲音。到了夜晚，他們和過去的我會來找我，等到我醒來，明白他們已到另一個世界，會有種奇怪的絕望感，超越一般的悲傷，在那短短片刻間，很接近憂鬱症的椎心之痛。不過，如果我思念他們，懷念他們為我安排、與我同享的過往，我知道，要追尋他們已然不在的愛，我得繼續活下去。如果我寧可去到他們已經去的世界，不再為繼續活下去而瘋狂奮戰，這樣算憂鬱嗎？或以我們無法忍受的方式活著，原本就是生命的一部分呢？

我發現過往的真相、時光流逝的現實，都極難面對。滿屋子都是我無法讀的書、聽的音樂、看的照片，因為這些東西都和我的過去連結得太緊密了。碰到大學時代的朋友，我都盡量不談太多大學生活，因為當時我很快樂——不見得比現在更快樂，但那時的心境帶著一種獨特、確切的快樂，如今已一去不復返。那些時日的青春光彩啃咬著我。我不斷撞上昔日歡樂砌成的牆，對我而言，昔日的歡樂比過去的痛苦更難消受。想到已經逝去的痛苦時光：嗯，我知道創傷後壓力是一種劇烈痛苦，但對我而言，過去的創傷已仁慈地離我遠去，但過去的歡樂卻令人難以承受。回憶過去的美好時光，一起共度的人有的已不在世上，有的已不再是從前那個人，這是我目前最大的痛苦。我對昔日歡樂遺留的殘跡說，不要叫我回憶。憂鬱症很可能是過多的喜悅造成的後果，一如過多的恐懼會帶來憂鬱。世上也有一種東西叫喜悅後壓力症。最沉重的憂鬱是雖活在此時此刻，卻無法逃脫憂鬱所美化或悲悼的過去。

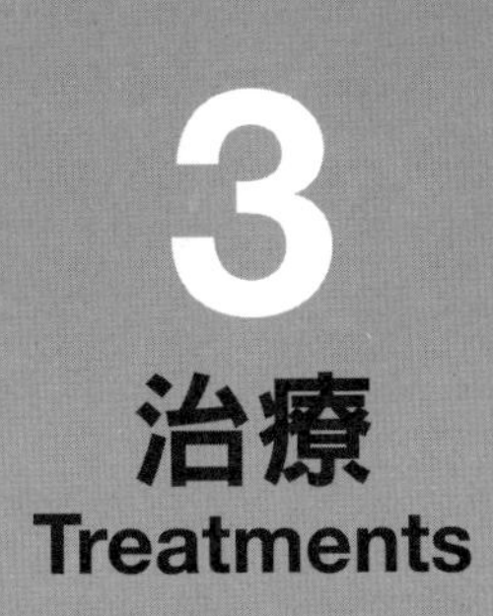

3
治療
Treatments

憂鬱症有兩種主要的治療模式：談話治療是話語的交流，生理介入則包含藥物治療，以及電擊或電痙攣療法。要統合我們在社會心理上和精神藥理上對憂鬱症的理解並不容易，卻很必要。許多人視之為非此即彼的情況，這樣非常危險。在治療憂鬱症患者這個特定族群時，藥物和心理治療不應互斥，而應互補，至於究竟要混合運用或單獨採用，則視患者情況而定。我們始終摸不清包容式治療的生物心理社會模式，這帶來的後果怎麼形容都不為過。精神科醫生喜歡先跟你說明憂鬱症的起因（最常提及的原因是血清素含量過低或早年創傷），接著告訴你治療方式，彷彿兩者之間有邏輯關聯，但那只是無稽之談。美國匹茲堡大學的艾倫．法蘭克（Ellen Frank）表示：「我不認為社會心理的病因就需採用社會心理的療法，也不認為生理性病因就要採用生理性療法。」令人訝異的是，透過心理治療而康復的憂鬱症患者和接受藥物治療的患者會展現出相同的生理性改變（例如睡眠腦電圖）。

傳統精神科醫生認為憂鬱是患者性格的一部分，因此試圖在患者的性格結構中引發改變；純粹的精神藥理學則視憂鬱症為外部因素造成的失衡，可以矯正，無需考慮患者的性格。人類學家T．M．魯爾曼（T. M. Luhrmann）近來撰文探討現代精神醫學中這類分歧造成的危險：「精神科醫生應該把這些治療方式看成同一個工具箱中的不同工具，然而他們受到的教導卻是，基於不同模式的不同工具有不同的用途。」執業精神分析師威廉．諾曼（William Normand）認為藥物治療有效時就會採取藥物療法，他說道：「精神醫學已經從沒腦變成無心。」過去精神科執業人員重視情緒問題而忽視大腦生理層面，如今卻無視於人類心靈的情感層面，只重視大腦的化學作用。心理動力治療和藥物治療之間的衝突終究是道德觀的衝突。我們總是斷然假定如果談話式心理治療對問題有效，那麼只要嚴陣以待，應該就能克服問題，而如果攝取化學藥物能有效解決問題，那麼錯不在你，無需對自己太過嚴苛。事實上，極少憂鬱症完全是患者本身的問題，同時只要嚴陣以待，幾乎所有憂鬱症都能改善。能自助者，抗憂鬱藥物才能助之。如果你把自己逼得太緊，會讓病情惡化；但真想擺脫憂鬱症，又必須把自己逼得夠緊。藥物治療和心理治療都是視需要使用的工具。你不必怪罪自己，但也不要縱容自己。約翰霍普金斯醫院的精神科醫生馬文·麥克因尼斯指出，「意志、情緒和認知」在相互扣連的循環中流動，幾乎像是生理節奏。你的情緒會影響意志和認知，但不會全面接管。

談話治療源自精神分析，而精神分析的濫觴則是透過儀式揭露危險想法，最早的形式是教堂告解。精神分析是一種治療型態，會利用特定技巧，挖掘出引發精神官能症的早年創傷。精神分析通常需要花很多時間來找出潛意識的想法，標準做法是每星期花四、五個小時。今天很多人喜歡抨擊佛洛伊德及他提出的心理動力論，但事實上，佛洛伊德的模型雖然有瑕疵，卻非常卓越。套用魯爾曼的話，裡面包含了「對複雜度與深度的體悟，嚴格要求自己努力克服心中的抗拒，重視人生的種種磨難」。大家在爭辯佛洛伊德作品的細節、為那個時代的偏見而譴責他時，卻忽略了他論述中的基本真理，以及他高貴的謙遜，亦即，我們往往不清楚自己人生中的動機，被自己無法了解的事情給困住。我們只能認識自己的微小片段，對別人的了解更是微乎其微。單單擷取佛洛伊德理論的這個部分（可以稱這些動力為「潛意識」或「部分大腦迴路失調」），就有了研究精神疾病的若干基礎。

精神分析長於解釋事物，但拙於帶動改變。如果患者的目標是立即改變整體心情，可說是浪費了精神分析的巨大威力。每當我聽到有人藉由精神分析來改善憂鬱時，就會想像某人站在沙洲上對著不斷湧來的潮水發射機關槍的畫面。無論如何，脫胎自精神分析的心理動力治療仍扮演重要角色。如果沒有密切檢視過往未經檢視的人生，就很難真正修復。我們從精神分析學到的是，這樣的檢視過程幾乎總是能揭露一些內情。流傳最廣的幾支談話治療流派都是由當事人向醫生描述目前的感覺和經驗。多年來，大家都認為治癒憂鬱症最好的方式就是談論憂鬱。這仍然是一種治療方法。吳爾芙在《歲月》（*The Years*）一書中寫道：「用筆記下來，痛苦就會消失。」這正是大多數心理治療的基本程序。醫生的角色是在病患觸及內心真正動機時，仔細專心地聆聽，病患才能理解自己為何表現出這樣的行為。大多數心理動力治療根據的原則是：點出事物之名是降伏該事物的好方法，了解問題的根源對於解決問題大有幫助。然而這類療法不會在知識面前止步，還會教導患者如何運用知識來改善病情。醫生也可能不帶評斷地回應患者的談話，讓當事人具備充分的領悟來修正自己的行為，改善生活品質。孤獨往往引發憂鬱。優秀的治療師能協助憂鬱症患者與周遭的人產生連結，建立支持架構，以減輕嚴重憂鬱。

但在一些頑強份子眼中，這類情緒上的領悟毫無意義。哥倫比亞大學頂尖精神藥理學家唐納．克萊恩（Donald Klein）問道：「誰在乎動機和起源？沒有人打敗過佛洛伊德，那是因為沒有人提出的理論能有一丁點勝過內在衝突理論。重點是，我們現在有辦法治療這些病。到目前為止，一味高談問題根源，對治療沒有絲毫助益。」

藥物確實讓我們得到解脫，但大家仍應關心疾病的起源。美國國家心理衛生研究院院長史蒂夫．海曼說：「面對心血管疾病時，我們不會只開張處方就算了，也會要求病患控制膽固醇，而且教他們如何運動和飲食，甚至管理壓力。綜合性療程並非精神疾病所獨有，爭辯要採用藥物治療或心理治療，十分荒謬，兩者都是需要臨床實證的問題。我的理念是，兩者應該並用，因為藥物治療能幫助患者更容易接受心理治療，有助於啟動良性循環。」艾倫．法蘭克的諸多研究顯示，要協助患者擺脫憂鬱，心理治療的功效不如藥物，但能提供保護作用，防止復發。雖然這方面的資料很複雜，卻指出藥物和心理治療結合的療效，高於只採用單一方式。參與跨校研究團隊的布朗大學心理系教授馬丁・凱勒（Martin Keller）說：「這是防止憂鬱症復發的治療策略。我還不清楚這種整合性觀點未來在醫療界會有多少空間，真是令人膽戰心驚。」他在近來有關憂鬱症的研究中發現，單靠藥物治療，不到半數的患者病情改善達到顯著程度；單靠認知行為分析，也有不到半數的患者病情改善顯著；但如果混合採用兩種治療方式，則有超過八成患者病情改善顯著。綜合療法的療效是無庸置疑的。哥倫比亞大學的羅伯特・克利茲曼（Robert Klitzman）氣惱地表示：「百憂解不應該消除病識感，而應該促進病識感。」魯爾曼則寫道：「醫生覺得他們所受的訓練是觀察和了解一種怪誕的苦難，但唯一獲允去做的，是把生物醫學棒棒糖發給此一苦難的俘囚，然後轉身離開。」

如果你在真實經驗的觸發下陷入憂鬱，即使痊癒了，你出於天性，仍會渴望了解是怎麼回事。透過化學藥物來限制患者的感受，不等同於治療。問題本身和問題的真相通常都需要密切關注。在這偏好藥物治療的年代，也許有更多人能獲得醫治，大眾健康也有整體改善，但把談話治療擱置一旁，是非常危險的做法。心理治療能幫助患者理解服藥後建立的新自我，並接受自己在崩潰時已失去原本的自我。憂鬱症嚴重發作後，你必須重生，也必須學習如何防止復發。你過日子的方式必須不同於以往。美國國家心理衛生研究院的諾曼・羅森塔爾（Norman Rosenthal）說明道：「在任何情況下，要管理自己的生活、睡眠、飲食、運動都很不容易。想想看，陷入憂鬱時要這樣做有多麼難！你需要治療師像教練般幫助你保持規律。憂鬱症是一種疾病，而不是你的人生選擇，必須有人協助你度過難關。」我的治療師告訴我：「藥物治療的是憂鬱症，而我治療的是憂鬱症患者。」什麼能令你平靜下來？什麼會令你的症狀惡化？從化學的角度來看，家人過世所引發的憂鬱症，和結束兩周的戀情所引發的憂鬱症，沒什麼特別不同。雖然前者引起的極端反應似乎比後者更合情合理，但在臨床經驗上幾乎並無二致。正如約翰霍普金斯醫院的臨床醫療人員席薇亞・辛普森（Sylvia Simpson）

所說：「如果看起來像憂鬱症，就要當成憂鬱症來治。」

我開始逐步邁向第二次崩潰時，已終止精神分析，不再有治療師的協助。大家都堅定地告訴我，應該找個新的治療師。在感覺不錯、樂意談話的時候尋找新治療師，已是可怕的重擔，在陷入重度憂鬱時設法找到新治療師，更是難上加難。要找到好的治療師，很重要的是貨比多家。我在六個星期內試了十一個治療師，對每個治療師反覆述說我的諸多哀傷苦痛，到最後簡直像在背誦別人劇中的獨白。有的治療師看起來十分睿智，有的則有點古怪。一位女治療師把所有家具全用保鮮膜包起來，以免被狂吠的愛犬咬壞。她吃著裝在塑膠容器中看似發霉的猶太魚餅，還不斷要我也品嘗幾口。後來其中一條狗尿在我的鞋子上，我就離開了。有個男治療師給了我錯誤的地址。(「喔，那裡是我以前的辦公室。」)還有一位治療師告訴我，我沒什麼毛病，應該放輕鬆一點。有個女治療師說她不相信情緒，有個男治療師似乎什麼都不信。他們有的屬於認知學派。有個佛洛伊德的信徒和我晤談時從頭到尾都在咬指甲。有的人屬於榮格學派。還有一個自修而成的心理治療師。有個人不停打斷我的話，說我的情形和他很像。當我試圖說明我是誰的時候，好幾位治療師似乎聽不懂。長期以來，我一直以為那些調適得很不錯的朋友一定都碰到很好的治療師，結果我發現他們之中有許多人對配偶坦誠以待，卻為了取得平衡(我只能如此假定)，和古怪的醫生建立了瘋狂的關係。史帝夫·海曼表示：「我們試圖研究藥物治療和心理治療的差別，但我們有沒有針對優秀的治療師和不適任的治療師做過縱貫性研究？我們真的會是這個領域的開路先鋒。」

我最後選擇了一位治療師，從此和他相處愉快。他似乎思路敏銳，身上閃耀著誠摯的仁慈。我之所以挑選他，是因為他看起來聰明且忠誠。由於我之前有過糟糕的經驗，上一位精神分析師不但中止療程，而且在我迫切需要吃藥時不讓我服用藥物，因此我起初對新治療師也懷有戒心，花了三、四年的時間才真的信任他。他在混亂和危機中始終保持堅定。情況好的時候，他很風趣。若是需要長時間相處的人，我很重視對方有沒有幽默感。他和我的精神藥理師也合作愉快。我終於相信他很清楚自己在做什麼，而且想幫助我。先試過其他十位治療師是值得的。不要找你不喜歡的治療師，無論他們的技巧多麼嫻熟，如果你不喜歡他，他就無法幫你。如果你自認比醫生聰明，你或許是對的：擁有精神醫學或心理學的學位並不保證他是天才。挑選精神科醫生一定要極其謹慎。許多人願意多開二十分鐘的車，只為了去偏好的乾洗店洗衣服，或只因為他們最愛的那種牌子的番茄罐頭賣光了，就向超市經理抱怨，但挑選精神科醫生時，卻把他當成一般服務業。切記，你至少是把自己的心交到這個人手上。而且別忘了，所有你沒辦法讓精神科醫生看到的事情，你都必須講給他聽。蘿拉・安德森在給我的信中寫道：「當問題如此模糊不清，你無法分辨他們是否了解你時，真的很難信任他們，要他們信任你，則更加困難。」即使在感覺最糟的時刻，我面對精神科醫生都十分克制。我坐得直挺挺的，也不哭泣。我會以自我解嘲、苦中作樂的方式描述自己，努力吸引治療師，而他們通常不希望為患者所迷。有時候，跟精神科醫生訴說我的感覺時，我懷疑他們真的相信我，因為我可以聽出自己聲音中的淡漠。我想他們一定會感到遺憾，因為我總披著厚厚的社交外殼，極少洩漏出真實情感。我常希望自己在精神科醫生的看診室能真情畢露。我從沒把治療場所視為私密空間。比方說，我沒辦法像跟弟弟談話那樣跟醫生說話，總覺得這樣太不安全了。只有偶爾在極罕見的情況下，我才會流露出些微真實本性，而不是透過描述來傳達。

評斷精神科醫生好不好，有個法子是觀察他對你的判斷有多高明。初次篩選的要領在於問對問題。我不曾旁聽精神科私密的一對一晤談，但確實曾多次觀察醫院收治病患的過程，我很訝異醫院對憂鬱症患者的治療取向顯得如此不同。我看過的優秀精神科醫生大都一開始先讓患者描述自己的

106

情況，然後快速轉為架構清楚的會談，從中尋找特定資訊。有效進行這類晤談是臨床醫生最重要的能力之一。約翰霍普金斯醫院的臨床醫師席薇亞・辛普森和剛自殺未遂的新病人才晤談十分鐘，就確定她有雙極性情感疾患（躁鬱症），而這名女子之前雖然看了五年精神科醫生，醫生始終沒能確認這個基本事實，所以只開了抗憂鬱藥的處方，卻沒有開情緒穩定劑，而這樣的處方經常會引發混合的激躁狀態，並不適合躁鬱症患者。我後來向辛普森問到這件事，她說：「要一年年持續努力，才有辦法完成這些晤談問題。」後來我曾旁聽哈林醫院（Harlem Hospital）精神科主任亨利・馬克提斯（Henry McCurtiss）跟剛淪為街友的人進行晤談。在二十分鐘的晤談中，他至少花十分鐘時間詳盡詢問病人的居住史。我最後問他為何要費這麼大勁追查這件事，他說：「長期定居在某個地方的人只是因為情勢使然而暫時無家可歸，但他們有能力過規律的生活，而且需要的主要是社會介入措施。但有些人經常四處為家，或一再淪為街友，或記不得自己住過哪裡，他們可能有嚴重的潛在心理問題，基本上需要精神科醫生的治療。」幸虧我有很好的醫療保險，付得起每周看治療師和每月看精神藥理師的費用。相較之下，藥物治療比較便宜，所以大多數的醫療保險都偏好給付藥物治療，而不傾向給付耗日費時、所費不貲的談話治療和住院治療。

在談話療法中，有兩種治療憂鬱症的方式成績最佳，那就是認知行為治療和人際心理治療。認知行為治療這種治療形式以當前和童年時期對外在事件的情緒和心理反應為基礎，是著重目標導向的療法。這套系統是由賓州大學教授亞倫・貝克（Aaron Beck）發展出來的，今日美國和西歐大多數國家都已採用。貝克主張，每個人對自我的看法常帶著破壞性，如果強迫自己採取某些思考方式，就可以改變眼中的現實——他的同僚稱之為「習得的樂觀」。他認為憂鬱症肇因於錯誤的邏輯，透過修正負面推論，可能可以改善心理健康。認知行為治療教導患者學會客觀。

治療師會先協助患者撰寫「生命歷程清單」，依序列出導致他陷入當前處境的種種困難。接著治療師仔細檢視患者對這些困難的反應，試圖找出過度反應的特殊型態，讓患者了解為何有些事情令他如此沮喪，並努力擺脫不適當的反應。這是認知行為治療的巨觀層面，接下來則是微觀層面，患者學習如何調和自己的「自動化思考」(automatic thoughts)。感受並非我們對外界的直接反應，世上發生的一切會先影響到我們的認知，認知再進一步影響我們的感受。患者若能改變認知，就能改變因認知而產生的心境。比方說，當丈夫全神貫注於工作時，患者如果能把那當成因應職場需求而產生的合理反應，而不是丈夫在排斥她，或許就能了解自己的自動化思考（遭丈夫嫌棄）如何轉變為負面情緒（自責），然後這樣的負面情緒又如何引發憂鬱。一旦打破這個循環，患者就開始恢復一點自制力，學習分辨什麼是實際發生的事情，什麼又是她自以為的事實。

認知行為治療依特定的規則運作。治療師會給患者很多功課，患者必須列出一連串正面和負面的經驗，有時還以圖形的方式呈現。治療師為每次會談訂定計畫表，並井然有序地進行，每次會談結束前都總結這次達到的目標。治療師會避免在談話中提出事實和忠告，他會指出患者一天中的快樂時刻，指導他如何以愉悅的心情度過每一天。患者應該要變得對自己的認知很警覺，才能在陷入負面思考模式時踩剎車，把思緒轉移到比較無害的方向。上述種種活動都會設計成練習的形式。認知行為治療教導的是自我覺知的藝術。

我雖不會接受認知行為治療，卻有一些心得體會。和別人談話時，如果察覺到自己很想笑，有時候強迫自己把心思轉到悲傷的事情上，就可以忍住笑意。如果你在應該性致高昂的時候卻性趣缺缺，不妨讓自己的心念遠離當前經歷的現實，進入幻想世界，於是你的行為和行動都會改而回應你設想的情境，而不是眼下的現實。這是認知治療背後的策略。覺得自己沒有人愛，人生沒有意義時，不妨心念一轉，改變心態，強迫自己回想過去的美好時光（無論是多麼有限的回憶）。由於在這場戰鬥中，你除了意識本身，別無其他的工具，因此你很難和自己的意識搏鬥。只要心生美好愉快的念頭，就能舒緩痛苦。想想你平時最不喜歡想到哪些事情。從某個角度來看，這方法也許有點造假或自欺，卻很有效。如果有人讓你聯想到傷心事，就把他們全部從腦海中趕出去，禁止他們進入你的意識中。無論是拋家棄子的母親、無情的戀人、可恨的上司、不忠的朋友，把他們全封鎖在外面。這樣做很有用。我知道哪些想法、心事會把我擊垮，所以我練習小心以對。舉例來說，當我想到過去的戀人，感受到愛人不在身邊的痛苦，就知道必須設法擺脫這些想法和心事，試著不要再回想太多兩人在一起的幸福畫面，一切早已過去，留下來的只剩照片。躺在床上等待入眠時，與其放任思緒盡想些傷感的事，還不如服一顆安眠藥入睡。正如同思覺失調患者總被告誡不要在意聽到的聲音，我總是把這類畫面從腦子裡驅趕出去。

我曾經遇到一位猶太大屠殺的倖存者，她被關在達豪集中營一年多，眼睜睜看著所有家人死在集中營。我問她究竟是怎麼熬過來的，她說她從一開始就明白，如果放任自己一直想著身邊發生的事情，一定會瘋掉，活不下去。她告訴我：「我決定腦子裡只想著我的頭髮。在那裡的所有時間，我時時刻刻都只想著這件事。我想著什麼時候可以洗洗頭，我想著要用手指梳理一下頭髮，我想著怎麼和警衛打交道，讓他們不要把我的頭髮剃光。集中營裡到處都是蝨子，我花很多時間抓頭蝨。這讓我把思緒專注在我稍稍可以掌控的事情上，我滿腦子都是這些事情，這樣就能把我實際的遭遇擋在腦海外，我因此熬了過來。」這個例子讓我們看到，在極端的情況下，可以如何將認知行為治療的原則發揮到極致。如果能強迫自己進入某種思考模式，就能救你一命。

珍妮特・班修芙（Janet Benshoof）第一次來我家時，我對她敬畏有加。她是傑出律師，一直帶頭爭取墮胎合法化。無論根據什麼標準，班修芙都令人佩服。她博覽群籍，口才辨給，風趣迷人又樸實謙遜。提出問題時，經驗老到的她總能很快看出真相。她全然冷靜地談起曾讓她墮入深淵的憂鬱症：「我的成就是支撐我的力量，若非如此，我早已一蹶不振。大半時候，我不知道它們在支撐的是誰或究竟在支撐什麼，但我知道，那是我唯一的防護。」她的治療師針對她的恐懼症幫她做過很多行為治療。她解釋道：「我很怕搭飛機。於是他帶我上飛機，監控我的狀況。我老覺得會碰巧遇到畢業後就再也沒見過的老同學，而我卻和這個襯衫縫線爆開的胖子在一起，還必須跟同學解釋：『這是我的行為治療師，我們正在練習搭飛機。』但我必須說，這法子確實有效。我們完整經歷了我分分秒秒的想法並改變它。如今我搭機時不會再有突發的焦慮了。」

今天，大家廣泛採用認知行為治療，而且這種療法對憂鬱症似乎很有效。康乃爾大學的傑若德·克勒曼（Gerald Kleman）和他的夫人哥倫比亞大學的茉娜·魏斯曼（Myrna Weismann）一起建構的人際心理治療，效果也非常好。人際心理治療把焦點放在目前日常生活中的當下現實，著重於解決眼下的事，而非處理個人全部生命歷程的總體認知基模。這種療法不試圖讓患者變得更有深度，而是希望不管患者是什麼樣的人，都能教導他們充分自我發揮。人際心理治療是有明確界限和限制的短期療法，這種療法假設許多憂鬱症患者在生活中都有壓力源，這些壓力源可能是憂鬱症的因或果，且可以藉由與他人良好互動來消除。治療分兩個階段。首先，治療師會教患者把憂鬱症當成一種外在磨難並仔細理解，並告訴他這種疾病的盛行率。然後，將患者的症狀分類並命名；讓他扮演「病人角色」，找出讓病情好轉的歷程。患者需列出目前所有人際關係的一覽表，和治療師一起釐清他從每一種人際關係中得到什麼，以及想要什麼。治療師也會和患者一起找出滿足生命需求的最佳策略。他們會把問題分成四類：哀悼、和家人好友相處時的角色差異（比方說，你的付出及期待的回

110

報）、私人生活或職場上的轉變形成的壓力（例如離婚或失業），以及孤獨。之後治療師和患者一起擬定幾個可達到的目標，並決定要花多少時間完成。人際心理治療能協助患者平穩清楚地規畫人生。

憂鬱的時候，很重要的是不要壓抑自己所有的感覺，但同樣重要的是，不要激烈爭辯，不要大發雷霆，避免有害的情緒化行為。人們會原諒你，但最好不要把事情鬧到需要別人原諒的地步。憂鬱的時候，需要別人的愛，但憂鬱又會強化某些摧毀愛的行為。憂鬱症患者常常拿針刺破自己的救生筏。但意識可以介入調停，你不會全然無助。我在第三次憂鬱症發作又振作起來之後不久，和家父共進晚餐，他說了一些傷感情的話，我聽到自己的聲音變得愈來愈刺耳，用詞愈來愈犀利，突然大為驚慌。我隱約察覺父親有點退縮，於是深深吸一口氣，在意味深長的短暫沉默後表示：「對不起。我答應過不對你大吼大叫，不要操弄這些事情。很抱歉，我剛才竟然這麼做了。」雖然這樣說聽起來十分軟弱，不過能夠有意識地介入，好好處理自己的情緒，情況就會大不相同。有位性情急躁的朋友曾經跟我說：「看心理醫生每小時花兩百美元，你會以為他真的能改變我的家人，讓我的家人不再來煩我。」可惜事實並非如此。

雖然認知行為治療和人際心理治療各有許多特定優點，但療效主要仍繫於治療師。能否找到適當的治療師，比選擇治療系統更重要。如果能和治療師產生深度連結，那麼即使是不拘形式的閒聊，對你的幫助都很大。如果你和治療師無法建立連結，那麼無論他的醫術多麼高超，資歷多麼豐富，都沒辦法真正幫到你。關鍵在於智慧和洞見，至於治療師採取什麼形式來傳達他的洞見，以及採用哪一種型態的洞見，真的是其次。在一九七九年一項重要研究中，研究人員證實了任何治療型式只要符合某些標準，都可能有效。這些標準是，治療師和患者必須秉持真誠行事、患者相信治療師理解自己的技術、患者喜歡且敬重治療師、治療師有能力與患者建立相互理解的關係。這項實驗選擇了具備這類悟性的英文教授來做實驗，結果發現，一般而言，英文教授能提供患者的幫助和專業治療師不相上下。

密西根大學的心理學及神經科學榮譽教授艾略特・華倫斯坦（Elliot Valenstein）表示：「沒有大腦，心靈不可能存在，但另一方面，心靈也可能影響大腦。這是很實際的問題，也是形而上的問題，我們不了解其中牽涉到的生物學。」我們可以利用經驗來影響生理，正如同南卡羅萊納醫學大學教授巴林傑所說：「心理治療會改變生物機制。行為療法改變大腦生物機制的方式，或許和藥物一樣。」某些對焦慮症有效的認知療法能降低腦部新陳代謝，相對地，藥物治療也能降低焦慮的程度。抗憂鬱藥物的原理正是藉由調整腦部某些物質的濃度，改變患者的感受和行為。

精神崩潰時，腦中發生的反應大部分仍無法以外力來操控。許多針對憂鬱症藥物治療的研究都緊緊聚焦於如何影響神經傳導物質，主要原因是我們可以影響神經傳導物質。科學家一知道降低某些神經傳導物質濃度會引發憂鬱，就假設提高這些神經傳導物質的濃度可以舒緩憂鬱，並展開研究。的確，許多實例證明，能提高神經傳導物質濃度的藥物是有效的抗憂鬱劑。一想到我們已經了解神經傳導物質和情緒之間的關聯，確實令人寬慰，但其實我們還不清楚。兩者之間的關係看來是間接的機制。腦子裡有大量神經傳導物質在四處竄流的人不見得比神經傳導物質少的人更快樂。一般而言，憂鬱的人一開始的神經傳導物質濃度不見得就低，在腦子裡增加額外的血清素，不會立即帶來絲毫益處。儘管有證據顯示，減少飲食中的色胺酸攝取量可能令憂鬱症惡化，但吃入更多色胺酸（火雞、香蕉、棗子等許多食物都含有色胺酸），來提升血清素濃度，卻不見得有立即幫助。目前大家都把焦點放在血清素上面，未免過於天真。美國國家心理衛生研究院院長海曼就曾冷冷地說：「如今是血清素湯過多，現代神經科學卻不足。我們目前可沒打算訂個血清素感謝日來大肆慶況。」在一般情況下，神經元會釋放出血清素，然後又重新吸收，再釋放出來。「選擇性血清素回收抑制劑」會阻斷重新吸收的過程，從而提升腦中自由流動的血清素含量。血清素是物種發展過程中大自然賦與不同生物的共同設計，無論植物、低等動物或人類體內，都有血清素。血清素看來有多種功能，在不同物種中發揮不同作用。人類體內的血清素是控制血管收縮及擴張的機制之一，有助於傷口結痂，引起必要的血液凝結，以控制血流。血清素和發炎反應有關，也會影響消化，而且和睡眠規律、憂鬱、攻擊性、自殺都直接相關。

抗憂鬱藥要花很長時間才會帶來明顯改變。憂鬱症患者唯有在服藥後二至六個星期，才會真正感受到神經傳導物質濃度改變的成果，也就是說，病情改善牽涉到大腦某些部位對神經傳導物質的濃度改變作出反應。目前雖然流行許多理論，但尚無定論。一直到最近，最流行的理論仍是受體學說（receptor theory）。大腦中有許多受體去對應各種神經傳導物質。傳導物質較多時，大腦需要的受體較少，因為神經傳導物質會湧入全部既有受體。傳導物質較少時，大腦就需要更多受體來吸收所有可吸收到的傳導物質，絲毫都不放過。所以增加神經傳導物質的量會導致受體數目減少，原本扮演受體角色的某些細胞可能因此重新分工，擔當其他功能。不過最近的研究發現，受體要改變功能並不需要多長時間，事實上，受體可能在神經傳導物質的濃度改變後半小時就轉換功能。所以受體學說無法解釋抗憂鬱藥物為何隔這麼久才發揮藥效。不過，許多研究人員仍然認為，服用抗憂鬱藥物後，患者之所以會延遲反應，是因為大腦結構出現某種逐步變化。藥物或許只是發揮間接療效。人類大腦具有驚人的可塑性，經歷創傷後，我們的細胞會重新分工和改變，「學會」全新的功能。當你提升血清素濃度，導致某些受體停工時，大腦其他部分會發生變化，而這些下游發生的變化必須把最初令你感覺很糟的失衡狀態矯正過來。但我們完全不了解箇中機制。德州大學聖安東尼奧校區精神藥理學系主任艾倫．佛瑞澤（Allan Frazer）表示：「藥物的立即作用引領我們來到一個能帶來療效的黑盒子面前，而我們對這黑盒子一無所知。提高去甲腎上腺素得到的結果和提高血清素所獲得的效果相同，但這是兩種不同的黑盒子產生的作用，還是相同的黑盒子？抑或一個作用導致另外一個作用，從而引發黑盒子的效用？」

海曼談到抗憂鬱藥物時說：「就像是把一點沙子放進牡蠣，結果變成珍珠。經過幾個星期的時間，在適應神經傳導物質的變化時，療效慢慢顯現。」密西根大學的華倫斯坦也指出：「抗憂鬱藥在藥理上會產生特定作用，對行為的影響卻不明確。藥劑的化學作用愈來愈特定，但天曉得我們腦子裡到底發生什麼事？」威廉．波特在一九七〇到八〇年代主持美國國家心理衛生研究院的精神藥理部門，後來到禮來公司（Eli Lilly）研發新藥，他這樣解釋：「有多種機制促使抗憂鬱藥發揮療效。生化活性譜截然不同的藥物，實際上卻能發揮類似的療效，以你完全想像不到的方式達到相同目的。你可以經由血清素或去甲腎上腺素系統得到相同的抗憂鬱效果，有的人則是透過改變多巴胺。這就像氣象系統一樣，不是簡單的事。某處的某些變動改變了風速或濕度，天氣就變得截然不同，但究竟是哪一項改變對什麼帶來影響，即使最優秀的氣象學家都沒辦法確定。」大多數的抗憂鬱藥都會抑制快速動眼睡眠，這個現象很重要嗎？或只是無關緊要的副作用？陷入憂鬱時，腦部溫度會在夜間升高，抗憂鬱藥通常會降低腦部溫度，這重不重要？可以確定的是，所有的神經傳導物質都會交互作用，彼此影響。

動物模式並不完美，動物研究卻能提供有用的資訊。從嬰兒時期就被迫離開母親的猴子長大後可能會得精神病，腦部在生理上會變得不同，而且和由母猴帶大的猴子相比，血清素濃度也比較低。

許多種動物如果一再和母親分離，皮質醇濃度會過高。百憂解可以逆轉這些效應。如果讓有袋動物族群中的雄性領導者離開自己的地盤，加入另一個群體，不再享有主導地位，牠會出現體重減輕、性能力降低、睡不好等重度憂鬱症狀。提高牠們的血清素濃度後，這些症狀可能完全紓解。血清素濃度低的動物對其他動物往往很殘暴，會不理性地冒非必要的風險，無故挑釁。針對外部因子和血清素濃度的動物模式非常具啟發性。循著同儕群體的權力結構逐步往上爬的猴子，在位階上升時，血清素濃度也會升高，而高血清素濃度和低攻擊性及低自殺傾向相關。這些猴子如果受到隔離，不再享有原本在群體中的地位，血清素濃度就會降低，降幅多達五十%。但服用選擇性血清素回收抑制劑後，牠們的攻擊性會降低，也比較不會投入自毀活動。

目前市面上的抗憂鬱藥物可分成四類。選擇性血清素回收抑制劑是最普遍的，能提高腦中血清素濃度。百憂解、無鬱寧（Luvox）、克憂果、樂復得、喜普妙（Celexa）都屬於選擇性血清素回收抑制劑。另外有兩種歷史較悠久的抗憂鬱藥物。因化學結構得名的三環類抗鬱劑會影響血清素和多巴胺，安米替林（Elavil）、安納福寧（Anafranil）、諾波明（Norpramin）、妥富腦（Tofranil）、Pamelor都屬於此類。單胺氧化酶抑制劑（ＭＡＯＩ）會抑制血清素、多巴胺、去甲腎上腺素分解，腦定安（Nardil）和排抑鬱（Parnate）都是單胺氧化酶抑制劑。還有一種非典型抗憂鬱藥物，包括能作用於多種神經傳導物質系統的藥物。**Asendin**、威博雋、神閒寧（Serzone）和速悅都屬於非典型抗憂鬱藥。

究竟要採用哪一種藥物，往往根據副作用來決定，至少在剛開始時是這樣。我們希望有朝一日能找到法子來檢測患者對個別藥物的反應，但目前還完全辦不到。康乃爾大學潘恩惠特尼醫院（Payne-Whitney Hospital）的理查・佛里曼（Richard Friedman）說：「除了少數例外，目前在為個別病人選擇特定的抗憂鬱藥物時，還沒什麼科學根據。患者過去對特定藥物的反應是很好的指標，可以用來預測未來對同一藥物的反應。如果你得的是特殊的亞型憂鬱症、非典型憂鬱症，會暴飲暴食、嗜睡，那麼你比較適合服用單胺氧化酶抑制劑，而非三環類抗鬱劑，雖然大多數醫生無論如何都會為這些病人開較新的藥。此外——首先應挑選看起來副作用較少的藥物。你可以為非常退縮的患者選擇威博雋這類能刺激活動力的藥，也可以為躁動不安的病人開降低活動力的藥，但除此之外——針對個別病人，只能反覆試驗，從錯誤中學習。藥品標籤會告訴你某種藥物比其他藥物更常發生某些副作用，但根據我的臨床經驗，在同類藥物中，各藥物引發的副作用程度其實沒什麼差別。但每個人對藥物的反應卻可能有明顯差別。」目前選擇性血清素回收抑制劑之所以如此盛行（百憂解革命），不是因為藥效特佳，而是因為副作用低，也比較安全。服用這些藥物時，患者幾乎不可能自殺，而在醫治憂鬱症患者上，這是重要考量，因為他們在康復過程中可能出現自毀傾向。一位禮來藥廠的科學家表示：「百憂解是非常寬容的藥物。」副作用減少之後，患者不但更願意服藥，也會更遵從醫囑。這就像牙膏味道不錯，你刷牙時可能會刷久一點。

有的人服用選擇性血清素回收抑制劑時會胃部不適，偶爾也有人頭痛、疲憊、失眠或昏昏欲睡。不過主要的副作用仍是降低性慾。我有個憂鬱症朋友布萊恩．達米托（Brian D'Amato）對我說：「當我使用百憂解時，即使珍妮佛．羅培茲披著薄紗站在我床邊，我可能只會問她能不能幫我把文件歸檔。」三環抗鬱劑和單胺氧化酶抑制劑也有性功能方面的負面副作用。兩類藥物直到一九八〇年代末期都稱霸市場，而由於這兩種藥通常只用於較嚴重的憂鬱症，相形之下，性功能方面的副作用顯得無足輕重，因此有關這兩種藥會降低性歡愉的討論，便不像選擇性血清素回收抑制劑那麼多、這麼廣泛。在百憂解剛問世時所作的研究中，有少數患者表示服用百憂解對性功能有負面效應。在後續的研究中，當患者被具體問到性功能的問題時，絕大多數都表示碰到困難。維吉尼亞大學的安妮塔．克雷頓（Anita Clayton）把性經驗分成四個階段：慾望期、興奮期、高潮期、消散期。四者都受到抗憂鬱藥影響。性驅力（libido）消減會降低慾望。性興奮受到抑制，以及性器官感覺遲鈍、性無能、陰道乾澀，都會降低興奮感。高潮會延遲，有的人甚至完全無法達到高潮。令人困惑的是，這些副作用沒有規則可循：前一天還一切順利，第二天就出現嚴重性無能，而你事前完全無法判斷會出現什麼情況。如果沒有性慾，缺乏興奮感，又達不到高潮，自然也談不上消散期了。

大家往往不理會性功能方面的副作用，認為和嚴重憂鬱症比起來並不重要，照這個標準來看，也的確無關緊要。儘管如此，這類副作用仍令人難以接受。我採訪的一位患者說他性交時完全無法達到高潮，他還描述為了讓妻子受孕而長時間停藥的複雜過程。他說：「如果不是很清楚停藥的後果可能有多糟，我會繼續停藥。喔，能再度大展雄風真是不錯，只有幾天都好。我懷疑以後還能不能再和太太一起達到高潮。」當你剛走出憂鬱，腦子裡還在操心其他事情時，不會太擔心性功能障礙，但以犧牲魚水之歡為代價去克服無法忍受的痛苦，在我看來，是很糟糕的買賣。這也會導致患者不遵照醫囑正確服藥，而那可能是憂鬱症治療過程中最嚴重的問題。服用抗憂鬱藥的患者能連續治療六個月以上的比率不到二十五％，而患者會停藥，有很大比率都是因為抗憂鬱藥在性功能及睡眠方面的副作用。

一旦發生性功能方面的副作用，性焦慮就會接踵而至，性交反而變成令人挫敗的心煩時刻，受這種壓力折磨的患者可能在心理上厭惡性愛，令症狀更加惡化。性無能的男人大都受憂鬱症所苦，只要解決性無能，可能就足以讓憂鬱症好轉。正如同克雷頓的觀察，性功能問題可能是令人陷入憂鬱的潛在心理因素，或憂鬱症帶來的後果（急性重度憂鬱症患者九成九都有性功能障礙），也可能是服用抗憂鬱藥產生的副作用，釐清這些問題雖然困難，卻十分重要。克雷頓強調有必要針對患者的性功能問題進行非侵入性但嚴謹的篩檢。

許多物質據說有助於消除抗憂鬱藥在性功能方面的副作用，包括：血清素拮抗劑，如塞浦希拉定（cyproheptadine）和康您適強（granisetron）；α-2拮抗劑，如育亨賓（yohimbine）、曲唑酮（trazodone）；膽鹼致效劑（cholinergic agonist），如脲酯膽鹼錠（bethanechol）；多巴胺增強劑，如安非他酮（bupropion）、阿曼他定（amantadine）、溴隱亭（bromocriptine）；自體受體致效劑（autoreceptor agonist），如布匹隆（buspirone）、頻脈樂（pindolol）；興奮劑，如安非他命、派醋甲酯（methylphenidate）、麻黃素；以及銀杏葉和左旋精胺酸等藥草。暫時停藥幾天（通常三天左右）偶爾會有正面效果。有時候，換藥也有助於提升性驅力。這些方法沒有任何研究證明特別有效，但確實有一些效果，只是效果會因人而異。本書提到的某位女士在服用醫生開給她的一堆這類藥物後（包括迪西卷在內）出現恐怖的經歷：由於她性驅力高漲，連坐在辦公室開例行會議都覺得不舒服。情況嚴重到她會在電梯中和陌生人發生性關係，和平常判若二人。她告訴我：「我在八樓和十四樓之間可能出現三次性高潮。我不再穿內褲，因為脫掉太花時間。那些傢伙以為自己很厲害——這點讓我不太舒服，但我覺得我的確幫他們提高不少男性自尊。不過我不能再這樣下去了。我基本上是非常壓抑的白種盎格魯薩克遜新教徒，也不年輕了，我真的沒打算變成這樣。」稍微調整用藥後，她的性興奮恢復到可以控制的程度。不幸的是，我認識的另一位患者服用了相同的藥物，卻完全無效——她難過地向我回報：「即使和年輕時期的蒙哥馬利．克里夫一起困在電梯裡四小時，我也沒辦法達到高潮。」

注射睪酮素以提高體內的游離睪固酮濃度，可能有點效用，但不容易執行和控制，究竟效果如何也還不明朗。最能帶來一線希望的是威而鋼。由於威而鋼具有的心理和生理作用，這種藥物似乎能影響克雷頓四階段中的三個階段，只差無法刺激性慾。威而鋼或許有助於恢復患者對性能力的自信，因而能幫助他放鬆，結果也有助於提高性驅力。由於多巴胺似乎和性驅力有密切關聯，希望目前正在開發的多巴胺增強劑能解決這個問題。規律服用威而鋼有助於恢復男性夜間勃起（抗憂鬱藥經常會削弱此功能），也對恢復性慾有正面效果。有人提議，正在服用抗憂鬱藥的男人即使不是每晚都有性行為，仍應把威而鋼當治療劑，每晚服用。事實上，威而鋼可以是快速有效的抗憂鬱藥，性功能強大比什麼都能振奮心情。哈佛大學的安德魯．奈倫堡（Andrew Nierenberg）和奧克拉荷馬大學的茱莉亞．華諾克（Julia Warnock）的研究顯示，雖然官方尚未核准將威而鋼用於女性，但威而鋼似乎對促進婦女性衝動也有良好成效，並能促進高潮。部分原因在於威而鋼有助於陰蒂充血膨脹。荷爾蒙療法對於性功能障礙的婦女也很有效。提高雌激素濃度能改善心情，雌激素濃度驟然下降則可能令人煩躁不安。女人月經來的時候，雌激素濃度會降低八十％，心情也大受影響。雌激素濃度低的女性會出現各種不適。華諾克強調必須先讓雌激素濃度恢復正常水準，威而鋼才有可能發揮效用。雖然有件事很重要：不要讓女性的睪固酮濃度過高，以免她們體毛增多、變得好鬥，但睪固酮是提升婦女性驅力必需的荷爾蒙，必須維持在適當濃度。

三環抗鬱劑對好幾種神經傳導物質系統都有效，包括乙醯膽鹼、血清素、去甲腎上腺素、多巴胺，對嚴重憂鬱症或妄想型憂鬱症尤其有效。乙醯膽鹼抑制作用會帶來許多不舒服的副作用，包括嘴巴和眼睛乾澀及便祕。三環抗鬱劑也有一些鎮靜效果，雙極性疾患的患者服用後躁症可能加劇，所以開處方時必須特別注意。選擇性血清素回收抑制劑和安非他酮也會引發躁症，但可能性較低。

如果憂鬱症帶有嚴重的生理症狀，例如疼痛、精力衰退、睡眠不連續等，服用單胺氧化酶抑制劑格外有效。這類藥物會阻止酶分解腎上腺素和血清素，因而提高這些物質的濃度。單胺氧化酶抑制劑是絕佳的藥物，但有很多副作用。患者服藥時，必須避開可能與藥物產生交互作用的食物。這類藥物也可能影響身體機能。有位接受我採訪的患者服用這類藥物後無法解尿：「我要排尿時，幾乎就得上醫院，很不方便。」

非典型抗憂鬱藥就十分不典型了。每一種都有與眾不同的作用方法。速悅會影響血清素和去甲腎上腺素，威博雋影響多巴胺和去甲腎上腺素，阿莫沙平和神閒寧（Serzone）會作用在所有系統上。目前很流行嘗試所謂的淨藥（clean drug），即藥效極具針對性的藥物。淨藥不見得比髒藥（dirty drug）更有效，藥物的作用明確專一，某種程度是為了控制副作用，但有時似乎胡亂弄了愈多東西到腦子裡，對憂鬱症的療效愈佳。淨藥是由製藥公司研發出來的，而他們熱衷於讓複雜的化學作用變得條理分明，但就治療目的而言，這類藥物不見得特別出色。

抗憂鬱藥的療效難以預測，也無法永遠有效。然而佛里曼說：「我認為藥物服久了會失效的現象不像他們說的那麼常發生。可能需要重新調整劑量，也可能需要給藥物一些緩衝時間。精神藥理學包含大量修補。藥物對許多人之所以不再有效，是因為失去安慰劑效應，安慰劑效應的時間通常很短。」儘管如此，許多患者服藥後，憂鬱症確實只是暫時紓解。莎拉．高德（Sara Gold）成年後一直受憂鬱症所苦，她服用威博雋後症狀完全緩解，但只維持一年。她改服速悅後再度暫時緩解，但不到一年半，藥效也開始衰退。「其他人都注意到了。我和幾個人分租房子，其中一人告訴我，我周遭有一種陰鬱的氣氛，我關起房門、待在房間裡時，她沒辦法待在屋子裡。」高德當時服用好幾種藥，包括鋰鹽、樂復得、安定文。她如今服用安納福寧、喜普妙、理思必妥（Risperdal）及安定文，而且現在的她「精力沒那麼充沛，比較沒安全感，但還應付得來」。也許目前沒有一種藥物能讓她像有些人那樣永久緩解，對於需終身服藥的人而言，不斷改換藥方令人無比洩氣。

布斯帕之類的藥物會作用於某些對血清素敏感的神經，可用來長期控制焦慮。還有一些快速作用的藥物，即苯二氮平類，包括可那氮平、安定文、煩寧、贊安諾都屬於此類。治療失眠的酣樂欣（Halcion）和替馬西泮（Restoril）也屬於苯二氮平。在需要時服用這些藥物，可以立即減輕焦慮。然而由於許多人擔心上癮，導致苯二氮平未被充分利用。其實就短期使用而言，苯二氮平是絕佳藥物，可以在急性焦慮時讓日子變得比較可以忍受。我見過許多飽受精神之苦的患者，如果當初醫生肯開苯二氮平類藥物，他們的痛苦早已紓解。我總是記得我的第一個精神藥理師對我說的話：「假如你上癮的話，我們會幫你戒癮。現在就先減輕你的痛苦吧。」大多數服用苯二氮平類藥物的人都會對藥物產生耐受性和依賴性，這意味著他們不能突然停藥。但他們不會為了療效而提高劑量。佛里曼說：「就這類藥物而言，會上癮的主要是過去曾濫用藥物的人。大家過度高估了苯二氮平藥物成癮的風險。」

就我的情形而言，贊安諾讓我的恐懼消失無蹤，彷彿魔術師把兔子變不見一樣。我曾經服用的抗憂鬱藥物，藥效都很慢，宛如天光破曉般一點點灑落光芒，照亮我的性格，讓我的性格慢慢回到已知的規律世界。贊安諾則立即讓我擺脫焦慮，如同焦慮專家巴林傑所說，是「關鍵時刻堵住堤防的手指頭」。對不會濫用藥物的人而言，苯二氮平是救命藥。巴林傑說：「社會大眾得到的知識泰半不正確。鎮靜作用是一種副作用，把這種藥拿來當安眠藥是濫用，拿來減輕焦慮則不是。快速戒斷會引發症狀，但其他許多藥物也是如此。」雖然苯二氮平對減輕焦慮有幫助，卻無法單靠苯二氮平來緩解憂鬱症。這類藥物可能影響短期記憶，長久下來則可以有鎮靜效果，而長期服用應受密切監控。

我在七年前開始看我的第一位精神藥理師，從此以後，一直在試驗各種藥物治療策略。為了心理健康，我一直服用不同劑量、不同組合的藥物，包括樂復得、克憂果、耐悶片、速悅、威博雋、神閒寧、布斯帕、金普薩、迪西卷、贊安諾、煩寧、恩比安和威而鋼。幸好我對最初服用的那一類藥物反應良好。儘管如此，我可以證明試藥真的很痛苦，試驗不同的藥會讓你覺得自己好像標靶。大家都告訴我，「現在憂鬱症是可以治癒的，你服用抗憂鬱藥，就像別人頭痛吃阿斯匹靈一樣。」但並非如此。今天憂鬱症是可以治療的，你吃抗憂鬱藥，就像罹癌時作放射線治療一樣。這些療法有時會產生奇蹟似的療效，但並非輕易可達，而且效果非常不一致。

我至今都不曾真正住院治療，但我心知肚明，有朝一日我可能會需要住院。患者在醫院裡通常需要服藥和（或）接受電痙攣療法。不過，住院治療之所以有效，部分原因在於醫護人員會密切注意病患的狀況，整個系統會保護你不受自毀或自殺衝動的傷害。住院治療不應該是絕望者的最終手段，應該像其他療法一樣，是需要時可以利用的資源——要是你的醫療保險有給付的話。

研究人員正朝著四個方向研究新療法。第一個方向是盡可能轉向預防療法：能愈快發現任何型態的心理問題愈好。第二個方向是提高藥物的專一性。大腦至少有十五種血清素受體，證據顯示，抗憂鬱藥的療效只仰賴其中少數受體，選擇性血清素回收抑制劑的許多糟糕副作用可能和其他受體有關。第三個方向是更快速作用的藥物。第四個方向是更針對特定症狀，而非針對生物定位，從而不必再為選擇藥物而進行實驗。比方說，如果我們找到能辨識出憂鬱症基因亞型的標籤，可能就有辦法針對這些亞型找出特定療法。過去任職於美國國家心理衛生研究院的威廉．波特表示：「既有藥物的作用方式都太過迂迴了，很難充分掌握療效。」因此這種藥物專一性可能依然難以捉摸。情緒失調不只涉及單一基因發出的單一訊號，而牽涉到許多基因，每個基因都提高了一點風險，而這風險一受外在環境激發，就會形成隱患。

最成功的憂鬱症物理療法，是所有療法中最不純、不精確的那一種。抗憂鬱藥有一半的時間有效，比例也許還更高一點；電痙攣療法則在七成五到九成的時候有一些明顯成效。施行電痙攣療法後病情好轉的患者，大約半數在治療一年後仍然感覺良好，而其他人則需要反覆施行電痙攣療法或定期作維持性電痙攣療法。這種療法作用快速，許多患者幾天後就覺得大幅好轉，跟反應時間長、過程緩慢的藥物治療相比，是格外驚人的福利。電痙攣療法因為作用快速，反應率又高，特別適合有嚴重自殺傾向的患者（他們會一再自我傷害，情況非常緊急）。由於電痙攣療法不像大多數藥物會出現系統性副作用或藥物交互作用的問題，所以也適用於孕婦、病患和老年人。

適合採用電痙攣療法的患者，在經過例行的驗血、心電圖檢查、胸部X光檢查，和一些麻醉藥相關檢查後，就簽署同意書，這份同意書也會給家屬過目。施行電痙攣療法前一晚，病人需禁食，進行靜脈注射。到了早上，他會被帶到電療室。醫護人員將病人連上監視器後，在他的太陽穴抹上凝膠，然後，或施行單側電痙攣療法，只將電極片貼在大腦的非優勢半腦（通常貼在右半腦，這是一開始的治療首選策略），或施行雙側電痙攣療法。施行的醫生還需決定是要選擇提供更多持續性刺激的正弦波較強的單側電療和雙側電療同樣有效。單側電療的副作用較少，且最近的研究顯示，刺激，還是短脈衝的方波刺激，後者會誘發副作用較少的癲癇。患者在接受一般短效型麻藥注射後，會有十分鐘左右完全不省人事，而醫生還會注射肌肉鬆弛劑，以預防患者抽筋（患者在電療期間唯一的動作是腳趾稍微擺動，不像一九五〇年代的電療會令患者身體劇烈扭動，傷到自己）。他們會把病人接上腦電圖機和心電圖機，持續顯示腦部和心臟掃描影像。一秒鐘的電擊會在腦中的太陽穴和頭頂部位引發癲癇，通常持續三十秒左右，足以改變腦中的化學性質，但還不至於破壞腦中灰質。

電擊強度通常為兩百焦耳左右，相當於兩百瓦特燈泡的輸出能量，這些能量多半為人體的軟組織和頭蓋骨所吸收，只有小部分抵達腦部。電療後十到十五分鐘內，患者會在恢復室醒來。大多數接受電痙攣療法的患者會在六星期內接受十到十二次治療。現在愈來愈常以門診方式施行電療。

作家瑪莎．曼寧（Martha Manning）在她優美而意外令人發噱的著作《暗流》（*Undercurrents*）中描述她得憂鬱症和接受電痙攣療法的經驗。她現在靠服用威博雋、少量鋰鹽和一些丙戊酸鈉、可那氮平和樂復得來穩定病情——她打趣道：「我看著這些藥，覺得好像手中握著一堆彩虹。我是沒有截止期限的科學計畫。」她在憂鬱症最嚴重的時候長期接受強烈的電痙攣療法。有一天，她找到槍枝販售店的地址，打算自殺，於是她去醫院求診。「我不是因為痛恨自己而想自殺，我想自殺是因為太愛自己，想要結束痛苦。我每天都貼在女兒浴室門上偷聽她唱歌——她當時十一歲，總是邊洗澡邊哼歌，而那彷彿是請求我再多等一天。我太在乎她了，但我突然明白，假如我真的買到槍，也用了槍，那孩子會因此不再唱歌，從此變得沉默。於是我在那天登記接受電痙攣療法。這就好像我終於向那把我撂倒在地的人舉手投降。我接受了幾個星期電療，每一回醒來都覺得像宿醉般難受，要求喝健怡可樂，知道又要靠吃止痛藥熬過今天。」

電痙攣療法確實會擾亂短期記憶，影響長期記憶，通常只是暫時，但有些患者的記憶力會永遠受損。我見過一名女子，她原本是執業律師，接受電痙攣療法後失去法學院的所有記憶。她完全不記得以前讀過的東西，也不記得自己曾在哪裡求學，更不記得學生時代認識的人。這是極端而罕見的案例，但確實發生過。根據一項研究，大約有萬分之一的病患死因與電痙攣療法相關，通常是因為治療後出現心臟方面的問題。究竟病人只是恰好在電療後死亡，還是因電療而死，還不完全明朗。電療過程中患者血壓的確會大幅升高，但電療似乎不會造成生理損傷。的確，理查．亞布蘭斯

122

（Richard Abrams）寫過一本電痙攣療法的重要著作，他描述一位至少接受過一千兩百五十次雙側電痙攣療法的病患，在八十九歲過世時大腦仍完整無缺。他寫道：「沒有證據顯示（也幾乎不可能）目前實施的電痙攣療法會造成腦部損傷。」許多短期副作用，包括暈眩無力和反胃，都來自為了施行電療而注射的麻藥，而非電療本身。

電痙攣療法至今仍是背負最多汙名的治療方式。曼寧說：「那樣躺在檯子上確實讓人覺得自己像科學怪人，大家都不想聽到這種事情。你在醫院接受電痙攣療法時，沒有人會帶燉湯給你。對家人來說，這種療法把你們嚴重隔離開來。」概念上來說，病患同樣在精神上很受傷。一位心理衛生工作人員表示：「我知道這種療法有效，我看過它發揮效用，但想到會失去對孩子和家人的寶貴記憶——你知道，我沒有父母，也沒有丈夫，誰能替你找回這些記憶？誰能告訴你過去有哪些回憶？誰會記得十五年前我們烤餡餅的特殊食譜？這會加重我的憂鬱症，更覺得不再有夢。回憶是在腦中保存過去的愛，幫助我熬過這些日子。」

另一方面，電痙攣療法可能產生神奇療效。曼寧說：「過去，我能清楚意識到吞下去的每一口水，那實在太費力了。後來我想，一般人會隨時都有這樣的感覺嗎？那就像你一輩子都沒參透某個厲害的笑話。」療效通常很快出現。「生理性症狀不見了，我覺得身體變得輕盈了，而且真的好想吃大麥克漢堡。」曼寧說。「感覺好像被卡車撞了一下，但相較來說，還不算太壞。」曼寧異於常人。許多接受電痙攣療法的人都否認這樣做有效，尤其是出現暫時記憶缺損，或重建生活的過程非常緩慢時。我認識兩個在二〇〇〇年初接受電痙攣療法的人，兩人都會墜入谷底，無法下床或穿衣服，總是很疲累，極度否定人生，缺乏食欲，沒辦法工作，常想要自殺。他們相隔幾個月接受電痙攣療法。第一位接受電療後明顯出現嚴重的記憶喪失，他原本是工程師，如今卻不記得電路如何運作。

第二位電療後就跟電療前一樣憂愁，因為她仍須面對真實的人生問題。工程師的記憶在三個月後恢復，到了年底，已經可以下床活動，走出家門，回去上班，運作良好。他說一切「或許是巧合」。第二位雖然堅稱第一次電療沒有帶來什麼好處，還是做了第二次電療。第二次之後，她開始恢復以往的性格。到了秋天，她不但找到工作，也搬進新公寓，交了男友。她一直說電痙攣療法的壞處比好處多，後來我提醒她，電療抹去的只是她關於電療前狀態的記憶。曼寧出書後，每逢新書朗讀會都有反對「電子式心靈控制」的人出來抗議遊行。美國許多州都立法反對電痙攣療法。這種治療方式常遭到濫用，不適合所有患者，不應該普遍採用或在未得到患者完全同意的情況下進行——但電痙攣療法也可能帶來神奇療效。

電痙攣療法為何有效？我們並不清楚。這種治療方式似乎能大幅促進多巴胺分泌，同時也影響所有神經傳導物質，還會影響額葉皮質的新陳代謝。高頻電流似乎能提高代謝率，低頻電流則降低代謝率。當然，有沒有可能憂鬱症其實是代謝減退的諸多症狀之一，而激躁型憂鬱症則是代謝亢進的症狀之一，抑或兩種憂鬱症及這些代謝的變化其實都是腦部其他變化在作祟，目前還不清楚。電痙攣療法能暫時降低血腦障壁[1]，其療效不限於額葉皮質，腦幹功能也會暫時受到電荷影響。

我已決定不要停藥。我不確定我是否上癮了，但我確實有藥物依賴：不吃藥的風險是症狀可能重新出現。其中的界限並不好拿捏。我增胖的幅度大到難以忍受，還會沒來由的長出蕁麻疹，比過去更會流汗。我的記性向來不佳，如今記憶力輕微受損，常常話說到一半就忘記自己要說什麼。我

1 血腦障壁（blood-brain barrier）乃是腦細胞和血液之間的一層屏障，扮演守門員的角色，阻止某些物質侵入腦部。

經常頭痛，偶爾還會抽筋。我的性衝動時有時無，性功能好壞不定，難得出現性高潮。這並不理想，但似乎已在我與憂鬱症之間築起一道真實的牆。過去兩年無疑是我十年來情況最好的時候。我會慢慢康復。不久前有兩個朋友因不尋常的意外過世，我雖然哀慟逾恆，卻不覺得自己失去控制。我單純只是感到悲傷，簡直令人欣慰（我知道我這麼說很可怕，但從自私的角度來看，這是實情）。

憂鬱在我們存在的這個世界有何作用，以及抗憂鬱藥可以發揮什麼功能，是兩個不太一樣的問題。焦慮專家巴林傑說：「我們比二次大戰前高二十公分，活得更健康，壽命也更長。沒有人抱怨這樣的改變。擺脫失能的狀況後，你會走出去體驗人生，有更多發現，裡面有好有壞。」本書提到的每個人幾乎都會問我一個問題：「這些藥不會讓你的人生變得一片空白嗎？」我想巴林傑的話正好回答了這個問題。不會，藥物的功能是讓你為了更重要的事情、在更好的地方、因為更充分的理由，承受痛苦。

美國國家心理衛生研究院生物精神醫學部門主任波斯特表示：「每個人都有一百二十億個神經元，每個神經元都有一千到一萬個突觸，全都不停快速變化。要讓它們正確運作，使每個人時時刻刻都無比喜樂，還有很長很長的路要走。」巴林傑說：「我並不認為，這世界的受苦程度已因為這種種改善而減輕很多。我也不認為很快就能達到可忍受的地步。但目前還不需要擔憂心靈控制的問題。」

正常是不斷困擾憂鬱症患者的字眼。憂鬱正不正常？我在研究調查中讀到正常群體和憂鬱群體，讀到可以讓憂鬱症「正常化」的藥物，也讀到「正常」和「非典型」症狀群的研究。我為本書進行研究時認識的一個人告訴我：「這些症狀剛出現時，我以為自己瘋了。後來發現只是得了憂鬱症，我基本上還算正常，真是大大鬆了一口氣。」當然，基本上這算是用正常的方式發瘋。憂鬱症是一種心理疾患，陷入憂鬱症的泥沼時，你會像精神錯亂般發瘋，帶點狂亂、有些少根筋，還古裡古怪。

我在倫敦的雞尾酒會碰到熟人，跟她提到我正在寫這本書。她說：「我有嚴重的憂鬱症。」我問她怎麼處理憂鬱症。她說：「我不喜歡吃藥。我知道我的問題和壓力有關，所以我決定去除生活中所有的壓力來源。」她扳著手指數著：「我辭掉工作。我和男友分手，從此沒有再認真找過男友。我擺脫室友，現在獨自一人居住。我不再參加玩到深夜的派對。我搬到小一點的地方，跟大多數的朋友斷交，幾乎不再買化妝品和新衣服。」我驚恐地望著她。「聽起來很可怕，但我真的快樂多了，不像從前那麼害怕。」她露出自豪的神情。「而且我不靠吃藥就辦到了。」

和我們一起聊天的某個人抓住她的手臂說：「真是太瘋狂了，這是我這輩子聽過最瘋狂的事情。妳一定是瘋了，才會這樣對待妳的人生。」避開令你發瘋的行事，是瘋了嗎？抑或靠吃藥來維持令你發瘋的人生，才是瘋了？我也可以把我的人生降級並少做點事，少去旅行，少認識一些人，避免寫探討憂鬱症的書，如果我作了這些改變，也許就不需服藥了。我或許能在可忍受的範圍內過自己的日子。這種生活方式不是我的首選，但當然算是合理的選擇。與憂鬱症共處，就好像和山羊共舞時努力保持平衡一樣——寧可找個平衡感較佳的舞伴是完全明智的。不過充滿冒險的複雜人生帶給我極大的滿足感，因此我很不想放棄。我絕對不甘心放棄這一切。我寧可吃三倍的藥，也不要把朋友圈子縮小一半。雖然大學炸彈客[2]傳達盧德派反科技觀點的方式帶來禍害，他對於科技帶來的危

2 大學炸彈客（the Unabomber）的英文原名為the University and Airline Bomber，指的是美國天才數學家泰德．卡辛斯基（Ted Kaczynski），他從一九七八到一九九五年間，因為反現代科技，不斷寄炸彈到大學和航空公司及電腦販售店，炸死三人，並有二十多人因此受傷，他在一九九六年被捕，被判終身監禁。

險卻有睿智的洞見。他在宣言中寫道：「想像社會把人逼到極不快樂的處境，然後又讓他們吃藥來消除不快樂。這是科幻小說嗎？這樣的情況已經發生……事實上，抗憂鬱藥是調整一個人內心狀態的方法，讓他有辦法容忍原本受不了的社會狀態。」

我第一次見到臨床憂鬱症的時候，不知道那是憂鬱症。事實上，我甚至沒怎麼注意。當時我正在放大一暑假，和一群朋友在我家人避暑的房子裡聚會。好友瑪姬．羅賓斯也在。迷人的瑪姬總是活力四射，十分耀眼。她在春天精神躁狂崩潰過，住院兩個星期，如今似乎已經康復，不再瘋言瘋語，說些在圖書館地下室找到祕密資料，必須搭火車偷渡到渥太華之類的事情，所以我們都假定她當時心理很健康。那個夏日周末，她的長久緘默顯得沉重，彷彿她已懂得估算言談的價值。奇怪的是她沒有帶泳衣，多年後她才告訴我，她當時覺得自己沒辦法如此的赤裸、脆弱而暴露，就像她沒有把所有衣服都穿上時會有的感覺。大家都開心玩水，輕狂嬉鬧，瑪姬則穿著長袖棉質洋裝坐在跳板上，下巴倚著屈起的膝蓋，旁觀這片歡樂景象。我們共有七人，當時艷陽高照，只有家母（低聲向我）說道瑪姬似乎非常退縮。我渾然不知瑪姬當時有多辛苦，完全不明白她正經歷什麼樣的煎熬，沒注意到她眼眶下應該會有的黑眼圈，我從此學會細心觀察別人有沒有黑眼圈。我記得我們都嘲笑她不肯下水、錯失玩樂，最後她終於站起身來，走到跳板盡頭，全身衣服穿得整整齊齊的，縱身一跳。我記得她游完一趟後，深灰色衣服緊貼在身上，渾身溼答答的，費力走回屋裡，換上乾衣服，身上的水一路滴在草地上。幾小時後，我發現她在屋裡，又打起瞌睡。晚餐她吃得不多，我以為她不喜歡牛排，或為了保持身材。奇怪的是，在我記憶中，那是個快樂的周末，因此瑪姬告訴我她當時有病時，我十分震驚。

十五年後，瑪姬深受憂鬱症所苦，且是我生平所見最嚴重的憂鬱症。她那失職透頂的醫生竟然告訴她，由於她十五年來病況良好，也許可以試試看停止服用鋰鹽，說得好像她已然痊癒，已經擺脫嚴重的雙極性疾患。於是瑪姬慢慢降低劑量，感覺棒極了。她的體重減輕，雙手終於不再發抖，似乎又重拾一些過往的活力，她首次告訴我她立志成為世上最著名女演員時所擁有的活力。接著她開始時時刻刻都無緣無故心情大好。我們問她會不會擔心自己有一點躁症發作，她要我們安心，說她多年來從來不曾感覺這麼好。她的回答應該說明了一切：感覺這麼好不是好事。她的情況沒那麼好，根本就很不妙。不到三個月，她開始認定自己收到上帝指示，要展開拯救世界的任務。有個朋友接手照料她，他聯絡不上瑪姬的精神科醫生，就為她另找一位，讓她重新服藥。接下來幾個月，瑪姬憂鬱症爆發。隔年秋天，她開始念研究所。她開玩笑說：「研究所讓我獲益良多，不說別的，我就有了時間和空間和貸款，因此得以再發作兩次。」研究所第二學期，她出現輕躁症，然後是輕度憂鬱症。第四學期結束時，她的情況急速變成完全的躁症，然後又驟然陷入似乎無止境的深度憂鬱。我還記得瑪姬待在朋友的閣樓中，全身蜷縮成一團，眉頭深鎖，彷彿有人把竹片刺進她的指甲中。我們不曉得該怎麼辦。她似乎完全喪失說話的能力，後來我們終於設法讓她擠出幾個字，卻幾乎聽不清她在說什麼。幸好她的父母多年來早已學會有關躁鬱症的一切。那天晚上，我們協助她搬進父母住的公寓。之後兩個月，沒有人再看過她，她只是躺在角落裡，連續多天一動也不動。我也經歷過憂鬱症，想要伸出援手，但她沒辦法講電話，也不希望別人去看她，而她的父母很能理解她的情況，給她空間靜一靜。我感覺我和逝者的關係還更親密些。她曾說：「我絕不再經歷同樣的情況。只要能避免復發，我願意盡一切努力。我絕對拒絕復發。」

現在瑪姬服用丙戊酸鈉、鋰鹽和威博雋，情況良好。雖然她手邊有贊安諾，卻已經很久都不需

127

服用。她已停止服用最初吃的可那氮平和克憂果。但她會一輩子服藥。「我必須懂得謙卑地說：『哇，也許有些決定吃藥的人就像我一樣，原本這輩子不打算為任何理由接受藥物治療。然後他們開始服藥，也確實對他們有幫助。』」她現在從事寫作和藝術創作，白天在雜誌社擔任文稿編輯，她不想做更耗神的正職。她需要一些安全感和醫療保險，以及一個不必隨時都表現亮眼的地方。開始感到憂鬱或憤怒時，她會寫詩來描述她為自己創造的另一個自我，她稱她為蘇西。她的詩有些是關於躁症，有些是關於憂鬱：

有人站在浴室裡，
瞪著蘇西的眼睛。
有人在說話，
用蘇西認不得的嗓音。
有人活在鏡子裡，
胖胖的臉哭了又哭。

蘇西頭昏腦脹，頭痛欲裂，
蘇西齒牙動搖，
蘇西手發抖，動作慢，
弄得杯子滿是泡沫。
有一年夏天，蘇西研究繩結，

蘇西不懂得打繩套。

蘇西感覺有層紗掀開來，
蘇西聽到有層紗被扯掉，
然後真相躺在她眼前——
赤裸裸，還有苦苦掙扎、甦醒、疲憊
與生俱來的一切，
可以確定的只有陣陣飢餓感。

她告訴我：「我八歲就決定了我是瑪姬。我還記得我是在學校下定決心的，當時我站在穿堂，說：『你知道，我是瑪姬，我會一直做我自己。目前的我，就是未來的我會成為的樣子。我曾經不一樣，因為我甚至不記得一部分的過去，但從現在開始，我只會做自己。』一向都是如此，這是我的認同感。我還是同樣那個人，我可以回顧過去，然後說：『喔，老天，我不敢相信我十七歲做了這樣的傻事。』但這麼做的人是我，我的自我始終如一，不會中斷。」

在躁鬱症的狂亂中始終保有不變的自我，表明了她極為堅強。瑪姬在某些階段也曾經想要脫離一貫的自我。她說，在那可怕的、近乎僵直型的憂鬱症當中，「我會躺在床上，一遍又一遍唱著〈花兒都到哪兒去了？〉（Where have all the flowers gone?），讓腦子不要胡思亂想。我現在明白，當初其實可以改吃別的藥，或請人來陪我，睡在我的房間裡，但我當時病得太重，想不到這些。我說不出到底什麼東西把我嚇成這樣，但我覺得我會因為焦慮而爆炸。我只是不斷下沉、下沉、下沉、又下沉。

我們不停換藥，我也持續沉落。我相信醫生，始終相信我終究會恢復正常。但我無法等了，連一分鐘都沒法等。我靠唱歌來擋掉腦子裡的聲音，那聲音對我說：『妳——妳根本沒資格活在世上，妳一文不值，妳永遠不會有什麼成就，妳什麼都不是。』那時候，我真的開始想到自殺。我過去也考慮過自殺，但現在我真的開始規畫，腦海中經常出現自己的喪禮。我和父母同住時，會想像自己穿著睡袍，走到屋頂上，跨過邊緣。通往屋頂的門上面裝了警鈴，我會觸動警鈴，但沒關係，在其他人爬上屋頂前，我早已跨越屋頂邊緣。我沒辦法冒任何失敗的風險。我挑選當天要穿的睡袍。這時候，殘留的些微自尊發揮作用，提醒我如果真這麼做，會讓多少人傷心。我承擔不起這個責任，我不能讓這麼多人花這麼多時間為我哀傷。我必須向自己承認，自殺會傷害到別人。

「我想我壓抑了很多這方面的記憶。我想不起來，我不可能記得，因為這件事毫無道理可言。但我還記得公寓的某些部分，以及住在那裡的感覺有多糟。我也記得接下來的階段我無時無刻不想著錢。我昏昏欲睡，然後憂心忡忡地醒來，我忘不了那時的感覺。那不是非常理性——當時我並沒有財務問題。但我擔心的是，十年後萬一我沒有那麼多錢，該怎麼辦？正常生活中的恐懼焦慮和我那段時間感受到的恐懼焦慮毫無關聯，不只程度有別，性質也完全不同。天哪，那段日子真可怕。我後來終於有良好的判斷力換掉醫生，開始服用贊安諾。我每次吃半毫克左右，感覺彷彿有人伸出巨掌，用掌丘按住我的髖部，巨掌的其他部分壓住我的肋骨，手指則按著我的肩膀。整隻手把我朝著床推進去兩吋，於是我睡著了。我很怕會上癮，但醫生跟我保證不會，我服用的劑量遠不足以讓我上癮。他說即使上癮了，等到我有能力把日子過得好一點，他會為我戒癮。所以我心想，好吧，我不想了，我去做就是了。

「陷入憂鬱時，你不會認為自己披上一層灰色的紗，透過壞心情的迷霧來看世界。你會以為有一層紗被拿掉了，快樂的紗，現在看到的才真實。你想要確立真相，拆解真相，你以為真相是固定不變的，但其實真相是活的，會變動。你可以為感覺體內有異物的思覺失調症患者驅魔，但要為憂鬱症患者驅魔就沒那麼容易了，因為我們相信自己見到的是真相。但真相會撒謊。我看著自己，心想『我離婚了』，彷彿這是世上最可怕的事情。但我也可以想到『我離婚了！』而感覺很棒、很自由。有一段話對我真的很有幫助，讓我熬過這一切。有個朋友說：『事情不會永遠都是這個樣子，試試看能不能就記住這點。現在雖然這樣，但不會永遠都這樣。』她說的另一段話也很有幫助：『那是憂鬱症在說話，透過妳來傳達。』」

心理治療和藥物治療是最容易取得的憂鬱症療法，但許多人也藉助另一種系統來處理憂鬱症，也就是信仰。我們可以把人類意識看成以神學、心理學、生物學為邊界組成的三角形。要撰文探討信仰非常困難，因為會觸及不可知及無法描述的領域。更何況，現代信仰已變得高度個人化。儘管如此，宗教信仰仍是因應憂鬱症的主要方法之一。宗教為無法解答的問題提供答案。宗教通常無法把憂鬱症患者拉出深淵，即使最虔誠的信徒都發現，深陷憂鬱時，他們的信仰會動搖或消失。不過，信仰能抵禦委屈不滿，幫助人們熬過憂鬱症發作期。信仰給了人們活下去的理由。許多宗教信仰都教導人們讚頌苦難，讓我們在無助中仍保有尊嚴及使命感。認知治療和精神分析治療的許多目標都是透過世界主要宗教的信仰體系達成——重整自我之外的能量、對自我關懷的探索、忍耐，以及理解的廣度。信仰是偉大的恩賜，讓我們享有親密關係的諸多好處，又不必受個人衝動所左右，儘管上帝也是出了名的反覆無常。無論我們如何塑造自己的命運，冥冥之中一切自有天意。希望是絕佳的預防藥，而信仰在本質上就能帶來希望。

你賴以熬過憂鬱症的人生信念，正和宗教信仰同樣抽象。憂鬱是世上最憤世嫉俗的東西，但也是某種信念的根源。想要忍受憂鬱的煎熬，重新找到自我，就得明白，你沒有勇氣去盼望的事情，也許不是那麼回事。討論信念（例如對戀愛的信念）的缺點是可能帶來幻滅：對許多人而言，罹患憂鬱症是被上帝放逐或遺棄的經驗，許多曾深陷憂鬱的人說，他們沒辦法再相信上帝，因為上帝竟會如此徒然無益地殘酷對待信眾。不過隨著憂鬱症緩解，虔誠的信徒對上帝的怒氣也逐漸消散。如果擁有信仰是你的常態，你會恢復信仰，就像你回歸其他生活常態一樣。我的經歷及所受的教養都不包含正式的宗教系統，但我發現自己禁不住會覺得冥冥中自有一股力量在塑造人生的起伏。這樣的感受太深刻，很難不覺得是神的安排。

科學家不願深入探究宗教與心理健康的關係，原因主要是研究方法。美國國家心理衛生研究院院長海曼問：「當你開始探討冥想或禱告之類的事物，要如何為雙盲試驗[3]訂出適當的比較標準？向錯誤的神祈禱嗎？想要檢驗禱告的療癒性，會碰到這個根本問題。」除此之外，一般人更願意面對教長，而不是治療師。的確，我認識的牧師崔斯坦・羅德（Tristan Rhodes）說他有幾年時間一直在處理一名憂鬱症婦女的情況，這名婦女拒絕接受心理治療，但每星期都跟他告解。她向牧師吐露自己的事情，牧師再去跟一個當精神科醫生的朋友傾訴精華資訊，然後回來把精神科醫生的看法轉告這名婦女。她顯然在宗教環境下接受了精神醫學的幫助。

對瑪姬而言，疾病和信仰幾乎同時來臨。她成為高教會聖公會的信徒，有時非常虔誠。她經常上教堂，平日多半會去參加晚禱，星期天偶爾參加兩次彌撒（一次是為了領聖體，另一次則純粹聽講），星期一上查經班，其他時間還參加各種教區活動。她是教區雜誌的編輯委員，是教會的星期天主日學老師，還為聖誕劇畫布景。她說：「你知道，費納隆[4]寫道：『無論令我憂鬱或令我歡欣，我都敬拜您的一切意旨。』寂靜主義[5]也許是異端邪說，但它的概念卻是我信奉的核心信條。你不必去了解發生了什麼事。我過去總認為，儘管人生沒什麼意義，但總是得有所成就。但人生並非毫無意義。憂鬱症會促使你相信一些事情，那就是：你一無是處，最好死掉。除了尋求其他信仰的幫助，還能怎麼辦呢？」儘管如此，在瑪姬憂鬱症最嚴重的時候，宗教信仰都無濟於事。「等到我逐漸好轉，我才想起來，『喔，是啊，宗教——我怎麼沒有尋求宗教的幫助？』但是當我陷入谷底時，宗教也幫不了我。」什麼都幫不了。

晚禱幫助她緩和下來，並遏阻憂鬱症帶來混亂。她說：「這是很強的結構。你每晚起來唸相同的祈禱文。你想對上帝說的話，已經有人幫你說出來，還有其他人跟你一起說。我安排這些儀式，讓儀式涵蓋我的經驗。祈禱文就好比構成盒子的一片片木板，而聖經的內容，尤其舊約詩篇，是容納個人經驗的絕佳盒子，上教堂則是注意力的修練，讓你在靈性上向前邁進。」在某些方面，這看起來很務實：這無關乎信仰，而關乎日程規劃，上有氧運動課也能達到相同的效果。瑪姬承認這個說法有部分正確，但不認為性靈和功利主義背道而馳。「我相信透過其他宗教以及宗教之外的其他事務，也能達到相同的深度。基督教只是其中一種模式。那只是一種模式，當我和治療師談到我的宗教體驗，或和靈修導師談到我的治療經驗時，那些模式其實都大同小異。我的靈修導師最近對我

3 雙盲測試（double-blind test）是指實驗時，受測者被隨機編入實驗組和對照組，但無論施測者或受測者都不知道誰編入實驗組，誰編入對照組，直到實驗結束才進行資料解盲與分析，以避免主觀意識影響實驗結果。——審訂註

4 費納隆（François Fénelon，一五八七—一六二二）為法國神學家、詩人和作家。

5 寂靜主義（Quietism）為十七世紀下半葉在法國、義大利、西班牙興起的一種宗教靈修哲學，提倡摒棄個人意志，經由神的恩典，進入與天主完全契合的神祕清靜境界，被教宗英諾森十一世斥為異端邪說。

說，聖靈時時刻刻都在利用我的無意識狀態！我從治療中學到建立自我界限，在教會則學到拋棄自我界限，天人合一，或至少和基督的身體合而為一。我正在學習不斷建立自我界限和拋棄自我界限，直到我輕輕鬆鬆就可辦到。」她彈了彈手指。

「根據基督宗教教義，你不能自殺，因為你的生命不屬於自己。你的生命和身體只是由你代管，但不屬於你，你不能任意毀壞。你終究不會在內心獨自作戰，你認為你是和耶穌基督及天父和聖靈一起奮戰。當精神疾病啃蝕你的內骨骼時，教會就是你的外骨骼。你將自己灌入外骨骼中，順應它的形狀，在裡面長出脊柱。個人主義使得我們脫離其他一切，玷汙了現代生活。教會說，我們首先應是社群的一份子，然後是基督教會的一員，然後是全體人類的一份子。這論調實在不合乎二十一世紀美國的潮流，卻非常重要。我向愛因斯坦學到的觀念是，人類總是緊抱著『視覺妄想』（optical delusion）不放，以為每個人都和其他人無涉，也和物質世界及整個宇宙無涉，但其實我們都是宇宙中互聯的一環。就我而言，基督宗教是一門學問，旨在研究何謂有益的愛、真正的愛，以及關心的涵義。大家總認為基督教反對享樂，基督教雖偶爾如此，卻非常、非常贊同喜樂。無論你正遭受什麼樣的痛苦，都要追求永不消逝的喜樂。不過你當然仍會經歷痛苦。我想自殺時，曾問牧師：『這樣受苦，目的是什麼？』他說：『我很不喜歡同時包含受苦及目的的句子。受苦就只是受苦。但我確實相信，受苦時上帝會與你同在，儘管我懷疑你是不是感覺得到上帝。』我問怎麼樣才能把這樣的事情交付上帝手中，他說：『瑪姬，沒有什麼交付，那原本就在上帝手中。』」

另外一個朋友，詩人貝西．德羅賓尼爾（Betsy de Lotbinière）在憂鬱症發作期間也靠信仰奮戰，以信念為主要康復之道。陷入憂鬱的低潮時，她說：「當然，我痛恨自己犯的錯，當我失去忍受力時，我不再寬宏大量，我痛恨世界，也痛恨周遭的錯誤，最後由於看到了各種過失、汙點、落葉、停車罰款、遲到和不肯回電的人，只想大聲尖叫。這樣很不好。小孩很快就哭個不停，如果我坐視不管，他們會變得非常安靜，非常聽話，這樣更糟糕，因為他們把淚水往肚裡吞，眼中帶著恐懼，沉默不語。我聽不到他們內心的痛，但我情況還不錯時，那是很容易平撫的。我討厭自己變成那個樣子。憂鬱症拉著我一直往下沉。」

她生長於天主教家庭，丈夫也是虔誠的天主教徒。雖然她不像丈夫那麼勤上教堂，每當她漸漸覺得無法掌控現實，發現自己的絕望情緒破壞了養兒育女的喜悅以及孩子的快樂時，仍會向上帝求助，唸祈禱文。但她並非只尋求天主教的慰藉，事實上，她嘗試過十二步驟課程、禪修、赤足蹈火，還到印度教的廟參拜，研讀卡巴拉[6]，以及幾乎一切與性靈相關的體驗。她在我經歷痛苦煎熬時寫信給我，「在陷入焦慮和過度堅持的時候唸祈禱文，就像按下按鈕展開降落傘一樣，可以阻止你全速撞上磚牆或急速墜落，把你的情緒體撞得粉身碎骨。祈禱文可以充當剎車。如果你信仰夠虔誠，祈禱文可以變成你的加速器和揚聲器，把你想往哪兒去的訊息傳送到廣大宇宙。世上大多數的宗教都包含某種停下來探索內裡存在的形式，所以有跪拜、蓮花盤坐和五體投地等姿勢。宗教藉由各種活動來屏除日常雜念，和更崇高的存在重新連結起來，所以有音樂和儀式。要走出憂鬱，內裡存在與更高存在都是需要的。如果你有某種程度的信仰，就可以在墮入黑暗深淵之前找到出路。關鍵在於，你必須在黑暗中找到自己的平衡。這是宗教信仰能帶來幫助的部分。當人們踏上足跡斑斑的道路逃離黑暗時，宗教領袖有些做法可以帶來穩定。假如你能在外部找到平衡的訣竅，或許也可以設

6 卡巴拉（Kaballah）為源自猶太民族的神祕宗教與哲學思想。

法達到內心的平衡，因而重獲自由。」

大多數人都沒辦法單靠戰鬥走出真正嚴重的憂鬱。真正嚴重的憂鬱除非自行消散，否則就需要治療，然而在接受治療或等待憂鬱消散的過程中，你必須持續戰鬥。把服藥當作戰鬥的一部分是在奮力作戰，拒絕服藥則像騎在馬背上打現代戰爭，是荒謬的自毀行為。服藥的人不是弱者，服藥不代表無法應付自己的生活，而是勇敢的表現。向睿智的治療師求助，也不是懦弱。相信上帝及任何形式的信仰都是好事。你必須讓各式各樣的療法和你一起並肩作戰，不能只是等著別人治好你。夏綠蒂．勃朗特（Charlotte Bronte）寫道：「藥方必須是努力，而不是憐憫。要治療根深柢固的哀傷，努力是唯一根治的藥方。」雖然無法完全治癒，仍是唯一藥方。幸福本身可能是浩大的工程。

不過我們都知道，單靠努力，無法帶來喜樂。夏綠蒂在《維萊特》（*Villette*）中寫道：「我所聽過最空洞的風涼話，莫過於培植幸福。這樣的忠告到底是什麼意思？幸福不是馬鈴薯，可以種在土壤中，辛勤耕耘施肥。幸福乃是從遙遠的天堂落在我們身上、榮耀我們的光芒；是靈魂在夏日清晨感受到從天堂的莧菜和黃金果滴落的神聖露珠。『培植幸福！』我對醫生說：『你會培植幸福嗎？你是怎麼辦到的？』」運氣很重要，幸運時，幸福的露珠彷彿會碰巧落在我們身上。有的人對某種療法反應良好，有的人適合其他療法。有的人短暫奮戰後，病情就自然緩解。有的人受不了藥物治療，卻從談話治療中獲益良多。有的人耗費數千小時作精神分析，結果吞了一顆藥丸後病情立刻好轉。有的人靠一種療法擺脫憂鬱症，但再度陷入憂鬱時卻需要不同的治療方式。有的人得了頑強的憂鬱症，無論怎麼治，始終治不好。有的人不管採取哪一種治療方式，都會產生難受的副作用；有的人即使治療方式駭人聽聞，卻從來沒碰到什麼問題。也許有朝一日，我們有辦法分析大腦的一切功能，到時候，我們不但能說明憂鬱症的起因，也能解析何以出現這些差異。但我不會指望那一天。就目前而言，我們必須接受有些人命中注定很容易得憂鬱症，而他們之中有些人的大腦對治療反應良好，有些人的大腦會抗拒治療。無論會出現多嚴重的崩潰，只要能藉助任何療法讓病情大幅好轉，都是幸運兒。而且，我們必須寬容對待可能無法康復的患者。復原力是常見的天賦，但並非人人都有，無論本書或其他地方都沒有任何祕方可以幫助那些最不幸運的人。

4
另類療法
Alternatives

契訶夫（Anton Chekhov）曾經寫道：「如果一種疾病有多種療法，幾乎可以斷定這是不治之症。」憂鬱症的治療方式繁多，除了標準療法以外，另類療法的種類更是驚人。有些另類療法很不錯，可能很有幫助，但大多數並非人人適用。有些療法則全然荒謬——在這一行，國王穿的是全新的新衣。到處都可聽到奇聞軼事，大家有如剛皈依的信徒，欣喜地談論這些故事。這些另類療法除了讓你荷包出血外，大都沒有太大害處，唯有當童話般的療法取代了有效療法時，才會帶來真正的危害。另類療法種類繁多，反映出我們在面對難以解決的情緒問題時，總是一貫樂觀以對。

我先前發表了關於憂鬱症的文章後，接到數百封讀者來函，分別來自九個國家和幾乎全美各州。這些人希望幫助我了解各種另類療法，令人感動。一位密西根州的女士在信中說，她多年來嘗試了各種藥物，終於找到真正的解決之道，就是「用毛線織東西」。我回信問她用毛線做了什麼，她寄給我一張令人讚嘆的照片，上面是她親手編織的七彩小熊，約八十隻，全都長得一模一樣，還有一本她自費出版的小書，內容是真的、真的很簡單的編織。一位蒙他拿州的女士抱怨：「你或許想知道，你描述的所有效應都來自於慢性中毒。看看你的四周吧。你有沒有在屋子裡噴殺蟲劑，在草坪上噴灑除草劑？你家的下層地板是不是用塑合板？除非威廉．史岱隆[1]之類的作家和你自己都能好好檢查周遭環境是不是暴露在這些物質下，並且清除掉，我可沒耐性讀你的憂鬱症文章。」我無法代替史岱隆發言，他家地板可能用橙劑[2]漂過，但我可以頗肯定地說，十年來歷經管路及電線災難後，就我所見，我們家只有在木結構上面鋪木地板。另外一位讀者認為我是因補牙而汞中毒（但我從未補牙）。有人從阿布奎克市匿名寫信給我，說我血糖太低。還有人說，如果我想學跳踢踏舞，他可以幫我找老師。一位麻薩諸塞州的居民想向我詳細說明生物反饋。慕尼黑有人寫信問我，要不要他幫我換掉RNA，我客氣婉拒了。我最喜歡土桑市一位婦女的來信，她只簡單寫著：「你有沒有考慮離開曼哈頓？」

姑且不論我自己（以及史岱隆）的情況，甲醛的中毒效應事實上和憂鬱症的症狀很像，汞合金補牙導致汞中毒的神經毒性症狀也十分類似，低血糖也和憂鬱的情緒相關。我無法證明踢踏舞課程的潛在療效，但任何規律的體能活動都能改善心情。在適當情況下，投入編織這種平撫心情的重複性手作活動，也很有助益。離開曼哈頓一定能減輕我的壓力。就我的經驗，無論乍看之下多麼瘋狂，沒有哪個人完全錯了。許多人用聽來愚蠢的方法獲得驚人成效。加州大學柏克萊校區的心理系教授席斯．羅伯茲（Seth Roberts）有個理論：有些憂鬱症和孤獨醒來有關，而在一日之始盯著某人的特寫鏡頭看一小時可能有幫助。他讓病人看錄影帶，裡面的脫口秀都只用單機拍攝，因此螢幕上看到的頭部特寫一直是真人尺寸。病人每天起床後看錄影帶一小時，有相當比率的人竟奇蹟似的覺得好多了。其中一個病人告訴我：「我從來不知道電視可以成為我最好的朋友。」以這種方式紓解寂寞，雖然很虛假，卻效果奇佳。

我有幸和某人有過一連串接觸，我稱他為「無能的神祕主義者」。他寫信給我，談到他所實施的能量療法，通信一陣子之後，我邀他來我家展示他的療法。他待人非常親切，而且顯然滿懷善意。我們討論了幾分鐘後，就開始進行。他要我讓左手的大拇指和中指相接，形成O字形，然後右手也

1 威廉．史岱隆（William Styron, 1925-2006）：美國著名作家，普立茲文學獎及美國國家書卷獎得主，著作包括《在黑暗中躺下》（*Lie Down in Darkness*）、《奈特．杜納懺悔錄》（*The Confessions of Nat Turner*）、《蘇菲的抉擇》（*Sophie's Choice*）等。他在回憶錄《看得見的黑暗》（*Darkness Visible*）中談到自己走過憂鬱症的心路歷程。

2 橙劑（Agent Orange）為一種落葉劑，是內含戴奧辛的強效毒性化合物，毒性可在環境中存續數十年。越戰時期美軍為了暴露敵軍所在，在越南大量噴灑橙劑，據信許多美軍的疾病都與此相關，並長期危害越南人健康。

同樣比個O。接著他要我把兩個O扣在一起，朗誦幾個句子。他聲稱，如果我說的是實話，那麼他試著把兩個O拉開時，我的手指會牢牢扣住。但如果我撒謊，我的手指就會愈來愈無力。讀者或許可以想像我坐在自家客廳，嘴裡說著「我恨自己」，而一旁有個穿淺藍色西裝的男子熱心拉扯我的手指時，我有多麼扭捏不安。這套訓練接下來還有一連串步驟，描述起來將是長篇累牘，不過，高潮就出現在他開始對著我吟唱，唱到一半卻忘了要唱什麼。他說：「等一下。」然後在公事包裡一陣翻找，終於找到了，「你想快樂，就會快樂。」於是我斷定，記不住這兩個句子的人是大笨蛋。我費了一番力氣，總算把這無能的神祕主義者請出屋外。後來我聽一些病人談到他們進行能量治療，經驗比我好多了，我不得不相信，有些人的確能逆轉「身體極性」，並透過這類療法感受到幸福的自愛。不過，儘管有些江湖郎中無疑比我碰到的這位更有展演天分，我仍然非常懷疑這類療法。

由於憂鬱症是周期性的疾病，即使不做任何治療，也會暫時緩解，因此病情好轉時，我們可能歸功於持續進行的有效或無用的活動。我堅信在憂鬱症這個領域，沒有安慰劑這回事。如果你得了癌症並嘗試某種怪異的療法，然後覺得病情好轉，你的判斷可能是錯誤的。但如果你得憂鬱症並嘗試某種怪異的療法，然後覺得好多了，那麼你確實好多了。憂鬱症是一種思維過程和情緒的疾病，如果能改變你的思維過程和情緒，將之導向正確方向，就可以視為康復。坦白說，我認為治療憂鬱症的最佳藥方正是相信，那遠比你信任的任何療法都重要。如果你真心相信每天下午倒立及吐銅板一小時可以紓解憂鬱，那麼這種不舒服的活動可能真的對你大有助益。

運動和飲食在情緒疾病的發展上扮演重要角色，我相信，良好的健身習慣和營養可以在一定程度上控制病情。比較可以認真看待的另類療法包括：重複穿顱磁刺激術（rTMS）、針對季節性情緒失調的患者使用燈箱、眼動減敏與歷程更新（EMDR）、按摩療法、生存課程、催眠、睡眠剝奪療法、聖約翰草（St. John's Wort，即貫葉連翹）、S－腺苷甲硫胺酸（S-adenosylmethionine，即SAMe）、順勢療法、中藥治療、團體治療、支持團體、精神外科等。由於篇幅有限，在此我無法一一討論曾有過相當成效的另類療法。

潘恩惠特尼醫院的佛里曼表示：「我治療每個病人的第一步都是運動，運動能改善每個人的情況。」我討厭運動，但只要能把自己拖下床，我都會做一點健身操。或只要辦得到，就去健身房運動。逐漸走出憂鬱症時，做什麼運動不是真那麼重要。登階機和跑步機是最簡單的運動。感覺上，運動似乎能幫助我排掉血液中的憂鬱，讓我更清爽。冷泉港實驗室（Cold Spring Harbor Laboratory）主持人暨DNA發現者之一詹姆斯・華生（James Watson）說：「原因再清楚不過。運動會製造腦內啡。腦內啡是內生的嗎啡，你感覺正常的時候，嗎啡會讓你心情大好；你感覺很糟的時候，嗎啡能讓你心情好轉。你必須讓這些腦內啡發揮效用，畢竟腦內啡也位於神經傳導物質的上游，所以運動能提高你的神經傳導物質濃度。」更何況，憂鬱症會令你身體沉重、動作遲緩，而身體沉重、動作遲緩又會加重你的憂鬱症。如果你一直盡量讓身體運作，那麼心智狀態也會跟進。憂鬱時，一想到要認真鍛鍊身體，我就感到十分厭煩，健身時也毫無樂趣可言，但健完身後，我總是覺得自己好了一千倍。運動也會紓解焦慮：仰臥起坐可以耗掉緊張的能量，有助於控制非理性的恐懼。

你吃什麼，就會變成什麼樣的人；你是什麼人，就會有什麼感覺。你無法單靠選對食物來緩解憂鬱症，但吃了不對的食物當然有可能引發憂鬱症，而且或多或少都可透過小心控制飲食，避免憂鬱症復發。糖和碳水化合物似乎會讓大腦吸收更多色胺酸，進而提高血清素濃度。全穀類食物和甲殼類水產都富含維生素B_6，對於血清素合成非常重要。維生素B_6含量過低可能引發憂鬱症。低膽固醇也和憂鬱症的症狀有關。雖然尚未經研究證實，但好好吃一頓龍蝦和巧克力慕斯大餐可能對改善心靈狀態也大有幫助。華生說：「二十一世紀重視能促進身體健康的飲食方式，結果可能導致心理不健康。」多巴胺的合成也仰賴維生素B群，尤其是維生素 B_{12}（魚類和乳製品都含維生素 B_{12}）和葉酸（牛肝和花椰菜），同時也仰賴鎂（鱈魚、鯖魚和小麥胚芽）。憂鬱症患者通常都缺鋅（牡蠣、菊苣、蘆筍、火雞、小蘿蔔）、維生素 B_3（蛋、啤酒酵母、禽肉）及鉻。以上三種營養素都被用來治療憂鬱症。產後憂鬱症尤其和缺鋅有密切關聯，因為到了懷孕末期，孕婦會將體內所有的鋅存量都輸送給腹中胎兒。增加鋅的攝取量可以改善心情。有個廣為流傳的理論是地中海居民之所以沒那麼憂鬱，是因為他們攝取大量的魚油（魚油富含維生素B），因而提高了體內 ω-3 脂肪酸的含量。有極堅強的證據顯示 ω-3 脂肪酸對改善情緒有正面效應。

雖然這些食物或許能有效預防憂鬱症，其他食物卻可能引發憂鬱。《食物醫生》（*The Food Doctor*）的作者維琪．艾格森（Vicki Edgson）解釋：「許多歐洲人對小麥過敏，許多美國人對玉米過敏。」食物過敏也可能引發憂鬱。「這些常見物質變成大腦中的毒素，引發各種精神疾病。」許多人出現的憂鬱症狀屬於腎上腺疲勞（adrenal exhaustion）症候群，是過度攝取糖分和碳水化合物的結果。「如果你的血糖濃度經常波動，在一整天中有高有低，靠吃甜食和垃圾食物來治標，會引發睡眠問題，不但降低白天處理事務的能力，也會影響你對別人的容忍度和耐性。出現這種症候群的人整天都覺得疲乏，喪失性慾，渾身疼痛。他們的身體系統承受了非常嚴重的壓力。」有的人會出現乳糜瀉[3]，以至於發育不良。艾格森說：「憂鬱的人騙自己喝咖啡能增進活力，但其實咖啡會讓活力流失，刺激焦慮反應。」當然酒精也對身體有害。艾格森說：「有時候，你的身體是藉由憂鬱症告訴你，該停止虐待它了。憂鬱症是崩解的證據。」

美國國家心理衛生研究院的波斯特長期研究重複穿顱磁刺激術（rTMS），利用磁力造成代謝性刺激，和電痙攣療法的效應十分相似，只是強度較低。現代科技可以全力針對腦部特定區塊，提供強烈刺激。若是用電流，必須調到很強才能穿過頭蓋骨和頭皮，傳到大腦，而磁通量（magnetic flux）卻能輕易穿透。所以電痙攣療法會引發癲癇，而rTMS則不會。波斯特提出，由於神經造影技術的進步，我們或許終有可能準確找出腦中的憂鬱區塊，並將磁刺激對準這些區塊，依疾病的特定形式，為病人量身打造適當的治療。此外，rTMS也有可能提供極高的特定性，讓磁刺激精確對準。波斯特說：「有一天，我們可以利用科技在你頭上放個罩子，就像老式美髮烘罩機那樣。它會掃描你的大腦，找出憂鬱代謝作用的區塊，然後讓磁刺激對準這個部位。半小時後你離開時，大腦已重獲平衡。」

羅森塔爾從南非移居美國時，開始出現冬季憂鬱，並因此發現季節性情緒失調（SAD）。許多人的心情都會隨著季節改變，並反覆出現冬季憂鬱。季節變換（有個病人稱之為「夏與冬的交火」）的時候，每個人都覺得不好受。季節性情緒失調和純粹不喜歡冷天不同。羅森塔爾認為，人類天生就對季節變換有反應，但人工照明和現代生活中的種種人為約束卻不容許這種反應。白晝愈來愈短時，許多人會變得退縮，「要求他們不顧停擺的生理機能照常運作，是在打造憂鬱症。如果你要冬眠中的熊整個冬天都在馬戲團裡用後腿站立並跳舞，牠會有何感覺？」實驗顯示，季節性情緒失調

3 乳糜瀉（celiac disease）是因攝取小麥穀蛋白或其他穀物的類似蛋白質所引發的自體免疫疾病，如對這類穀蛋白敏感卻一再攝取，會不斷腹痛和腹瀉，導致營養不良。

會受到光照的影響，光照會影響褪黑激素分泌，從而影響神經傳導物質系統。光照也會刺激下視丘，而下視丘負責調節睡眠、飲食、體溫、性衝動等生理系統，這些系統是憂鬱症失調的基礎。光照還會影響視網膜內血清素的合成。在陽光燦爛的日子，自然光線的強度是室內光線的三百倍左右。醫生通常用燈箱來治療季節性情緒失調的患者，在燈箱內投射非常亮的光線到患者身上。我發現燈箱會讓我有點頭昏，彷彿在考驗我的眼睛，但我知道有些人很愛燈箱。事實上，有些人會戴著光罩或頭罩式燈箱。研究證明，比正常室內燈光明亮許多的燈箱能提高腦部血清素濃度。羅森塔爾說：「看著季節性情緒失調的患者進入秋天，有如觀察葉子從樹上飄落。當我們開始用強光治療他們，彷彿看到鬱金香花綻放。」

眼動減敏與歷程更新（EMDR）是一九八七年為了治療創傷後壓力症而發明的療法，技巧有點矯揉。治療師會忽快忽慢地移動他的手，從你右邊的邊緣視野移到左邊，先刺激一眼，再刺激另一眼。另一種差不多的技巧是讓你戴上耳機，耳機裡的聲音會輪流出現，先刺激一耳，再刺激另一耳。或第三種可能的做法是讓你手持小小的震動器，一手拿一個，震動器會交互震動。在這些動作進行的同時，你回憶過去的創傷並重新經歷創傷，走過這段心理動力過程後，你會在療程結束時擺脫創傷。許多療法（例如精神分析）都有一套優美的理論，但成效有限；EMDR的理論可笑，卻成效卓著。治療師假定這樣做可以快速輪流刺激左右腦，促使記憶從一處腦儲存中心轉移到另一處。這看似不可思議。不過，EMDR提供的振盪刺激中的確有某種東西能產生戲劇性的效果。

EMDR愈來愈常用於治療憂鬱症。由於這種療法會用到創傷記憶，因此較常用來治療創傷性憂鬱症，較少用在一般憂鬱症。為本書進行研究時，我嘗試了各式各樣的治療方法，EMDR也包括在內。我原本認為這種方法華而不實，結果卻出乎意料之外。儘管他們已提醒我這種療法會「加速處理過程」，但實際體驗的強度仍讓我措手不及。我戴上頭罩，努力回想過去的記憶，腦海中湧現強大到不可思議的兒時畫面，以及我甚至不曉得還存放在我腦中的事物。我立即產生各種聯想，心智跑得比過去都快。這真是令人激動的經驗，幫我作EMDR的治療師熟練地引導我記起各種早已遺忘的童年困境。如果憂鬱症不是由單一創傷所引發，我不確定EMDR是否能立即見效，但這種療法實在太刺激、太有趣了，我持續進行了二十次。

大衛．葛蘭德（David Grand）是訓練有素的精神分析治療師，他現在用EMDR來治療所有病患。他說：「EMDR能在六到十二個月內讓病人做到一般療法五年都辦不到的事。我不是憑空這樣比較，而是拿自己採用EMDR和沒有採用的治療狀況來比較。這種刺激方式繞過自我，發揮深切、快速和直接的激發作用。EMDR不像認知療法或精神分析那樣，是一種治療取向，EMDR是一種工具。你不能只是一般的EMDR治療師，而必須先成為優秀的治療師，再找出如何在治療過程中整合EMDR。雖然這種療法很古怪，令人卻步，但我已經做了八年，以現今的理解，已經無法回頭接受不包含EMDR的治療，那樣是種退化，有如回到原始狀態。」每次做完EMDR，踏出治療師診所時，我都頭昏昏的（不過是舒服的頭昏），所得的東西會一直留在我心裡，豐富我的意識心靈。過程很有效，我推薦這種療法。

一九九九年十月，我到亞利桑那州喜多納市參加為期四天的新時代按摩課程，當時我正承受強烈的壓力。我對新時代療法大體上是懷疑的。我和為我進行第一次治療的「分析師」打招呼，狐疑地看著她在房間另一端擺出水晶球，向我描述她的夢境。我不相信她把神聖查科峽谷[4]和西藏的精油依序噴灑在身上，我就能不知不覺得到內心的安寧。我不知道她用那串念珠般的粉晶珠蒙住我的雙眼，是否就真能和我的脈輪[5]相連。我也不相信房間裡迴盪的解義梵唱能將抗憂鬱的功德銘刻在我的經絡上。儘管如此，連續四天在豪華別墅中享受美女的溫柔觸摸對我有莫大好處，我離開時心情平靜。頭薦骨按摩是我接受的最後一項治療，效果似乎特別好：我渾身籠罩著一股祥和感，而且維持了好多天。

憂鬱症會切斷身心的連繫，而廣泛的全身按摩能重新喚醒我們的身體，因此我相信按摩可融入治療中，提供協助。我不認為我在喜多納的經驗能幫上深陷重度憂鬱的人，但若純粹當作一種調理技巧，會很不錯。理論家羅傑．卡拉漢（Roger Callahan）聲稱自己融合了人體應用工學和傳統中醫。卡拉漢推斷人的改變會先出現在細胞層次，然後化學層次，接著是神經生理學層次，最後才是認知層次。但我們治療時都倒過來，先針對認知系統，其次是神經生理學層次。他則從肌肉的神祕反應著手。他有很多追隨者。雖然他們的治療方式在我看來有些做作，但從生理著手的想法則頗為聰明。憂鬱症是種身體苦痛，調節生理確實有幫助。

二次大戰期間，許多英國士兵的軍艦因遭攻擊而無法駛動，他們被迫在大西洋中長時間漂流。結果，生存率最高的不是最年輕、最能幹的士兵，而是經驗最老到的士兵，他們往往有堅韌的精神，能超越身體限制。根據教育家寇特．韓恩（Kurt Hahn）的觀察，這種堅韌必須靠學習取得，所以他創辦了外展訓練學校（Outward Bound），現在是個大型聯盟，在全球各地都有分會。外展訓練學校試圖透過有系統的荒野活動，達成韓恩的目標：「我認為教育的首要之務是確保下列特質：積極進取的好奇心、不屈不撓的精神、堅持到底的毅力、理智克己的態度，以及最重要的慈悲。」

二〇〇〇年夏天，我參加颶風島外展訓練學校的探險活動。憂鬱症發作的時候，我不可能完成外展訓練，但不憂鬱的時候，接受外展訓練似乎能強化我的內在去抵禦憂鬱症。課程很嚴格，有時候頗艱苦累人，但也很暢快，確實讓我感覺自己的生命和大自然的運行息息相關。那是一種安心感：在漫無邊際的永恆中找到自己的位置，令人無比寬慰。我們在海上划獨木舟，每天排滿各種體能活動。典型的一日是，我們可能清晨四時即起，跑一．六公里路，然後從高出海面八公尺半高的平台躍入緬因冰冷的海水中。接著拔營，把打包好的裝備放進獨木舟，扛著獨木舟進入海中（兩人扛一艘約六百七十公分長的船）。我們會逆潮划個八公里左右（以每小時約一．六公里的速度），直到抵達可以停下來吃早餐的地方，然後在那裡伸展、烹煮並用餐。接著再爬回獨木舟，再划八公里左右，抵達當晚過夜的地點。在那裡吃過中餐後，開始練習輔助救援的技巧：把船翻轉過來，在海中解開固定身體的帶子，將獨木舟扶正，重新登船。然後，我們會被帶開到不同地點單獨過夜，只帶著一個睡袋、一瓶水、一塊防水布和一條細繩。幸好活動期間一直艷陽高照，因為即使天降雪雨，我們仍得按照既定行程活動。我們的講師都很厲害，是絕對有辦法生存下來的大地之子和強者，有時甚至很有智慧。在他們的審慎介入下，我們透過和荒野密切交手，學到他們強大才能的皮毛。

有時候，我真希望自己不會來受訓，我覺得同意別人這樣剝奪我種種生活享受，正是我精神失常的終極印記。但我也覺得自己跟某種深刻的東西重新相連。有辦法在蠻荒的自然世界生活，即使是在玻璃纖維獨木舟上完成，仍是一大壯舉。划槳的節奏很有幫助，陽光也是，而波浪似乎在為流向心臟的血流打著拍子，我的哀傷退潮了。外展訓練在許多方面都讓我聯想到精神分析，兩者同為

4 查科峽谷（Chaco Canyon），位於美國新墨西哥州，為古印地安人文化中心。

5 脈輪源自印度梵文，原意為輪子，在印度哲學及瑜伽觀念中指人體能量匯聚的中心，人體有七個脈輪。

一種自我揭露的過程，促使一個人超越極限。在這一點，外展訓練達到了創辦人的目的。韓恩曾引中尼采的觀念寫道：「如果沒有自我發現的過程，一個人仍然會有自信，但他的自信乃建築在無知上，一旦面對重擔就會瓦解。當你的心靈指揮身體完成看似不可能完成的任務，當你鼓起勇氣，卯足全力，為了完成某件超越小我的事（某個原則、艱鉅的任務、別人的性命），讓自己達到不可思議的極限，自我發現是你克服艱鉅挑戰後的最終產物。」換句話說，在憂鬱症發作的空檔，你必須嘗試一些能增強韌性的活動，如此當憂鬱症再度來襲時，才有辦法安然熬過絕望——這和我們每天運動以保持身材是同樣的道理。我不會建議你用外展訓練來取代治療，而是作為治療的補充，外展訓練可以發揮強大功效，而且整個活動有種令人心滿意足的美。憂鬱症會讓你脫離自己的根，雖然會有陰鬱沉重感，卻也輕飄飄的，因為再也沒有什麼能把你固定在大地上。外展訓練讓我回歸自然根源。完成訓練後，我確實感到自豪和安全。

催眠和EMDR一樣，都不是療法，而是治療中可運用的工具。催眠可以幫助患者想起早年經歷，幫助他重溫當時的情境，並從中找出一些解方。麥克．雅普克（Michael Yapko）在探討如何用催眠治療憂鬱症的著作中指出，當憂鬱症的根源似乎來自於患者對於過往經驗的理解，而且有辦法改變他對相同經驗的理解，讓他比較好受時，催眠的效果最佳。治療師也可透過催眠，讓患者在腦海中想像光明的前景，這股期待或許可將患者拉出目前的悲慘心境，從而促成美好未來。至少成功的催眠術有助於打破負面的思考和行為模式。

憂鬱症的主要症狀之一，就是睡眠型態崩解。真正憂鬱的人可能完全沒有深層睡眠，在床上躺了許久，卻得不到休息。我們純粹是因憂鬱症而睡眠失常嗎？抑或睡眠失常是導致憂鬱症的部分原因？美國國家心理衛生研究院的湯瑪斯．維爾（Thomas Wehr）指出：「引發鬱症的悲傷情緒會干擾睡眠，墮入情網可能引發狂躁情緒，則又會以不同形態干擾睡眠。」即使沒有憂鬱症的人，也曾因不祥的恐懼感在清晨驚醒。事實上，這種通常很快就消失的可怕絕望狀態可能是健康人最接近憂鬱症的時刻。陷入憂鬱症的人感覺最糟的時刻幾乎都在早上，然後隨著一天過去，情況逐漸好轉。所以維爾做了一連串實驗，證明透過有計畫的剝奪睡眠可以減輕憂鬱症的部分症狀。長期而言，這種做法並不實際，但對正在等待抗憂鬱藥物發揮藥效的患者而言，卻是有用的方法。維爾問：「你可以藉著不讓某人睡覺，延續白天好轉的病情。即使憂鬱的人都希望藉由睡眠忘卻一切，然而憂鬱卻會在睡眠中持續下去並強化。究竟是什麼恐怖的妖魔邪靈在夜晚來訪，造成這樣的轉變？」

名作家費茲傑羅在散文〈崩潰〉（*The Crack-Up*）中寫道：「凌晨三點鐘，被遺忘的包裹就和死刑一樣重大，藥方無法奏效——日復一日，靈魂真正的暗夜，總是在凌晨三點鐘。」凌晨三點鐘的惡魔找上了我。

我最憂鬱的時候，確實感覺白天心情會逐漸好轉，雖然容易疲累，但深夜是我最正常的時候。真的，如果我能依情緒狀態來選擇，我會在午夜度過我的人生。這方面的研究十分有限，因為這類題材無法申請專利，但有些研究顯示睡眠的機制十分複雜，完全視你何時睡覺、醒來是處於哪個階段的睡眠，還有各種技術因素而定。身體的晝夜節律主要由睡眠決定，改變睡眠型態會干擾身體釋放神經傳導物質與內分泌的時機。雖然我們大致知道睡眠時會發生什麼事，也觀察到睡眠引發的情緒低落，卻還無法確定兩者直接相關。促甲狀腺素釋放激素會在睡眠中減少，所以這是引發情緒低落的原因嗎？去甲腎上腺素和血清素含量也會下降，乙醯膽鹼則會上升。有些人推論，剝奪睡眠能增進多巴胺分泌，且有一系列實驗顯示，眨眼會促進多巴胺釋放，因此長時間閉眼會降低多巴胺。

你顯然無法完全剝奪一個人的睡眠，但你可以在他睡眠後期的快速動眼睡眠剛開始時就叫醒他，防止他進入那不得安寧的階段，這可能是控制憂鬱症的好方法。我曾經試過這個辦法，而且有效。我在憂鬱症發作時總是渴望小睡片刻，但打盹會產生不良後果，抵銷清醒帶來的所有好處。德國佛萊堡大學（University of Freiburg）教授伯格（M. Berger）曾實施所謂的「睡眠促進法」，讓患者下午五點鐘就上床睡覺，然後在午夜之前醒來。這個方法能帶來效果，雖然大家都不明白原因。維爾承認：「這些療法聽起來有點怪異，但坦白說，如果你跟別人說：『我想在你頭上接電線，讓電流通過你的腦子，引發癲癇，因為我認為這樣做或許能改善你的憂鬱症。』倘若這種療法不是醫界廣泛採行且已廣為人知，恐怕也很難推動。」

匹茲堡大學的邁可．泰斯（Michael Thase）觀察到，許多憂鬱症患者的睡眠會大幅減少，而且憂鬱症發作期間，失眠往往是自殺的先兆。許多憂鬱症患者即使能入睡，睡眠品質也大幅改變。患者的睡眠效率通常很差，極少或不會進入深度的慢波睡眠，而恢復心情、充分休息通常和這種睡眠相關。他們可能有多次短暫的快速動眼睡眠，而不像一般健康人只有幾次時間較長的睡眠。由於快速動眼睡眠可以說是輕微的清醒狀態，因此一再進入這種睡眠會令人疲累，得不到休息。大多數抗憂鬱藥物雖然不見得能改善睡眠品質，但都會減少快速動眼睡眠。至於這是不是藥物作用機制的一部分，就不得而知了。根據泰斯的觀察，睡眠正常的憂鬱症患者可能對心理治療更有反應，而睡眠不正常的患者則較需要藥物治療。

雖然在罹患憂鬱症期間，睡眠會令人心情低落，但長期睡眠不足可能是引發憂鬱症的原因。自從電視發明後，一般人夜晚睡眠時間平均減少兩小時。整個社會憂鬱症患者普遍增多，會不會有部分是睡眠減少的結果？當然這裡有個基本問題：我們不只對憂鬱症了解不多，也不清楚睡眠的目的。身體其他系統會以看起來有益的方式攪和在一起。受凍的效應和剝奪睡眠類似。馴鹿在北極寒風中站立不動，熬過無數夜晚，直到春天才開始移動，這種「北極式休眠」看來很像人類的憂鬱症。至少對某些動物而言，寒冷會導致整體的遲緩。

聖約翰草是一種迷人的灌木，通常在聖約翰日（六月二十四日）前後開花。至少從西元一世紀的老普林尼[6]起，人類就懂得拿聖約翰草當藥物來治療膀胱疾病。十三世紀，人們手持聖約翰草驅趕魔鬼。到了當代，美國人萃取聖約翰草精華出售，或製成粉末，或混入茶葉，或製成酊劑，從喝了感覺很好的奶昔到各類營養補充品都含有聖約翰草的成分。在北歐，聖約翰草蔚為風潮。但研究這類自然物質無法申請專利，缺乏金錢上的誘因，雖然有一些政府資助的研究正在進行，但關於聖約翰草的對照研究還是相對少見。聖約翰草似乎確實能有效紓解焦慮和憂鬱，大家不清楚的是作用機制。事實上，我們甚至不明白聖約翰草的多種生物活性物質中，究竟是哪一種具有療效。大多數人熟知的物質是金絲桃（hypericum），通常占藥物萃取成分的〇．三％，似乎能抑制三種神經傳導物質的吸收，據說還能降低介白質素6（interleukin-6）的分泌，這是與免疫反應相關的蛋白質，過量會令人感到悲慘難過。

自然醫學大師安德魯．威爾（Andrew Weil）聲稱植物萃取物之所以有效，是因為在多重系統下

6 老普林尼（Pliny the Elder），指蓋烏斯．普林尼．塞昆杜斯（Gaius Plinius Secundus，23-79），為古羅馬時代的博物學家及政治家，著有《自然史》（*Naturalis Historia*，亦譯《博物誌》）。他在近距離觀察維蘇威火山爆發後過世，火山岩漿後來吞沒了龐貝城。

運作。他認為數種有效的介質協力合作，會比設計過度的化學分子要好，雖然這些介質是否真能相輔相成或如何協力運作，都純屬臆測。他讚揚草藥療法的紛雜性[7]，能以多種不同方式對體內多種系統發揮效用。他的理論雖然科學基礎薄弱，概念卻很迷人。大多數人之所以選擇服用聖約翰草，都不是為了其雜揉療效，而是從感性角度來看，服用草藥總比服用化學合成藥物好多了。聖約翰草的市場行銷就充分利用了這樣的成見。有一陣子，倫敦地鐵廣告常會看到名為「陽光女孩琪拉」的金髮女郎，她滿臉幸福，因聖約翰草「溫和烘乾的葉子」和「賞心悅目的黃花」而始終精神抖擻。這則荒謬的廣告彷彿在暗示溫和烘乾或黃色也關係到療效，正好反映了業者炒熱聖約翰草的煽情手法。定期服用一定劑量的聖約翰草幾乎不能算是「自然」療法。上帝讓某種植物具備某種分子結構，將其他分子結構留給人類以科學方法開發，並不會使得前者就勝過後者。肺炎之類的「自然」疾病或砷之類的「自然」物質或蛀牙之類的「自然」現象並不格外吸引人。切記，許多自然物質都有極強毒性。

我注意到有些人對選擇性血清素回收抑制劑有負面反應。值得注意的是，儘管聖約翰草是草地上野生的植物，卻不見得比較無害。自然物質銷售時未受到嚴格管制，你無法確定能否從每一顆藥丸獲得等量的活性成分，這些自然物質當然也可能和其他藥物產生危險的交互作用。比方說，聖約翰草可能降低許多藥物的療效，包括口服避孕藥和降膽固醇藥史塔汀（statin），乙型阻斷劑（beta blocker）、鈣離子通道阻斷劑（calcium-channel blocker）等高血壓和心血管疾病藥物，以及治療人類免疫缺陷病毒感染的蛋白酶抑制劑。在我看來，聖約翰草沒什麼不好，也不特別好。與化學合成藥物相比，這種草藥的規範較不完善、較缺乏研究，也較易變質，而且不像百憂解那樣會以一致的方式服用。

研究人員在拚命尋找「自然」療法時，發現了另外一種具有療效的物質，叫作「S－腺苷甲硫胺酸」，簡稱SAMe。北歐人把聖約翰草當成心理上的靈丹妙藥，SAMe則是南歐最流行的療法，在義大利尤其盛行。SAMe和聖約翰草一樣缺乏明確規範，通常以白色小藥丸的形式在健康食品店販售。SAMe是人體內的物質，不像聖約翰草那樣萃取自賞心悅目的花朵。每個人體內的SAMe濃度會因年齡和性別而異。人體內到處都有SAMe，能促成許多化學作用。雖然憂鬱者的SAMe濃度不見得比較低，但研究中顯示的抗憂鬱療效十分振奮人心。在對照實驗中，SAMe緩解憂鬱症狀的效果一再勝過安慰劑，而且至少和三環類抗憂鬱藥物有相同的療效。然而許多針對SAMe的研究缺乏嚴謹架構，結果未必完全可靠。SAMe不會帶來一長串副作用，但雙極性疾患的病人服用後可能引發躁症。SAMe究竟如何作用，似乎沒人有具體概念。那或許與神經傳導物質的代謝作用有關——讓動物長期服用SAMe會增加牠們腦部神經傳導物質的濃度，尤其會促進多巴胺和血清素分泌。SAMe不足可能和甲基化不良相關，通常會導致身體緊繃。長者的SAMe濃度通常較低，有些學者認為SAMe不足和老化大腦的功能衰退相關。許多人都針對SAMe的明顯效用提出解釋，但都缺乏證據支持。

順勢療法偶爾會用於對抗憂鬱症：治療師會讓病人吃少量的多種物質，而這些物質如劑量過高，可能會讓健康人出現憂鬱症狀。對抗憂鬱症時，許多非西方的醫療方式可能很有用。有個女人

7 此處的紛雜性，原文是dirtiness，即第三章所提，藥物又分藥效極具針對性的淨藥及藥效不具針對性的髒藥，草藥的針對性極低，故具有dirtiness。同一段中的雜揉療效，也是此意。——審訂註

一輩子都在對抗憂鬱症，服用抗憂鬱藥一直沒什麼效，但在六十歲時發現氣功這套中國的呼吸暨身體鍛鍊系統可以完全解決問題。針灸在西方的信徒也愈來愈多（美國人現在每年花五億美元作針灸），且對某些人有驚人療效。美國國家衛生研究院承認，針灸可能會改變腦部化學作用。中國的草藥似乎較不可信，但有的人服用中藥後，意識達成極大轉變。

許多採取另類療法的人之前都嘗試過傳統療法。有的人偏好另類療法，有的人則試著以另類療法來輔助傳統療法。有的人在觀念上就偏好侵入程度比藥物治療或電痙攣療法還要輕微的治療方式。避免接受談話治療，充其量似乎只是幼稚；然而，也有些人寧可嘗試不同形式的談話治療，或同時用談話治療和非傳統治療方式，也不願去找精神藥理師，並吞下一堆我們至今所知仍少得可憐的化合物。

我認識一些或多或少嘗試過順勢療法的人，其中最令我敬佩的莫過於克勞蒂亞．薇佛（Claudia Weaver）。克勞蒂亞相當我行我素。有些人會見風轉舵，或迎合別人的意見，但她有一種混合了直率及古怪的特質，不受人左右。這種個性或許令人不安，但也有極令人喜歡的一面。你很清楚她如何看待你，不是因為她很無禮，其實她的禮儀無可挑剔，而是因為她完全無意掩飾真正的自我。事實上，她幾乎像決鬥前扔手套般拋出自己的真實個性，你可以起身接受挑戰，喜歡她，那麼她會很開心；或你認為這人有點太難纏，決定各走各的路，那也無妨。等到你開始了解她，你會發現她那古怪的心靈十分迷人。她慎重地保持一貫忠誠與正直的個性。她是非常有道德的人。她說：「我當然有我的怪癖，而且還引以為傲，因為我不知道沒有這些怪癖，我要如何活著。我一向特立獨行，堅持己見。」

我剛認識克勞蒂亞時，她年近三十，當時她因過敏、消化不良、濕疹及其他健康問題，接受全身治療，順勢療法是其中一部分。她同時也靜坐冥想，並調整飲食。她隨身攜帶約三十六只小藥瓶，裡面裝著藥效不同的各種藥丸（家裡還有五十瓶），另外還帶著幾種油，以及阿育吠陀茶。她照著複雜到令人眼花的時間表服用所有的藥物，有的需吞下整顆藥丸，有的需磨碎溶解後和其他藥丸混合，有的則需把藥膏塗抹在皮膚表面。她在六個月前永遠丟開十六歲起就斷續服用的各種藥物。她服用藥物一直有些問題，也已準備好嘗試其他治療方式。就像過去停藥時一樣，她出現短暫的亢奮，然後就開始墜落。她曾短暫服用聖約翰草，卻沒什麼效。順勢療法對她似乎頗為有效，阻止了這場災難。

她不曾當面見過為她進行順勢療法的治療師，治療師住在聖塔菲市，曾為她的朋友治療，效果很好。克勞蒂亞每隔一、兩天就打電話給治療師，討論自己的感覺，治療師會問她問題，比方說「你會不會覺得舌頭上覆蓋著一層東西？」「耳朵會不會覺得濕濕的？」然後據以開出處方，通常每天六顆藥丸。他主張身體有如樂團，而藥劑就像音叉。克勞蒂亞熱衷於各種儀式，我覺得她有點被那極其複雜的養生法給說服了。她喜歡那些小小的瓶瓶罐罐和諮詢和規矩。她喜歡服用元素藥劑，例如硫、金、砷，以及更怪異的化合物和混合藥物，例如顛茄、馬錢子、墨魚汁等。對治療的關注分散了她對疾病的注意。她的治療師雖然無法改變她心情起伏的深層走勢，通常都有辦法處理嚴重的狀況。

關於自身的憂鬱症，克勞蒂亞累積了一輩子的洞察和經驗。「陷入憂鬱時，我很難記得好事，總是念念不忘別人對我的種種不是，我對這類事情有大象般的記性。每當我受委屈、感到羞愧或困窘時，我會把這些事情放大到比實際情況還糟糕。我一想到其中一件，就會連帶想到另外十件、二十件。我參加的另類靈修團體要求我寫下生命中曾經碰到的挫折，我寫了二十頁。然後他們要我寫下曾經碰到的好事，我卻一件也想不起來。我也對陰暗的題材很感興趣，像奧許維茲集中營或空難之類的，我會忍不住想像在這種情況下死去。我的治療師通常都能找到處方紓解我對災難無法自拔的恐懼。」

「我有豐富的自虐經驗。到了下個月，已有二十九年的自虐經驗了。我知道我可能今天告訴你一個連貫的故事，但明天又說一個截然不同的故事。我腦中的現實會隨著情緒而變。我可能前一天還跟你說我的憂鬱症有多可怕，我這輩子怎麼樣飽受折磨，第二天病情似乎比較控制住了，我又告訴你一切都很好。我努力回想快樂的時光，找點事做，免得自己不斷反省，這樣很快就會陷入憂鬱。憂鬱的時候，我對自己的一切都感到羞愧，無法想像或許別人也是人，也會經歷各種情緒。我做過一些可恥的夢，即使在睡夢中，我都無法擺脫這種可怕而沉重的壓迫感，我的人生無望。希望最先離我而去。」

克勞蒂亞的雙親很固執，讓她倍感壓迫：「他們希望我快樂，然而是依照他們的方式快樂。」她小時候就是如此。「我深深覺得我活在自己的世界，覺得自己和別人不一樣，總是格格不入。我覺得自己很渺小、不受重視，還迷失在自己的想法中，幾乎沒有意識到別人的存在。我走到後院時，只會四處晃蕩，卻什麼都沒看到。」她的家人對她的情況「很沉得住氣」。她讀到小學三年級時，肢體動作開始出現退縮。「我痛恨別人碰我、抱我或親我，連家人都不行。我在學校總是非常疲累。我還記得老師對我說：『克勞蒂亞，把頭抬起來。』但大家都不以為意。我還記得上體操課時，我會靠在電暖爐上睡著。我痛恨上學，不覺得自己有任何朋友。不管別人說什麼，都可能傷到我，我也的確受到傷害。我還記得六年級或七年級時，我走在學校走廊上，對誰都無動於衷，對什麼都不在意。我極度怨恨自己的童年，儘管那時我也因自己與眾不同而感到出奇的自豪。至於憂鬱症？憂鬱症一直都在，只是大家花了一段時間才知道那叫憂鬱症。我的家庭充滿了愛，但家人從未想到，或那一代的父母大都不會想到孩子會出現情緒失調。」

騎馬是她由衷喜歡的活動，她在這方面也展露些許天分。父母為她買了一匹小馬。「我從騎馬中獲得自信，也得到快樂。騎馬為我打開了一扇希望的窗，是我在其他地方得不到的。我的騎術精湛，也受到肯定。我很愛我的小馬，我們合作無間，視彼此為夥伴。牠似乎明白我需要牠。這一切帶著我走出苦難。」

十年級時，她離家就讀寄宿學校。由於跟學校的馬術教練對騎馬方式起了爭執，她放棄了馬術。她請雙親賣掉小馬。她不再有力氣騎馬了。在寄宿學校的第一個學期，她思索著她今日已認清為「靈性問題：我為什麼活著？我此生的目的為何？」的種種內容。她向室友提到其中的幾個問題，但室友很快就報告學校當局，斷章取義地複述兩人對話的片段內容。校方認為克勞蒂亞有自殺傾向，立即送她回家。「實在太丟臉了，我感到非常羞恥，完全不想再和任何事情扯上關係，那段時間十分難熬。無論其他人是不是很快忘掉這件事，我都沒法忘掉。」

後來，大受打擊的她開始自殘——深受她所謂的「糟糕的另類厭食症」所苦。她的手法是先劃出一條不會流血的傷口，然後把傷口拉開，讓血流出來。她割得很細，不會留下傷疤。她認識四、五個自殘的女同學，「看起來，陷入相同慘境的人還不少。」她持續自殘，但並不頻繁。大學時代，她每隔一段時間就自殘。二十來歲時，她會割自己的左手和腹部。她說：「妳不是在求救，而是感受到情緒上的痛，想要擺脫。然後妳剛好看到一把刀，心想，哇，這把刀看起來很鋒利，也很平滑，假如我這麼把刀子往下壓，不知會怎樣……於是妳迷上這把刀。」室友看到她身上的割痕，又去舉報。「他們說我絕對有自殺傾向，那把我逼瘋了，我緊張得牙齒不住打顫。」她再度被送回家，校方要求她去看精神科醫師。醫生跟她說，她其實真的相當正常，沒什麼問題，校方和她的室友才是瘋子。「他認為我不是企圖自殺，而是在測試界線何在，思索我是誰，要往哪裡去。」幾天後，她回學校上課，但這時她已失去安全感，開始出現急性憂鬱症的症狀。「我愈來愈疲憊，睡得愈來愈多，做得愈來愈少，也愈來愈想獨處，變得非常不快樂，而且不覺得能向誰傾訴。」

沒多久，她開始每天睡十四小時。「我會在半夜起床，跑到浴室念書，每個人都認為我很奇怪。她們會來敲門，想知道我在裡面做什麼。我告訴她們：『我只是在讀書。』她們問：『你為什麼要在浴室讀書？』我說：『我喜歡啊！』然後她們說：『妳為什麼不去交誼廳念書？』但如果我去交誼廳，可能得和別人打交道，而我就是想躲開這件事。」到了年底，她幾乎不再吃一般的食物了。「我每天會買七條或九條巧克力棒，這樣一來，我就不必去學校餐廳吃飯。假如我去餐廳，其他人會說：『妳還好嗎？』這是我最不想回答的問題。我繼續用功讀書，熬過這一年。因為只要我繼續露面，就不會受到太多注意。假如我一直躺在床上，校方會打電話給我父母，我就不得不解釋，而我無法應付眾人的目光，和可能因此受到的傷害。我甚至沒有想過要打電話給父母，說我要回家。我認為我困住了。周遭彷彿霧氣迷濛，根本看不到一公尺半以外的地方，連母親都遠在二公尺外。我對自己的憂鬱感到羞愧，覺得每個人提到我時一定講得很難聽。你知道嗎，即使獨自上廁所，我都覺得難堪。我的意思是，我在大庭廣眾間當然會碰上很多麻煩，但即使只是獨自一人，我都無法面對自己。即使上廁所時，都覺得自己不配當人，都覺得可能有人知道我在上廁所，因此覺得無地自容。真是太痛苦了。」

十年級的暑假很難熬。她因為太過緊張焦慮而長溼疹，從此溼疹就一直纏著她。「和別人在一起，絕對是我所能想像最累人的事，單單和別人談話就很累。我避開外面的世界，大半時候都躺在床上，拉下窗簾。當時我連光線都受不了。」暑假一天天過去，她終於開始吃藥，服用伊米帕明（imipramine）。周遭的人注意到她的情況持續改善，「夏天快結束時，我已經養足精神，可以和父親到紐約市購物一天再回家。這是那年夏天我做過最刺激、最有活力的事情。」她也和治療師建立起緊密聯繫，成為摯友。

入秋後，她轉學了，新學校提供她單人房宿舍，這樣的安排對她很好。她喜歡那裡的人，服用的藥物也能提振她的精神。她覺得家人在暑假中終於正視她的情緒狀態真的有問題，那對她有很大幫助。她開始埋首苦讀，並參加很多課外活動。高三那年，她當上學監，並收到普林斯頓大學的入學許可。

她在普林斯頓大學採取的許多因應策略，後來都終身陪著她。雖然她極端重視隱私，但發現自己無法獨處，為了排解夜晚的寂寞，有六個朋友會輪流陪她入睡，通常就睡在她的床上。克勞蒂亞當時還沒有性生活，朋友也謹守分際，留下來只是為了陪伴她。「和別人同床共枕，那種緊緊相依的感覺變成我很重要的抗憂鬱劑。為了那股依偎，我可以放棄性，不吃東西，不看電影，放棄工作。我的意思是，為了有個安全、依偎的環境，我可以放棄一切，除了睡覺和如廁。坦白說，我懷疑這樣做是否刺激了腦部的化學反應。」她花了一段時間才進展到下一步，嘗試身體親密接觸。「我對於自己的裸體一直很不自在，每一次穿上泳衣都覺得痛苦。我不是很早就有性經驗的那種人。大家花很多時間想說服我性行為沒什麼，但我不認為真的如此。多年來，我一直不認為那適合我。就像七喜汽水廣告詞所說的：過去從來沒有，未來也絕對不會有。[8]但我終究還是改變心意了。」

大一那年冬天，她停藥一段時間。「我服用的伊米帕明總是在錯誤的時間出現副作用。我在必須對全班同學演說時口乾舌燥，動不了舌頭。」她的情況急轉直下。她說：「我又沒辦法出外用餐了，所以有個朋友每晚煮飯給我吃。他連續八個星期都這麼做，而且都是在他的房間裡，唯有這樣，我才不必在別人面前用餐。

「我一直希望能不再仰賴藥物過日子，一旦有這樣的心態，你就不會明白情況有多糟。」後來朋友說服她繼續服藥。那年夏天她滑水時，有隻海豚過來與她同游。「我從來不曾感覺和上帝如此接近，那就像是，我覺得我找到伴了。」她太興奮了，又再度停藥。

六個月後，她重新吃藥。

大三快結束時，她開始吃百憂解，百憂解效果很好，只是也扼殺了她某部分的內在自我。她這樣過了大約八年。「我會服藥一段時間，然後因為自認感覺不錯，不是真的需要吃藥，就停藥。是啊，我開始停藥，感覺很好、很好、很好，接著發生一連串事情，我又覺得受到打擊，彷彿背負了太多重擔。然後發生了一、兩件小事，你知道，其實微不足道的，比如說牙膏蓋子掉進排水孔之類的，但那變成壓垮駱駝的最後一根稻草，我比祖母過世時更加煩亂。我花了好一段時間思考未來。我的情緒一直起起伏伏，時而低落，時而高昂。很難說得準什麼時候低落的情緒會更低落，甚於高昂情緒更加高昂的幅度。」有一次病情短暫復發，讓她錯過了朋友的新娘婚前派對。「我無法走出公寓，搭車去那裡。」她就是無法打電話。於是她重新開始吃百憂解。

最後，她放棄服藥，希望重新喚起性感覺，同時開始接受順勢療法，也就是我倆初識時她正在做的那種療法。有好一陣子，順勢療法似乎有效，幫助她保持情緒穩定，然而當周圍的狀態讓她陷入新的憂鬱時，連順勢療法都無能為力。雖然有些時刻很難熬，但整個漫長的冬天她都持續接受順勢療法。每個月她總會陷入驚惶，擔心憂鬱症又復發了，但之後就明白那只是經前症候群。「經血開始流的時候，我總是很高興，心想，『喔，是那個來了！』」雖然停藥沒有導致嚴重復發，但她的確愈來愈無法應付難題。整體治療計畫似乎有個問題：牴觸了她的生理疾病，尤其緊張引起的疾病。她的濕疹一度惡化，以至於乳房流的血滲透了上衣。

大約這時候，她放棄談話治療，開始寫茱莉亞．卡麥隆（Julia Cameron）所謂的「晨間隨筆」——二十分鐘的寫作練習，記下晨間的意識流。她說晨間隨筆幫助她釐清自己的人生，她連續寫了三年，從不間斷。她也在臥室牆壁上貼了一張清單，列出心情低落或無聊時可以做的事情。清單一開頭是：「讀五首童詩。製作拼貼畫。看照片。吃些巧克力。」

開始寫晨間隨筆幾個月後，她認識了目前的丈夫。「我現在明白，有人在隔壁房間工作時，我快樂多了。對我來說，有人陪伴非常重要，對我的情緒穩定度非常重要。我需要安慰，需要別人稍稍問候我、關注我。即使是不完美的情感關係，都比孤單一人好得多。」她的未婚夫接受她曾罹患憂鬱症，她說：「他知道他必須保持沉著，假如我回家前剛和你討論完我的憂鬱症，在這樣的時刻，他必須可以隨時幫我。他知道萬一我又復發，他必須隨時準備好。有他在身邊，我覺得自己並沒有那麼差，也比較能做點事情。」事實上，克勞蒂亞認識他之後覺得自己狀態相當好，因此決定停掉多年的順勢療法。她一整年都心情愉快，並和他一起規劃隆重的婚禮。

那是一場美好的夏日婚禮，和她的順勢療法一樣規劃嚴謹。克勞蒂亞那天十分美麗，朋友群聚一堂，可以感受到現場洋溢著愛。每個認識克勞蒂亞的人都為她高興：她找到真愛，跨出一輩子的憂傷，容光煥發。克勞蒂亞的家人如今住在巴黎，但仍留著克勞蒂亞小時候住的房子，那棟十七世

8 這是七喜汽水一九八〇年代電視廣告中的著名廣告詞，強調七喜汽水不含咖啡因。

紀的老屋坐落於康乃狄克州的熱鬧小鎮。我們一早就聚集在她老家參加新人誓約儀式，新郎和新娘在儀式中向四方及四風祈求保佑。接著，午宴在對街世交的家中展開。下午四點鐘，新人在美麗的花園舉行婚禮，然後是雞尾酒會。克勞蒂亞和新郎打開一個箱子，蝴蝶蜂湧而出，魔法般四處飛舞。晚上則是為一百四十位賓客舉辦的高雅晚宴。我坐在牧師旁邊，他一直說，他從來沒有主持過如此精心編排的婚禮，他說克勞蒂亞和先生共同為婚禮寫下「歌劇規模」的全套流程說明。一切都很精緻，我們的座位牌是以手工紙製作，採用能夠輝映紙張的雕版印刷，菜單和上菜順序無不如此，所有圖案都是特別為這次婚禮而繪製。新郎還親手做了一個四層的婚禮蛋糕。

改變，即使正向的改變，都會帶來壓力，而婚姻是你所作的最大改變之一。婚禮前就開始出現的問題會在婚禮之後惡化。克勞蒂亞原本認為問題出在丈夫身上，她花了一段時間才接受可能是她的症狀使然。「其實他比我還擔心我及我的未來。每個人都記得我在婚禮那天很快樂，照片中的我看起來很快樂。但我整天都覺得自己應該要愛上他，既然結婚了，我應該真的愛上他，但我卻覺得自己像待宰羔羊。新婚之夜，我只感到筋疲力竭。我們的蜜月旅行其實也是一場災難。旅程中我沒有對他說過一句好話。我不想跟他在一起，我不想看著他。我們試著上床，但那對我來說很痛苦，根本行不通。我看得出來他愛得有多深。但我只想著：真是難以置信。我以為情況會不一樣。想到我毀了他的人生，令他心碎，我就覺得悲哀。」

九月下旬，她恢復順勢療法。順勢療法能發揮穩定作用，卻無法治好她的急性憂鬱症。她回憶道：「我工作時，突然就覺得快要崩潰，哭了起來。由於太過憂慮，我表現得很不專業，一副只能做好自己份內工作的樣子，於是只好跟大家告退，說我頭很痛，然後請假回家。我厭惡一切，痛恨我的人生。我想要離婚或宣告婚姻無效。我覺得自己沒有朋友，也沒有未來。我犯下這個可怕的錯誤，我心想，我的天，我們下半輩子還有什麼好談的？我們得一起吃晚餐，到時候要聊什麼？我再也無話可說了。當然，他認為一切都是他的錯，因此極度厭惡自己，不想刮鬍子，也不去上班等等。我對他不好，我也知道。他很努力，只是不曉得該怎麼辦。其實無論他怎麼做，我都不會滿意，但當時我並不明白。我會叫他走開，說我想要獨處，但其實我真正希望的是他堅持陪著我。我自問對我來說，真正重要的究竟是什麼？我不知道。什麼能讓我快樂？我不知道。那，我想要什麼？我就是不知道。我因此嚇壞了，毫無頭緒。我對未來不再有什麼期待，把一切都寄託在他身上。我知道我對他很惡劣，我當下就曉得，卻覺得無力阻止。」十月，她和朋友共進午餐時，朋友告訴她，她煥發著「婚後的幸福光彩」，她的眼淚奪眶而出。

這是從她高中以來情況最糟的時候。最後，在十一月，朋友說服她回歸西方醫藥。她的精神科醫師說，她瘋了才會堅持採用順勢療法這麼久，並給她四十八小時把系統清乾淨，然後開始服用膽鹼致效劑。「情況立刻變了，我仍不時感到憂鬱，而且藥物的確抑制我的性慾，所以我覺得自己必須為了丈夫努力嘗試上床——我不只沒有性致，生理上也有困難，所以我甚至不會溼！我排卵的時候，可能只有百分之二的性致，那還是當月性致最高的時候。但一切都好多了。外子真是貼心，他說：『我娶妳不是為了性，沒關係。』我想，我不再是新婚以來那個怪物，讓他鬆了一口氣。我們的生活重新穩定下來。我可以看到他身上有我想要的特質——情緒上的安全感回來了。依偎感回來了。我需要很多的關懷，而他能滿足我的需求，他也喜歡依偎感。他讓我覺得自己是好人。我重新覺得和他在一起很快樂。他愛我，而在今日那是何等珍貴。如今我們的關係至少有八成以上是美好的。

「我靠人為方式稍稍好轉。藥物劑量減少十毫克後，會出現憂鬱的時刻，那令人不安、崩裂、十分痛苦，而且難以逃脫。雖然我可以掙脫憂鬱，也會這麼做，但我覺得我仍需靠藥物來提振心情。我不覺得自己夠穩定，不像籌備婚禮時有種平穩的感受。如果我還算有安全感，我會停藥，但我並不覺得安全。我覺得愈來愈難區分憂鬱和不憂鬱的我。我內在的憂鬱傾向甚至比實際的憂鬱症還要強烈。憂鬱症不是我人生中的頭等大事，我不會下半輩子都躺在床上受苦。罹患憂鬱症但最後仍然成功的人都做到三件事：第一，他們設法了解發生了什麼事。其次，他們接受這會是種持久的狀態。最後，他們必須超越自身的經驗，從中成長，並走出去面對真實的人群。一旦你做到了理解和成長，你就會明白，你可以和外界互動，過你的日子，做你的工作。你不再跛腳，而獲得勝利感！當憂鬱症患者不再鑽牛角尖，他們就不像那些看不開的憂鬱症患者那麼讓人難以忍受了。當我開始領悟到這一生都擺脫不了這種情緒擺盪時，我感到非常、非常怨恨。但現在我認為自己並非無助。如今這已成為我人生的重心：怎麼樣才能從中成長？也許我現在覺得痛苦，但應該如何從中學到東西？」克勞蒂亞頭一偏，「我明白這點，我很幸運。」儘管面對這麼多困難，她的探索精神和實驗性療法幫助她熬過難關，擁有大致還算完整的人生。

在我研究過的團體治療中，我認為最不可思議、最能帶來成長，也幾乎能為患者找到解決之道的，是德國心理學家伯特．海靈格（Bert Hellinger）提出的療法。海靈格原本是牧師，曾遠赴祖魯傳教。他的完形風格療法吸引了許多忠實追隨者，其中一名門生雷哈德．里爾（Reinhard Lier）在一九九八年來到美國主持一場密集的療程，我也參加了。當我全心投入療程後，天生的懷疑一掃而空，取而代之的是對療程的敬意。里爾的療法在我身上起了一些效用，我也看到這種治療方式對其他人的巨大療效。海靈格的治療方式就像EMDR，對受過創傷的人可能最有效。但以里爾的治療目標而言，造成創傷的事情可能是根本的事實（例如「我母親厭惡我」），而不是有時間邊界的單一事件。

我們大概有二十人聚集一堂，先透過幾個基本練習建立信任，然後每個人都要構思一段故事，述說生命中最痛苦的經驗。我們先用基本的型式分享故事，然後從團體中挑一些人來代表故事中的其他角色。接下來，里爾把這些人當作人體標記，精心編排出某種舞碼。他指揮這人站在那人前面，讓角色移過來移過去，一再重述故事，以找到更好的解決之道。他稱這些陣式為「家族排列」（family constellation）。我選擇以母親過世為憂鬱症的起源。於是，有個人扮演我母親，另一人扮演我父親，還有人扮演我弟弟。里爾說，他希望我的祖父母和外祖父母也在場，包括我見過的一位，和從未見過的三位。他指揮我們換位置時，要求我對每個角色都說一段話。他問：「你想對你外祖父說什麼，他在你母親還很小時就過世了吧？」在我研究的所有憂鬱症療法中，這種療法或許最需仰賴魅力型的領導者。里爾有辦法激發每個人內心的力量，等到我照著他編排的舞碼進行了二十分鐘，並說了一些話之後，我確實覺得彷彿再度和母親對話，向她傾吐我的想法或感受。然後魔咒消失，我又置身於新澤西州某個會議中心的研討室。但那天我離去時，感覺十分平靜，彷彿有些鬱結解開了。也許只是因為和逝去的祖父母、外祖父母及母親說了一些過去不曾說的話，但整個過程令我感動，我認為裡面有些神聖的東西，雖不能治好我的憂鬱症，卻能帶來一些內心的平靜。

這個團體中最扣人心弦的故事，是一名德裔男子說他發現雙親曾在集中營工作。他無法排解恐懼，因而陷入重度憂鬱。里爾把他家人的位置排得有遠有近，當他一一對家人說話時，他哭了又哭。里爾會說：「這位是你的母親，她做了一些可怕的事情，但是在你年幼時，她疼愛你、呵護你。跟她說，她背叛了你，然後告訴她，你會永遠愛她。不要試圖原諒她。」那聽起來很造作，但其實蘊含了一股溫柔的力量。

陷入憂鬱時，即使跟朋友討論憂鬱症都很困難，所以直覺上憂鬱症支持團體似乎行不通。儘管如此，隨著憂鬱症愈來愈普遍，治療經費卻日益縮減，這類支持團體如雨後春筍般冒出。基於虛榮、冷漠、無知及注重隱私，我憂鬱症發作時不曾參加支持團體，但是在為本書作研究時倒是參加了。美國和世界各地有數以百計的組織在經營這類支持團體，其中大多數由醫院設立。約翰霍普金斯醫院的「憂鬱症和相關情緒失調協會」（DRADA）有六十二個支持團體，還建立一對一的夥伴制度，出版特別出色的會刊《一帆風順》（*Smooth Sailing*）。紐約的「情緒障礙支持團體」（Mood Disorders Support Groups）是美國最大的支持機構，每星期都有十四個支持團體集會，每年服務大約七千名參加者。情緒障礙支持團體每年贊助十場演講，每場演講大約有一百五十人參加。他們還發行季刊，發行量大約六千份。他們有好幾個聚會地點，我最常參加每個星期五晚上七點半在「貝斯以色列醫院」（Beth Israel Hospital）的聚會，那個時間大多數憂鬱症患者都沒有約會。參加聚會得先付四美元現金，然後拿到一張寫有你名字的標籤貼紙，在聚會中貼著。參加者大約十二、三人，還有一名主持人。每個人先自我介紹，說明想從聚會中得到什麼，然後就展開一般的談話，大家說出自己的故事，也給別人勸告，有時像在比誰更悲慘。談話通常持續兩小時。他們是一群抗拒治療、無人聞問的病友，都有間歇性發作的憂鬱症病史，經歷也都令人心碎。支持團體試圖暫代愈來愈缺乏人味的醫療體系。許多參加團體的病友都在病中毀掉了人際關係，失去家人朋友。

在某場典型的聚會中，我走進一個明亮的房間，裡面有十個人等著訴說自己的故事。憂鬱症患者大都不在意穿著，他們通常會覺得洗澡耗費掉太多精力。許多人不但情緒焦躁，樣子也邋遢。我參加了七次星期五的集會。最後一次參加時，約翰首先發言。他喜歡講話，也很會講，而且十年來幾乎每個星期都出席，已是熟門熟路。約翰還在上班，從來不會請假。他不想服藥，但正在試驗草藥和維他命，覺得可能奏效。戴娜今晚憂鬱得無法說話。她曲起膝蓋，把下巴擱上去，答應待會兒要試著說一些話。安有一陣子沒來了，她之前情況很糟，服用抗憂鬱藥速悅後大有改善，但劑量增加後她變得十分偏執，「完全失控」，認為黑手黨正大舉出動追捕她，於是把自己關在公寓裡。最後安住進醫院，吃遍了「每一種藥」，等到吃藥也無效時，她接受了電痙攣療法。從此她很多事情都記不太清楚了，電療抹去她大量記憶。她以前是白領主管，現在卻靠替人餵貓來餬口。她今天失掉兩個客戶，被辭退的感覺很難受，很難堪。於是她決定今晚來參加集會。她熱淚盈眶地說：「你們人都這麼好，會彼此聆聽。在外面，沒有人要聽你說話。」我們設法幫她。「我曾經有很多朋友，現在都離我而去，但我正在努力度過難關。四處走來走去餵餵不同的貓是好事，讓我每天都動一動，走路對我有益。」

傑米因為缺勤太多天，被迫辭掉「政府單位」的工作。他先前以身心障礙為由請了三年假。他認識的人大多無法理解他的狀況，所以他白天都假裝自己還在上班，不接電話。他今晚看來還不錯，比之前我看到的情況好得多。他說：「如果我做不到一直出席，我會自殺。讓我繼續活下去的就是這些。」下一個發言的是霍伊。霍伊整晚都坐在那兒，雙手環胸，緊抱著羽絨衣。他經常參加聚會，但很少發言。霍伊環顧四周。他已經四十歲了，卻從來沒有正職工作。兩個星期前，他宣布他正要接受一份正職，增加收入，像正常人一樣生活。他服用的藥物對他似乎很有幫助。但是萬一不再有效呢？他能回頭去領每月八十五美元的殘障社會安全生活補助嗎？我們都叫他好好把握機會，試著工作，但他今晚告訴我們，他已經拒絕了，新工作對他而言太可怕。安問他情緒穩不穩定，外在事件會不會影響他，度假時感覺會不會不一樣。霍伊茫然看著她說：「我從來沒有度過假。」每個人都盯著他看，他的腳不安地動來動去，說：「對不起，我的意思是，我想我從來沒有做過什麼有假可休的真正工作。」

寶莉說：「我聽到別人談論周期，說到心情起起伏伏的事情，我真的很忌妒。我的情況從來不是這樣。我從小就是悶悶不樂、焦慮不安的孩子。我還有什麼希望嗎？」她當時在服用腦定安，她發現微量的降保適（clonidine）可以防止她像先前那樣大量出汗。她最初是服用鋰鹽，結果一個月增胖將近七公斤，所以她停止服用鋰鹽。有人覺得她應該試試丙戊酸鈉，這種藥和腦定安一起服用可能有效。腦定安的飲食禁忌很麻煩。傑米說他服用克憂果後，病得更嚴重。瑪格斯說她吃過克憂果，但沒什麼用。她說話時似乎很恍神。「我沒辦法決定，我什麼都沒法決定。」她對什麼都無動於衷，一度幾個星期沒有下床。她的治療師幾乎是逼著她來參加團體治療。她說：「服藥前，我是個神經質、淒慘、有自殺傾向的人。現在我只不過是什麼都不在乎。」她環顧屋裡所有的人，彷彿我們是守在天國之門的陪審團。「怎麼樣比較好？我應該做個什麼樣的人？」約翰搖搖頭。「問題就在這裡，治療怎麼比疾病還糟糕呢！」他說。接著輪到雪柔。她環顧四周，但可以看出她沒有真的在注視誰。她丈夫將她帶來這裡，希望聚會對她有幫助，並在外面等她。她以單調的嗓音說話，彷彿慢速的舊唱盤：「我覺得自己像是死了幾個星期，但屍體到現在還沒被發現。」

對在場的許多人而言，這個同病相憐的悲傷聚會是孤獨中唯一的解脫。我還記得在狀況最糟的日子見到的一張張熱切探詢的臉孔，還有當父親問：「有沒有好一點？」而我回答「沒有」時，多麼令人失望。有的朋友一直對我很好，但碰到其他人時，我覺得自己不得不圓滑點，開開玩笑。「我很想來，但其實我正在精神崩潰，所以能不能下次找機會再聚？」用自嘲的語氣說實話就很容易守住祕密。支持團體中那種基本感受（「我今天很清醒，你呢？」）可說不言自明，我幾乎不由自主地放鬆下來。陷入憂鬱時，太多感覺都難以言喻，只有知情的人能心領神會。一名女子提到家人鍥而不舍地要她出去玩樂時表示：「假如我拄著枴杖，他們不會要求我跳舞。」世間有太多痛苦，大多數人都隱忍不說，身上打著看不見的石膏，坐在看不見的輪椅上，度過痛苦人生。我們用話語互相支持。有天晚上，蘇悲傷痛哭，淚水穿過厚厚的睫毛膏流下。她說：「我得知道現場是不是有誰也有相同感覺，並度過了難關。有人這麼告訴我，所以我大老遠跑來聽，這是真的嗎，請告訴我是真的。」另一天晚上，有人說：「我的靈魂傷得太重，我需要和別人交流。」

情緒障礙支持團體也有實用的功能，對沒有家人朋友呵護也缺乏良好醫療保險的人而言，尤其如此。你不希望雇主或未來雇主知道你有憂鬱症，如果不想撒謊，可以怎麼說？不幸的是，我經常接觸的參加者似乎多半給彼此很棒的支持，以及很糟的勸告。如果你的腳踝扭傷了，其他也曾扭傷腳踝的人或許能給你有用的建議。但如果你得的是精神疾病，就不該仰賴同樣有精神疾病的人告訴你該怎麼辦。我仰賴從閱讀得來的知識，很震驚這麼多病友都得到這麼差勁的建議，但要樹立權威並不容易。克里斯汀顯然有雙極性疾患，他沒有服藥，變得愈來愈狂躁。我很確定在本書問世前，他將會經歷自殺的階段。娜塔夏不應該老想著這麼快停藥。克勞蒂亞接受的電痙攣療法聽起來做得很糟，而且過量，然後又對她過度用藥，讓她變成行屍走肉。傑米接受電痙攣療法後，或許可以保住真正的工作，但他對電痙攣療法實際上如何作用一無所知，克勞蒂亞的話不能讓他安心。

有一回，有人談到試圖跟朋友解釋一些事情。老會員史蒂芬問大家：「你們在外面有朋友嗎？」只有我和另一人說有。史蒂芬說：「我設法交新朋友，但我不知道該怎麼做。我一個人太久了。我服用百憂解，有效一年，然後就不靈了。我覺得我那年特別努力，但後來又不成了。」他好奇地望著我。他人很悲傷，善良又聰明，顯然是討人喜歡的男人，那天晚上有人就是這麼跟他說的。但他

162

已經走了。「除了來這裡，你怎麼樣結交朋友？」我還沒來得及回答，他又說：「你和人交往的時候，都聊什麼？」

憂鬱症和所有疾病一樣，人人都可能得。但我見過的憂鬱症患者當中，法蘭克・魯薩科夫（Frank Rusakoff）最不像會得憂鬱症的人。二十九歲的魯薩科夫談吐柔和、彬彬有禮，性情好，樣子也好，如果不是得了駭人的憂鬱症，在各方面看來都很正常。他曾經寫道：「你想進入我的腦子嗎？歡迎。沒有完全符合你的預期嗎？其實也和我預期的不太一樣。」魯薩科夫大學畢業後一年左右，在某天看電影的時候，憂鬱症首度來襲。之後的七年，他三十度入院治療。

第一次發作很突然：「看完電影開車回家的路上，我發現我快撞上一棵樹。感覺有個重物一直把我的腳壓下去，好像有人拉著我的手動來動去。我知道我不能開車回家，因為路上有太多樹，我愈來愈抵擋不住這股力量，於是我往醫院駛去。」接下來幾年，法蘭克試過本書提到的每一種藥，但沒什麼用。「事實上，住院時，我試過悶死自己。」他後來接受電痙攣療法。電療對他有幫助，但也讓他有了段短暫的躁狂。他回想當時的情況：「我出現幻覺，也攻擊其他病人，他們不得不暫時把我關進隔離病房。」隨後五年中，憂鬱症一來襲，他就得接受追加電療（只治療一次，而不是一系列的治療），通常每六星期左右作一次。醫生為他開了綜合處方，包括鋰鹽、威博雋、安定文、杜使平（Doxepin）、碘塞羅寧（Cytomel）、左旋甲狀腺素（Synthroid）等。「電痙攣療法雖然有效，但我很厭惡。電療絕對安全，我也會推薦，但他們把電流通到你的腦子裡，那很可怕。我很討厭記憶出問題，還會頭痛。我總是擔心會有什麼地方出錯，或我出不來了，所以我總是寫日記，好記住發生過什麼事，否則我永遠不曉得。」

不同的人會在腦海裡把治療分成不同的等級，但除非萬不得已，大家都不願動手術。腦葉切除術（lobotomy）是在二十世紀初發明，從一九三〇年代開始盛行，尤其二次大戰後，經常替患有砲彈休克（shell shock）或精神官能症的退伍軍人以粗陋的手法施行手術，切除額葉皮質（或大腦其他部分）。鼎盛時期，美國每年大約進行五千次腦葉切除術，每年有二百五十人到五百人因此喪生，讓精神外科籠罩著陰影。撰寫過精神外科史的華倫斯坦表示：「悲哀的是，大家仍然把這類手術和心智控制連在一起，避之唯恐不及。」加州法律有一陣子禁止施行電痙攣療法，而精神外科手術至今依然不合法。華倫斯坦說：「精神外科手術的統計數字深具意義。大約七成的目標人口（其他療法都無效的患者）至少有一些反應，其中大約三成的病情有顯著改善。唯有最難治的病例才會進行這類手術——患者通常持續罹患嚴重精神疾病，對藥物和電痙攣療法都沒有反應，試過的每一種療法都無效，仍然嚴重失能或發病。手術是最後的手段。我們只採取最溫和的做法，有時必須動兩次或三次手術，但寧可如此也不採取歐洲人的模式，他們常常立刻動大手術。至於扣帶迴切開術（cingulotomy）後，並未出現記憶力、認知功能或智力的永遠改變。」

我初識法蘭克時，他剛動完扣帶迴切開術。動手術時，頭皮會局部冰凍，然後外科醫生在頭蓋骨前側鑽個小洞，將電極直接放在大腦上，摧毀八乘十八公釐的組織。手術會先以鎮靜劑進行局部麻醉，並使用立體定位架。現在只有少數幾個地方會進行這種手術，波士頓的麻薩諸塞總醫院（Massachusetts General Hospital）是箇中翹楚，法蘭克就是在這裡接受美國頂尖精神外科醫生瑞絲・考斯葛羅夫（Reese Cosgrove）看診。

扣帶迴切開術的治療方案並不容易通過，得先經由審查委員會審核，闖越無數關卡，通過各種檢驗和問題。術前評估至少要花十二個月。即使最積極進行這種手術的麻薩諸塞總醫院，每年也只做十五或二十次。手術和抗憂鬱藥一樣，通常不會立即見效，往往要六到八個星期才會顯現療效，所以手術有效或許不見得是因為切掉某些細胞，而是因為切除這些細胞會影響到其他細胞的功能。考斯葛羅夫說：「我們不了解其中的病理生理學，也不清楚手術有效背後的機制。」

我們碰面時，法蘭克告訴我：「我對扣帶迴切開術有期待。」他帶著些微淡漠描述手術過程：「我聽到鑽頭鑽進頭骨的聲音，跟看牙醫的時候很像。他們鑽了兩個孔，好進入我的腦部燒灼。麻醉師跟我說，如果我想提高劑量也可以，我躺在那裡，聽到頭骨鑽開的聲音，於是我說：『真的有點毛毛的，你能不能讓我更昏沉一點？』我希望有用，否則的話，我自有盤算，我已經計畫好怎麼結束這一切，因為我實在沒辦法再繼續下去了。」

幾個月後，他覺得稍微好一點，想要重建自己的生活。「我現在格外覺得前途茫茫，我想寫作，但沒什麼自信，不知道自己能寫什麼。我猜一直陷在憂鬱中，其實是相對較安全的狀態，我不必像其他人那樣面對真實世界的煩惱，因為我知道，我就是沒有足夠的能力照顧好自己。現在我在做些什麼？目前我和醫生正在一起設法打破我多年來的憂鬱習慣。」

法蘭克動了手術後服用金普薩，結果很成功。接下來那年，他的病情偶爾生變，但不曾再住院。他寫信向我說明他的進展，描述能通霄達旦慶祝朋友結婚的心情。他寫道：「我過去沒辦法這樣做，因為我總是擔心會影響到自己不穩定的情緒。」他接到約翰霍普金斯大學研究所的錄取通知，可以學習科學寫作。雖然惴惴不安，他仍決定就讀。他交了女朋友，兩人目前一起過得很開心。「我有點訝異我的問題這麼明顯，居然有人願意牽扯進來，但是我真的很興奮能同時擁有友誼和戀情。女友讓我有了期盼。」

他成功完成研究所學業，在網路新創公司找到工作。二〇〇〇年初他在信中談到聖誕節。「爸爸送我兩個禮物。第一個是在Sharper Image買的電動CD收藏架，他完全沒必要送我這麼奢華的禮物，但爸爸知道我一定會愛上。我打開巨大的箱子，看到我完全用不著的東西，但我知道爸爸是要慶賀我開始自食其力，擁有自己喜歡的工作，能自己付帳單。第二份禮物是自殺過世的奶奶留下的舊照。我打開禮物，哭了起來。照片上的奶奶很美，側著臉，注視著下方。爸爸說她那時可能三十來歲。那是張黑白照，爸爸配上了柔和的藍色霧面和銀色相框。媽媽走過來，問我是不是為了那些從未見過面的親戚而難過，我說：『她和我生了一樣的病。』我之所以哭泣，不是因為傷心，而是太激動了。我原本也可能自殺，卻沒有這樣做，因為周遭的親友說服我撐下去，而且我後來又動了手術。我今天能活下來，要感謝我的父母和醫生。我們生對了年代，儘管有時候看來不盡然如此。」

許多人從西非各地或甚至更遠的地方長途跋涉，只為了尋找塞內加爾的勒布人（Lebou）及某些塞雷爾人（Sérèr）用來治療精神疾病的神祕儀式恩德普（*ndeup*）。我也前往非洲一探究竟。採行西方精神醫學的杜杜薩爾醫師（Dou-dou Saar）是達卡精神醫院的院長。他說，他相信來看診的病人都曾尋求傳統療法的幫助，「他們有時候不好意思跟我談這些事情。然而我認為，雖然應該區分傳統療法和現代療法，但必須讓兩者並存。如果我自己有狀況，試了外國療法仍然治不好，我也會去試試傳統療法。」即使在他的醫院，塞內加爾習俗仍很盛行。入院時，每個病人都必須有家屬陪同照顧，並一起住院。醫院會指導照護者，也讓他們學習一些基本的精神醫學原則，以確保病患的精神健康狀態。醫院本身設備很陽春，單人房每日九美元，雙人房每日五美元，有一排排病床的大病房則每日只需一．七五美元。醫院到處都散發異味，被判定精神狀態危險失常的病人都關在鐵門後方，時時刻刻都可聽到他們的哀號聲和撞擊聲。不過，醫院裡有一座宜人的花園，住院的人可在那裡種植蔬菜，而大量照護者的身影也多少沖淡了可怖的詭異氣氛，不像許多西方醫院那麼冷肅。

恩德普是一種泛靈的儀式，可能比巫毒教還早誕生。塞內加爾是信奉伊斯蘭教的國家，但當地的穆斯林對這些古老儀式都睜一隻眼閉一隻眼，儀式雖公開舉行，卻又帶著點祕密的成分。你可能可以來場恩德普，屆時每個人都會圍在你身旁，但你不太會談論這件事。我有個朋友的女友的朋友的母親幾年前搬到達卡，她認識一位可以主持這種儀式的治療師，於是我透過重重關係，安排好要親身體驗恩德普。星期六傍晚，我和幾個塞內加爾朋友一起搭計程車，從達卡前往呂菲斯克鎮（Rufisque），一路穿過許多小巷弄和舊房子，接了其他參加者上車，最後抵達馬瑞姆．狄奧芙（Mareme Diouf）的房子，馬瑞姆就是負責主持儀式的老婦人。她的祖母曾經在這兒主持恩德普，後來把這一套傳授給馬瑞姆，而馬瑞姆的祖母又是從她自己的祖母那兒學來的。馬瑞姆說，自有記憶以來，這套家傳知識一直代代相傳。馬瑞姆赤足走過來和我們見面，她戴著頭巾，身穿長袍，長袍上是蠟染的恐怖眼睛圖像，還鑲上豆綠色花邊。她領著我們走到小屋後面，在那兒，在猴麵包樹朝四方伸展的枝葉下方有約莫二十個大陶鍋，還有數目相等的陰莖狀木柱。她解釋，她把那些從人們身上召喚出來的靈都放在地底下，用鍋子裡的水和樹根餵養。接受過恩德普的人若碰到困難，會來這裡沐浴或飲水。

看完之後，我們跟著她走進一個相當陰暗的小房間。大家談了很久接下來該怎麼做，然後她說，一切都取決於靈想要什麼。她拿起我的手端詳，彷彿上面寫了字似的。然後她對著我的手吹氣，又要我把手放在額頭上，然後開始撫摸我的頭骨。她詢問我的睡眠習慣、平時會不會頭痛，然後宣布我們要用一隻白雞、一隻紅色小公雞及一頭白公羊來安撫這些靈。接著，我們開始為儀式的收費討價還價。我們把收費砍到一百五十美元左右，交換條件是幫她購買各種必需品，包括七公斤小米、五公斤糖、一公斤可樂果、七公尺白布、兩個大鍋、一張草蓆、一個穀篩、一根大棍子、兩隻雞，還有一頭公羊。她告訴我，我的某些靈忌妒我和情人的性關係（塞內加爾人認為，每個人在各處都有靈，有的靈你非常需要，有的靈不好也不壞，有的則有害，和細菌有些相似），我因此得了憂鬱症。她宣稱：「我們必須以牲畜獻祭，安撫他們，然後他們會靜下來，你就不必再受憂鬱折磨了。你會胃口大開，一覺到天亮，不再作噩夢，所有的懼怕都消失。」

星期一黎明時分，我們再度前往呂菲斯克。我們在小鎮外碰到一個牧羊人，停下來跟他買了一頭羊。我們費了番工夫才把羊塞進計程車的後車廂，羊則不斷哀嚎，還撒了一大泡尿。車子又開了十分鐘，我們再度陷入呂菲斯克四處蔓生如迷陣般的小街窄巷。我們把羊交給馬瑞姆後，繼續去市場採購其他東西。我的朋友把買到的物品全頂在頭上，有如比薩斜塔。然後我們搭馬車回馬瑞姆的房子。

我依指示脫下鞋子，然後被帶到擺鍋子的地方。地上剛鋪滿沙子，已經有五名婦女聚集在那兒，她們穿著寬鬆的袍子，戴著巨大的瑪瑙項鍊，身上掛著形狀如香腸的布袋（上面畫滿符號式的圖像和禱文），其中有個年近八十的老婦人戴著大大的賈桂琳．歐納西斯式墨鏡。占卜時，他們讓我坐在草蓆上，兩腿伸直，手掌朝上。幾名婦人取來大量小米，倒在穀篩上，然後加進各種帶有巫力的物品：粗短的小棍子、某種動物的角、爪子、縫得十分密實的小袋子，還有縫著寶螺貝殼的紅布製圓形物件，以及一束馬毛。然後她們用白布罩住我，把穀篩放在我頭上六次，碰觸左右手臂各六次，然後是全身各處。她們讓我握住一根小棍子，再鬆手讓棍子掉落，接著幾個婦女談論、商議著棍子落地造成的圖案。我先用手做了六次，接著用腳做了六次。幾隻老鷹飛過來，停在我們上方的猴麵包樹，這似乎是好兆頭。接著婦人脫掉我的上衣，把一串瑪瑙掛在我脖子上，用小米來回搓揉我的胸部。接著她們叫我站起來，脫掉牛仔褲，圍上腰布，再用小米搓揉我的手臂和腿。最後她們撿起地上散落的小米，全部用報紙包起來，叫我放在枕頭下睡一晚，第二天再送給聽力良好、四肢健全的乞丐。非洲是個充滿不協調的大陸，儀式進行時，收音機播放的是電影《火戰車》的主題曲。

五名鼓手大約在這時候抵達，打起塔瑪鼓（tama drums）。原本已有十幾人在附近閒晃，隨著鼓聲散播出去，愈來愈多人聚攏過來，到後來可能有兩百人參加儀式。他們繞著草蓆圍成一圈。腿早已被綁住的公羊側躺在地上，茫然望著周遭一切。他們告訴我，我必須在公羊身後躺下來，抱住公羊，彷彿在床上和牠調情。我身上蓋著一條床單，床單上可能又蓋了二十幾條毯子，所以我和羊（我得握住牠的角）完全置身於黑暗和悶熱中。我後來才看到，其中有條毯子還用法文繡上「我愛你」。鼓聲愈來愈大，節奏愈來愈急促，我可以聽到五名婦人吟唱的聲音。每隔一段時間，顯然到了每首歌的結尾，鼓聲會靜止，然後某人又重新唱起來，接著鼓聲加入，其他四人也一起唱和。有時數百名圍觀群眾也會跟著唱。同時，幾名婦人在我旁邊圍著小圈跳起舞來，我則繼續抱住公羊，她們不斷拿東西拍打我們全身各處，我後來才知道她們手裡拿的是紅色小公雞。我幾乎不能呼吸，而且尿騷味很臭（羊在我們的小床上又解放了數次），地板還不斷隨著群眾的動作而震動，我幾乎抓不住那頭羊，牠因為愈來愈絕望，不停扭動身子。

終於有人掀開毯子，把我拉起來，要我隨著愈來愈急的鼓聲起舞。馬瑞姆領頭跳舞，我學她那樣朝鼓手跺腳、揮拳，圍觀者打著拍子。其他幾名婦女輪流踏步向前，我必須有樣學樣，然後每次都有不同的女子從圍觀群眾中走出來，我也得和她們一同起舞。我感到頭昏腦脹，馬瑞姆朝我伸出雙臂，我幾乎癱倒在她的臂彎中。有個女人突然中了邪，歇斯底里跳起舞來，彷彿地面著火似的不住地跳來跳去，然後整個人癱軟倒地。我後來才知道，她一年前剛接受過恩德普。正當我快喘不過氣來，鼓聲戛然而止，他們叫我除去內褲，只圍著腰布。公羊躺在地上，我必須從右到左跨越牠的身體七次，再從左到右跨越七次，然後雙腳分別站在羊身兩側。一名打鼓的男子走過來，把羊頭放在鐵盆上方，割開羊的喉嚨。他把刀子的一面往我額頭抹，把刀子另外一面往我頸背抹。羊血噴出來，很快就淹沒半個盆子。他叫我把手泡在羊血中，在血漸漸凝結時撥散血塊。我頭還很暈，但仍照著他的話做。男子砍掉公雞的頭，把雞血和羊血混在一起。

然後我們離開群眾，走到鍋子附近的區域，也就是我稍早待的地方。幾個女人把血塗在我身上。血必須塗滿我每一吋肌膚。她們把血抹在我的頭髮、臉上、生殖器和腳底，把血塗滿我全身，把半凝結的血塊抹在我身上，血還溫溫的，這經歷讓我感到異常地舒服。等到我全身覆滿了血，其中一人說，現在已經是中午了，然後遞給我一罐可樂，我欣然接受。她讓我洗掉一些手上和嘴上的血，才好喝可樂。還有人給我一些麵包。有個戴手錶的人說，大家何不放鬆一下，休息到下午三點。氣氛突然輕鬆起來，其中一名婦人想教我唱早上我躺在毛毯下時她們一直在唱的歌。我的腰布濕透了，幾千隻蒼蠅受到血腥味吸引，飛來停在我身體各處。公羊則被吊在猴麵包樹上，有個男人正在剝羊皮和宰割。另一個男人拿起長刀，在靠近先前的鍋子那兒，慢慢在地上挖出三個漂亮的圓洞，每個洞都大約四十五公分深。我站在旁邊，努力趕走眼睛和耳朵附近的蒼蠅。等到洞終於挖好時，已是三點鐘了，他們吩咐我再坐下來，幾名婦女用羊腸把我五花大綁，還要我把七根棍子深深插進每個洞裡，每次插下去的時候都要祈禱或許願。然後我們把羊頭分成三份，每個洞放一份，再加進一些藥草，並從羊身各部位取一小塊肉放進去，還放了一小塊公雞肉。馬瑞姆和我輪流把七塊小米糕和糖放進洞裡，然後她拿出幾個袋子，裡面裝有七種用樹葉和樹皮磨成的粉，她在每個洞裡撒一些。接著我們把剩下的血分成幾份，倒進洞裡。她們為我鬆綁，把羊腸也丟進洞裡。馬瑞姆在每一樣東西上覆蓋新鮮樹葉，然後和那個男子（他一直想掐她的屁股）一起把洞填平，接下來我得用右腳在每個洞上重重踩三次，然後對著我的靈反覆唸著：「由我去吧，賜我安寧，讓我好好做今生該做的事，我絕對不會忘記你。」這段咒語有個部分特別吸引我：「我絕對不會忘記你」——彷彿你必須關照靈的自尊，彷彿你希望他們對於遭到施法驅邪感到滿意。

其中一名婦人用鮮血把陶鍋塗得滑亮滑亮，鍋子就放在我們剛填平的地面。地上插了一根棍子，有人將混合了小米、牛奶和水的液體淋在倒扣的碗上（這些碗都是過去在儀式中用過的碗），也淋在陰莖狀的棍子上。我們的碗裡也裝滿水，並倒入各種藥草粉。這時候，我身上的血已經乾掉變硬，皮膚像覆上一層巨大的痂，完全緊繃。他們告訴我，該是清洗身體的時候了。幾個婦人開心地笑著，開始剝掉我身上的血塊。我站起來，她們含著滿口的水，輪流把水吐在我身上，如此這般，加上不斷搓揉，我身上的血慢慢去除了。最後，我還得喝掉約半公升的水，水裡撒滿馬瑞姆先前用過的樹葉粉末。等到我全身洗淨，圍上新的白色腰布後，鼓聲再度響起，圍觀群眾也重新回來。這一回，他們跳的是歡慶的舞蹈。其中一個女人告訴我：「你已經擺脫你的靈，他們都離開你了。」她給我一瓶混了樹葉粉末的水，說如果那些靈日後再來找麻煩，就用這種治病的藥水洗身子。鼓手頑皮地加快節奏，我和其中一名鼓手鬧著玩開始較勁——他的鼓聲愈來愈激烈，我則跳得愈來愈高，直到他承認碰上對手了。之後，每個人都拿到幾塊糕餅和一大塊羊肉（我們拿了一條羊腿，當晚就烤來吃）。馬瑞姆說，我現在自由了，那時已是晚上六點多。群眾追著我們的計程車跑，直到跑不動才揮手道別。我們回家時心情暢快，彷彿剛參加完一場節慶。

恩德普儀式比美國現行的許多團體治療型態更令我印象深刻，讓我們用另一種方式看待憂鬱症帶來的痛苦，視之為外在的東西，與憂鬱者並不相干。恩德普震動我們的身心系統，很可能大量激發大腦的化學反應，彷彿不插電的電痙攣療法。儀式中有一種親暱的社群感，並包含親密的身體接觸，讓我們在想起死亡的同時，也確認自己仍好好活著，身體溫暖，心跳規律。恩德普迫使生病的人接受大量體能操練，讓人學會一套萬一復發時可舒緩痛苦的明確步驟，動作和聲音都美妙非凡，充滿令人振奮的能量。最後，這是一種儀式，而任何儀式，不管是抹上羊血雞血，或告訴專業治療師小時候母親怎麼對待你，效果都不容小覷。神祕莫測和專一性融合之後，總是能發揮巨大力量。

究竟要如何在上千種憂鬱症療法中作出選擇？什麼是治療憂鬱症的最佳方式？如何結合非正統療法與較傳統的療法？研究過無數療法的人際關係治療師桃樂絲・爾恩斯坦（Dorothy Arnsten）表示：「我可以告訴你一九八五年的正確答案，我可以告訴你一九九二年的正確答案，我可以告訴你一九九七年的正確答案，我可以告訴你目前的正確答案，然而這樣做有什麼意義呢？我無法告訴你未來幾年的正確答案會是什麼，但我可以告訴你，那個答案絕對和目前的正確答案不一樣。」精神醫學和其他科學一樣，會受趨勢影響，前一年的發現，第二年就變成笑話。

我們很難確切預知未來。我們對於憂鬱症的了解只前進了一小步，但同時間，在治療憂鬱症上卻有重大進展。由於這樣的發展有很大成分是靠運氣，很難說治療方式能否持續超越我們對疾病的見解，必須經過很長的時間，知識的發展才追得上我們已能做到的一切。目前正在進行最後階段試驗的藥物中，最有希望的是瑞波西汀（reboxetine），一種選擇性去甲腎上腺素再攝取抑制劑。三環類抗憂鬱藥可刺激去甲基腎上腺素分泌，這種神經傳導物質和血清素及多巴胺一樣，跟憂鬱症相關，去甲基腎上腺素增強劑和選擇性血清素回收抑制劑一起作用可能有良好效果，跟威博雋組合起來則或許可進攻所有的神經傳導物質。早期研究顯示，雖然服用瑞波西汀似乎會口乾、便祕、失眠、冒汗、心跳加速，卻是提升患者活力、改善社會功能的好產品。瑞波西汀是由法瑪西亞普強公司（Pharmacia and Upjohn）所生產，但默克藥廠也針對另一種大腦物質——P物質開發新產品，P物質會涉入疼痛反應，而疼痛反應又與憂鬱症相關。他們開發的第一種物質P拮抗劑對治療憂鬱症似乎不是特別有效，不過正在研發其他產品。

參與大腦分子解剖計畫（Brain Molecule Anatomy Project，簡稱BMAP）的科學家正努力研究有哪些基因關係到大腦的發育及功能，他們還探究這些基因何時會變得活躍。大腦分子解剖計畫將大幅促進基因操作技術的發展。美國國家心理衛生研究院院長海曼表示：「我正在下注，基因是其中一個押寶對象。我認為一旦找到幾個參與情緒調節或情緒疾病的基因，突然之間，我們就可以問，那是透過什麼途徑？這途徑也許能讓我們了解腦子裡究竟發生了什麼事？治療的標的是什麼？這些基因在大腦發展過程中何時啟動？位於大腦中什麼部位？擁有容易致病的基因和不易致病的基因，在大腦功能上有何差異？哪些基因在何時建構了這個部分的大腦？若我們找到杏仁核中某個參與控制負面情感的特定亞核，想像一下情況會如何。如果我們找出了大腦發展過程中每個曾經發生作用的基因？那麼，我們就擁有一套研究的工具了。根本沒有情緒基因這回事，這只是個簡化的說法。每個和某種疾病相關的基因都可能還有許多會影響人體或大腦的其他功能。大腦是個分散式的處理器。」

如果人類基因體是由約三萬個基因所組成（而且隨著我們愈來愈了解人類基因體，數目還在不斷上升），如果每個基因都約有十個重要的常見變化，那麼人類對各種疾病就有$10^{30,000}$個可能致病的遺傳脆弱性。那麼，我們還要經過多久，才能找到某些基因，以釐清這些基因在面對不同環境刺激時，在不同階段的不同組合型態下，會出現什麼變化？我們需要用數字的暴力破解來檢查所有組合的可能性，然後看看在不同的外在環境下會起什麼作用。儘管電腦運算速度這麼快，這方面的知識仍遙不可及。在多重病因的疾病名單上，憂鬱症一定名列前茅。我不是遺傳學家，但我敢說可能影響憂鬱症發展的基因至少有幾百種。這些基因究竟如何引發憂鬱症，要視它們對外部刺激的反應及彼此間的相互作用而定。我猜這些基因大多也有其他有用的功能，一旦摧毀，會帶來嚴重損害。基因資訊也許可以協助我們控制某些類型的憂鬱症，但我相信，想在不久的將來透過基因操控來消除憂鬱症，機率可說微乎其微。

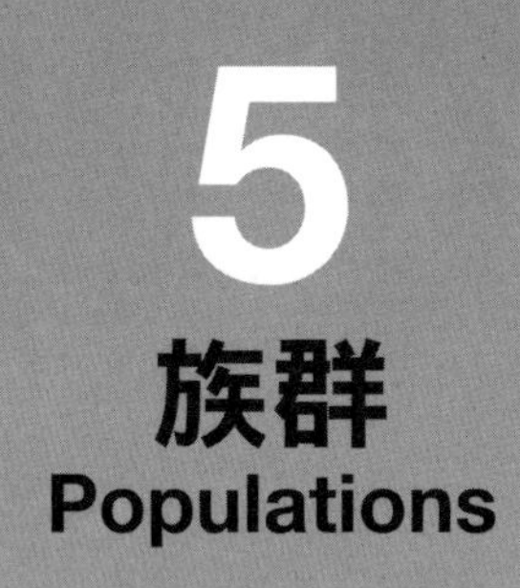

5
族群
Populations

每個人的憂鬱症都不相同。憂鬱症有如雪花，永遠獨一無二，雖然都基於相同的基本原理，但每個人的憂鬱症都有無法複製的複雜樣貌。儘管如此，專家總是喜歡將憂鬱症分類：雙極性和單極性、急性和輕微、創傷本位和內因性、短期性和持續性——這張清單可以無止境地寫下去，但令人失望的是，對憂鬱症的診斷和治療卻沒什麼幫助。在特定性別和特定年齡的憂鬱症特質，以及憂鬱症的文化相關因素中，有些東西還有待研究。這帶出一個根本問題：這類憂鬱症的特質究竟是生物差異所致，例如男性與女性、相當年輕和相當年老、亞洲人和歐洲人、同性戀與異性戀者，還是由社會差異，由人們所受的期待模式所決定（患者因代表不同的族群而背負了不同的社會期望）？在任何病例中，答案同為「兩者皆是」。我們無法用單一的反應來處理憂鬱症的整體問題。憂鬱症有前因後果，也必須放在發生的背景脈絡中理解。

由於化學狀態和外在環境使然，有憂鬱症的女性幾乎是男性的兩倍。這樣的性別差異在罹患憂鬱症的兒童間看不到，但到了青春期就會出現。有幾種型態的憂鬱症為女性所獨有，包括產後憂鬱症、經前憂鬱症和更年期憂鬱症，而且男性的各種憂鬱症型態，女性也都無法倖免。雌激素和黃體酮的波動顯然會影響心情，尤其在與下視丘及腦下垂體荷爾蒙系統交互作用時，但這類情緒效應都難以預測或並不一致。雌激素突然減少會引發憂鬱症狀，雌激素大增則會提升幸福感。有些婦女在月經來之前身體會不舒服，有些人還會因為水腫而覺得自己變得不那麼迷人，以上種種都會導致心情低落。孕婦或剛生產完的婦女雖然比較不可能自殺，卻更容易陷入憂鬱。每十個產婦大約會有一人得產後憂鬱症。這些新手媽媽變得愛哭，經常焦慮不安、暴躁易怒，對自己的新生兒漠不關心。或許部分原因是生產過程耗盡了母體的雌激素存量，得花些時間才能恢復。症狀通常會在幾星期內緩和下來。大約三分之一的新手媽媽會出現較輕微的症狀。分娩是辛苦而累人的經驗，現在被歸為產後憂鬱症的某些狀況，其實就是在格外耗盡體力後都會出現的輕微崩潰。女性在更年期左右也可能出現輕微憂鬱，顯見對女性憂鬱症而言，荷爾蒙為重要因素——女性憂鬱症最激烈的時期就在生育年齡。有學者指出，荷爾蒙濃度變化可能會影響神經傳導物質，但作用機制仍不明朗。比起荷爾蒙受到的普遍重視，更令人訝異的是，男性合成血清素的速度其實比女性快五十%，男性或許因此有更強的復原力。女性補充血清素的速度較慢，可能因此遲遲無法走出憂鬱。

單靠生物學，其實無法解釋為何女性得憂鬱症的比率較高。男性和女性的憂鬱症有一些生理上的差異，兩性在權力地位上也有明顯的社會差異。女性比男性更常陷入憂鬱，部分原因是女性較常被剝奪權力。婦女在高度壓力下得產後憂鬱症的機率會升高，但如果丈夫擔下照顧嬰兒基本需求的主要責任，妻子就比較不會有產後憂鬱。研究憂鬱症的女權主義者偏好社會理論甚於生物理論，她們不喜歡聽到任何暗示女性身體比男性弱的說法。美國研究女性與憂鬱症的重要作家蘇珊・諾倫霍克西瑪（Susan Nolen-Hoeksema）表示：「透過標籤的選擇，暗示女性生殖生物學的某個層面是精神疾病的主因，是非常危險的。」這種思維為許多女性憂鬱症的社會學研究增添了政治議題。雖然對此議題的探討值得嘉許，表達的內容卻不見得忠實反映實際經驗、生物學理和統計數據。許多關於女性憂鬱症的理論取向原本希望幫助女性患者，事實上卻讓她們的問題更加嚴重。有些女權主義者為達政治目的，在提出理論時操弄科學事實，再加上大多數醫學理論都忽視社會現實，導致性別和憂鬱症的問題益發難解。

近來的研究顯示，美國大學校園中，男生和女生得憂鬱症的比率相同。有些悲觀的女權主義者表示，有憂鬱傾向的女生無法順利上大學。較樂觀的女權主義者則認為，與外面的社會環境相較，大學中的女生和男生在各方面都比較平等。我要補充一個看法：大學校園中的男性可能比社會上教育程度較低或較年長的男性更願意承認自己的疾病。在西方社會中，女性和男性罹患憂鬱症的比例沒有什麼變化，總的來說，始終保持在二比一。這是個男性主宰的世界，女人因而格外辛苦。女性在體能上比較無法自我防衛，比較可能陷入貧困、遭到虐待，同時較無機會受教育。她們比較容易遭受各種羞辱，比較容易因露出老態而失去社會地位，在家中地位也往往不如丈夫。有的女權主義者說，女性之所以得憂鬱症，是因為缺乏獨立自主的空間來肯定自己，必須靠家庭的成功才能感覺到自我價值。也有人認為，成功女性擁有太多獨立空間可肯定自己，因此總是面臨工作與家庭的拉扯。每種情況都帶來極大壓力，難怪研究顯示，已婚的家庭主婦和已婚職業婦女罹患憂鬱症的比率相同，都比已婚上班男性高得多。有意思的是，放眼眾多文化，女性不但罹患憂鬱症的比率高，也比較容易出現恐慌症和飲食疾患，男性則有較高比率的自閉症、注意力不足過動症和酗酒。

英國心理學家喬治．布朗是研究心理學社會面向的重要專家，他主張，女性的憂鬱和擔心孩子有關，這樣的看法在其他學科也獲得證實。如果扣除因憂心子女而引發的憂鬱，那麼男性和女性得憂鬱症的比率似乎相等。在性別角色不那麼分明的夫妻間，男性和女性得憂鬱症的比率也會比較接近。布朗的結論是：「兩性憂鬱症罹患率的差異，有很大程度是角色差異使然。」哥倫比亞大學的茉娜．魏斯曼指出，女性對失落的感受特別敏銳，這有演化上的意義，能在生育及養育的過程中激勵女性。

此外，許多罹患憂鬱症的婦女都在童年遭受嚴重虐待。小女孩比小男孩容易受到性侵害，而性侵受害者罹患憂鬱症的機率比未遭性侵者高得多。她們也比較容易有厭食症，此一疾病近年來被認為與憂鬱症相關。營養不良會引發許多憂鬱症狀，所以也許厭食症女性出現的憂鬱症狀其實是其他症狀所引起。不過，許多曾得厭食症的女性表示，即使體重恢復正常，她們的症狀依然持續。厭食症患者痛苦地執意自我控制，以及憂鬱症特有的無助感，似乎都和社會建構相關。一個人可能會因自我厭惡而希望自己愈渺小愈好，直到幾乎消失不見。在診斷個別憂鬱症時，某些關鍵問題非常重要。詢問厭食症患者，即使沒有想著進食及食物，是否仍然睡不好，往往很有幫助。

長期以來，精神疾病的定義都由男人來下。一九〇五年，佛洛伊德堅稱病人朵拉在拒絕年齡有她三倍大的男人向她展開令人反感的追求時，得了歇斯底里症。今天這類誤解已經比五十年前少多了。儘管如此，當女人不如丈夫所期望或要求的那麼神采奕奕時，往往被視為憂鬱，而女人也有樣學樣地期許或要求自己充滿活力。但這種說法很微妙，因為這同時也表明了，由於男人誤把女人的退縮當成女性化的順從，所以女性憂鬱症往往沒有得到充分治療。當女人努力想要符合女性化的理想形象，她可能出於順從而表現出哀愁的樣子，或可能因為無法依循僵化的女性化定義而活，因此變得抑鬱不樂。在有些病例中，女人提出自己得了產後憂鬱症，其實可能只是在表達自己的震驚和失望，因為她沒有感受到強烈的母愛，而電影和通俗電視劇往往把這種情感描繪成新手媽媽的本性。她們太常聽到母愛是自然天性的說法（她們以為這意味著毫不費力），對育嬰又愛又恨往往令她們陷入憂鬱。

女性主義評論家丹娜．克羅利．傑克（Dana Crowley Jack）將這些觀點系統化為女性失去聲音或失去自我的構件。「當這些婦女聽不到自己對伴侶發聲時，她們無法維持對『我』的信念和感覺，反而懷疑起自身經驗的正當性。」傑克的論點是，無法和配偶有效溝通的婦女（她指出，大半時候都是因為配偶不願意聽她們說話），會陷入沉默。她們較少開口說話，常說出「我不知道」、「我不確定」之類的話，不肯定自己的主見。為了不讓破裂的婚姻或關係完全崩垮，這些婦女努力符合女性的理想典型，只說出她們認為配偶想聽的話，以至於即使在親密互動中都言不由衷，她們的自我也日漸消解。傑克指出：「女性在尋求親密關係時，會展開大量自我否定。」事實上，成功的伴侶常是種夥伴關係：根據兩人分別或一起碰到的不同情況，而把權力來回交給男性或女性。但沒錯，女性的錢財通常較少，或財務控制權較小，而且在破裂的關係中，女性比男性更容易受虐或挨打。憂鬱症還有另一個不斷上演的雞生蛋／蛋生雞的情境：憂鬱的女性比較無法保護自己免於受虐，因此遭受更多虐待，因為受虐而變得更加憂鬱，以至於更無法保護自己。

傑克認為，男性的權力系統蔑視女性憂鬱症。她有時會火力過大，其中有一次她將婚姻形容為「最執意禁錮女性的迷思」，她還在其他文章中寫道，女性是「最容易受憂鬱症攻擊的箭靶，這憂鬱症乃受父系社會所禁錮，剝奪了女性自然、神祕的本質，從而也失去其療癒性」。其他激進的女權主義者在女性憂鬱症的論述中也一再呼應她的看法。另外一位批評者吉兒．艾斯特伯瑞（Jill Astbury）談到這個主題時指出，我們對女性憂鬱症的觀念完全由男性建構：「對女性為何易得憂鬱症的疑惑中，有一個極少明說的假設，就是將女性憂鬱症罹患率視為病態、過高、有問題。這樣的觀點唯有從一個角度出發才有可能成立，就是假定男性憂鬱症罹患率為標準值，本身完全沒有問題，而且提供了衡量女性病態的唯一合理基準。如果大家不是一味探究女性憂鬱症問題，而是把男性憂鬱症當成令人困惑、需要釐清的問題，那麼就能充分體認到社會上充斥著以男性為中心的觀點，例如我們可以問、但通常沒問的問題：為什麼男性罹患憂鬱症的比率低得離奇？罣固酮會干擾完整人性和情緒敏感度的發展嗎？」等等。這個領域的知名學者通常會在重要大學出版社的刊物中一再提出這些論點（傑克的書是由哈佛大學出版社出版，艾斯特伯瑞則是牛津大學），但似乎都把焦點放在社會如何將女性憂鬱症妖魔化，彷彿憂鬱症本身是無害的。我會說，如果你沒有經歷過憂鬱症狀導致的痛苦，你就沒有得過憂鬱症。如果你深受憂鬱症所苦，那麼投入資源為你的痛苦尋找解方，是合理、甚至慷慨之舉。由於女性憂鬱症的高罹患率並未反映在任何目前可定位的遺傳脆弱性上，因此我們可以有一些把握地說，在比較公平的社會，女性憂鬱症罹患率可大幅降低。不過，一般而言，通常都是女性發現自己的憂鬱很反常，希望想辦法處理。施暴的丈夫、父權主義的壓迫者通常喜歡憂鬱的女人，也不將女性憂鬱視為症狀。掌握自主權的女性才最有可能承認、指出並治療自己的憂鬱症。女性的憂鬱乃出自父權主義的陰謀，這想法有幾分屬實。但認為讓女人覺得自己的憂鬱症很糟糕，是父權主義陰謀的一部分，這樣的想法卻忽略了女性對自身憂鬱經驗的明確看法。

探討女性憂鬱症特質的文獻資料很多，關於男性憂鬱症特質的探討卻少之又少。許多男性憂鬱症沒有被診斷出來，原因是男性處理憂鬱感受的方式，常並非遁入沮喪消沉的沉默裡，而是逃到暴力、藥物濫用或工作狂的喧擾中。女性揭發的憂鬱為男性的兩倍，但男性自殺的可能性為女性四倍之多。單身、離婚或喪偶的男性得憂鬱症的比率大於已婚男性。憂鬱男性可能表現得「暴躁易怒」（這是婉轉的形容），對陌生人發火、毆打妻子、嗑藥、槍擊別人。作家安德魯．蘇利文（Andrew Sullivan）撰文描述自己為治療愛滋病注射睪固酮後，暴力傾向大增。我曾針對毆妻的男人做過一系列專訪，發現他們都出現過器質性憂鬱症狀。有個男人說：「我回家以後，無時無刻不覺得筋疲力盡。那個女人還不停問我一堆可惡的問題，嘈雜的聲音像鐵鎚一樣砰砰敲打我的頭。我吃不下，睡不著，她總是在那裡碎碎唸。我不想傷害她，但是我一定得做點什麼，我簡直快瘋了，你明白吧？」另外一個人說，每次看到妻子時，都覺得自己「一文不值，如果現在不揮拳或做點什麼，可能以後什麼都幹不了」。

感覺憂鬱時就毆打妻子，顯然是不當反應，但這些症候群往往密切相關。許多充滿火藥味的傷害行為，可能都是男性憂鬱症的表現。在大多數西方社會裡，示弱被視為娘娘腔，這對男性產生負面影響，以為男兒有淚不輕彈，並在出現不理性的恐懼和焦慮時感到羞恥。家暴者認為毆打妻子是證明自己存在的唯一方法，篤信情緒上的痛苦乃是在呼喚他們採取行動，如果只有情緒而沒有行動，就不算男人。不幸的是，許多（廣義而言）行為粗暴的男人沒有接受抗憂鬱治療。如果說女性憂鬱症之所以惡化，是因為她們沒有自己期望中那麼快樂，那麼男性憂鬱症之所以惡化，是因為他們沒有自己期望中那麼勇敢。大多數的虐待都是懦弱的表現，而有些懦弱其實是憂鬱的症狀。我應該很清楚，因為我一度害怕羊排，那種感覺深深打擊我的自信心。

我在憂鬱症初次發作後出現過幾次暴力行為，由於這是前所未見，因此我懷疑和憂鬱症相關，是憂鬱症的後果，或和我服用的抗憂鬱藥物相關。童年時期，除了和弟弟打架，我很少打別人。而我從十二歲起就沒再打過弟弟。在三十來歲時，有一天我莫名其妙憤怒起來，我宣洩怒氣的方式是將相框玻璃一片片敲碎，開始在腦子裡策畫各種殺人情節。當時女友家的牆上掛了幾幅我的照片，我宣洩怒氣的方式是將相框玻璃一片片敲碎，留下一地碎玻璃，扔下鐵鎚離去。一年後，我因為覺得遭到深愛男子無情的背叛，和他大吵一架。當時我已經陷入某種憂鬱狀態，變得怒氣沖天。我以過去從未有過的激烈暴力狠狠攻擊他，將他甩到牆上，一再揮拳，打斷他的下巴和鼻子。他後來因為失血過多而入院治療。我永遠忘不了看著他的臉在我的拳頭下稀巴爛的感覺。我知道剛開始打他時，我的手一度掐住他的脖子，多虧超我的強烈召喚，我才沒有勒死他。當其他人對我的攻擊表示驚恐時，我跟他們說的話和那些家暴者向我說的幾無二致：我覺得自己好像在慢慢消失，在腦子深處最原始的區塊，我感覺唯有透過暴力，才能保持自我，感覺到自己的存在。我懊惱自己竟然做出這種事，不過雖然一部分的我後悔這樣傷害朋友，另一部分的我卻對自己做的事毫無悔意，因為我衷心相信，如果不這樣做，我會無可挽回地瘋掉。我的朋友後來接受了這個看法，如今仍是我的好友。他的情緒暴力和我的身體暴力達到微妙的平衡。野蠻行為紓解了那陣子深深折磨我的某些恐懼和無助感。我不贊同男性加害人的行為，當然也不為他們的所作所為背書。不過，施暴雖不是治療憂鬱症的好方法，卻是有效的方法。完全否定暴力的自然療效是可怕的錯誤。當晚回家時，我身上沾了血（有我的血，也有他的血），心情既震驚又激動，同時感到如釋重負。

我沒打過女人，但是在打破情人下巴八個月後，我對一位摯友大聲咆哮，在大庭廣眾間狠狠羞辱她，只因她想更改晚餐聚會的時間。我因此了解，憂鬱可以很容易突然爆發為怒氣。由於我目前已脫離憂鬱的深淵，因此這些衝動都在控制之下。我仍會怒不可遏，但通常都和特定事件相關，通常也會依事件而有相稱的反應，大都不是靠力氣，想得比過去周到，也比較不會完全憑一時衝動。我的攻擊行為是一種疾病症狀，這並不會免除我施暴的責任，卻有助於我了解自己的行為。我不會寬恕這樣的行為。

我認識的女人都不會以這樣的方式描述這類感受，我認識的許多男性憂鬱症患者卻都有類似的毀滅衝動。許多人設法避免衝動，但另外也有很多人讓衝動牽著走，在施暴後從非理性驚恐中得到解脫。我不認為女性的憂鬱症和男性的憂鬱症有什麼差異，但我確實認為男女有別，而且兩性因應憂鬱症的方式也的確經常不同。一心避免把女性化歸為病態的女權主義者，和自認有辦法否定自己情緒狀態的男人，都在自找麻煩。有趣的是，猶太男人是特別不喜歡暴力的族群，而猶太男人得憂鬱症的比率遠高於非猶太男人，事實上，研究顯示，猶太男性有憂鬱症的比率和猶太女性相差無幾。所以，性別不只在誰會得憂鬱症上發揮了微妙的作用，也關係到憂鬱症的表現形式，並因此影響到憂鬱症的控制方式。

雖然高功能憂鬱症患者有時能掩蓋自己的病情，善盡母職，但憂鬱的母親通常都不是很棒的母親。有些憂鬱的母親很容易因為小孩而心煩，因此舉止失常；另一方面，許多憂鬱的母親只是無法回應孩子，顯得冷漠和退縮。她們往往不會建立清楚的規則或界限，不太付出母愛，也不太撫育小孩，對孩子的需求感到無助。她們反覆無常，會無故大發雷霆，然後在罪惡感發作時同樣無端地過度寵愛小孩。她們無法協助孩子管好自己的問題，也沒有依孩子的作為或表現出來的需求來回應孩子。她們的孩子通常都愛哭、易怒、具攻擊性。這種孩子往往不懂得關心別人，或有時又太過關心別人，覺得要承擔世上所有的苦難。小女孩尤其容易過度反應，將自己弄得很悲慘。她們感受到母親始終心情低落，於是自己也喪失了情緒的靈活度。

兒童憂鬱症最早的跡象出現在年僅三個月大的嬰兒身上，幾乎都是憂鬱母親生下的孩子。這類嬰孩通常不會笑，無論碰到什麼人都把頭轉開，即使看到父母都不例外。他們不注視任何人時，可能比注視著憂鬱的母親更自在。這類孩子的腦波型態很特別，而如果你成功治癒母親的憂鬱症，孩子的腦波型態也可能隨之改善。不過，如果是大一點的孩子，調適上的挑戰就不是那麼容易克服了。即使母親的憂鬱症狀已緩解了一年，她的學齡子女仍然嚴重調適不良。父母罹患憂鬱症，對子女非常不利。母親的憂鬱症愈嚴重，子女的憂鬱症可能也愈嚴重，不過有的孩子在承襲母親的憂鬱症時，情況似乎比其他孩子更劇烈，共感也更強。大體而言，憂鬱母親生下的子女不但會反映母親的狀態，還會加以放大。即使在首度評估十年後，這類孩子仍然有嚴重的社交障礙，得憂鬱症的風險是其他孩子的三倍，出現恐慌症和酒精依賴的風險更高達五倍。

要改善孩童的心理健康，治療母親，以及設法改變負面的家庭模式，納入彈性、耐性、凝聚力、解決問題的能力等，有時比直接治療孩子更重要。即使父母之間問題重重，為了避免孩子得憂鬱症，仍然可以合作無間，雖然要維持清楚的單一陣線很不容易。由於憂鬱症對養兒育女的基本機制會有直接、不尋常的影響，因此憂鬱症母親的孩子在世界上碰到的問題會甚於思覺失調母親的孩子。如果母親有憂鬱症，孩子不但可能得憂鬱症，也容易有注意力缺損、分離焦慮和品行疾患等問題。即使孩子聰明伶俐，也有些討人喜歡的性格特質，社交和學業卻表現不佳。身體狀況通常也特別多，包括過敏、氣喘、經常感冒、嚴重頭痛、胃痛等，還缺乏安全感，特別偏執多疑。

亞諾．山莫洛夫（Arnold Sameroff）是密西根大學的發展精神醫學專家，他認為世上萬事萬物都是實驗中的變數，然而所有事情都被過於武斷地推定。除非我們參透上帝造物的一切奧祕，否則無法理解任何事。山莫洛夫指出，雖然某些疾病是共通的，但每個人的體驗不同，也各有獨特的症狀群和相關病因。他說：「你也曉得，現在有很多單一基因的假設。你要不就有這種基因，要不就沒有這種基因。對只想得到快速解答的社會而言，這些說法很吸引人，卻絕對行不通。」山莫洛夫長期觀察重度憂鬱症患者的子女，發現這些孩子即使最初認知能力與同齡幼兒不相上下，大約兩歲時就會開始走下坡。到了四歲，他們明顯「比較悲傷、較不與他人互動、退縮、低功能」。他提出五種可能的解釋，且這五者會以不同的組合共同運作：遺傳因素、同理的鏡映（孩童會重複自己經歷過的感受）、習得無助（由於情感外展得不到父母認可，孩童不再嘗試與外界連結）、角色扮演（孩子看到父母生重病的好處是不必做自己不喜歡的事情，於是決定接受病人的角色）、退縮（因為看到鬱悶雙親間的溝通毫無樂趣可言）。還有其他次要解釋：憂鬱的父母比其他父母容易濫用藥物。如果父母嗑藥，孩子會受到什麼樣的對待，經歷什麼樣的創傷？那會立刻令我們感到壓力沉重。

近來有一項研究列出兩百個可能導致高血壓的因素。山莫洛夫表示：「從生物學的角度來看，血壓的問題其實很單純。如果影響血壓的因素都有兩百個，想想看，像憂鬱症這麼複雜的經驗會受到多少因素影響！」在山莫洛夫看來，憂鬱症發作基本上是因為多個危險因子同時出現。他說：「身上有多個危險因子糾結在一起的人，就會出現我們所謂的疾患。我們發現就憂鬱症而言，遺傳因素不是像社經地位那麼強力的預測指標。但遺傳因素和社經地位的交互作用則是其中最強的預測指標，那麼，低社經地位的兒童之所以如此憂鬱，究竟是哪些關鍵因素使然？是缺乏親職教育？缺錢？社會支持不足？還是和家中孩子數目相關？」山莫洛夫列出十個變項，然後設法找出這些因素與兒童憂鬱程度的相關性。他發現，任何負面因素本身即可能導致心情低落，而任何幾個因素的結合則可能產生嚴重的臨床症狀（以及低智商）。山莫洛夫接下來的研究顯示，如果父親或母親的病情非常嚴重，小孩的表現反而勝過父母病情不那麼嚴重的孩子。「如果你病得非常、非常嚴重，自然會有人接下你手中的擔子。在雙親家庭中，健康的一方知道自己必須扛起責任，而小孩也得以了解家裡的情況，基本上明白父親或母親得了精神病，因此不像病情輕微的患者家庭那樣，小孩因為滿腹疑團得不到解答而飽受折磨。所以你明白了嗎？簡單的線性系統是無從預測的，每個人的憂鬱症都有自己的故事。」

糟糕的教養方式和憂鬱的父母可能引發兒童憂鬱，良好的教養方式則很有可能減輕或舒緩憂鬱。雖然佛洛伊德式怪罪母親的舊理論已遭揚棄，但父母仍然界定了孩童的世界，孩子強韌或柔弱的特質多多少少都是從父母或其他照顧者身上學來的。的確，許多治療方案都包含訓練父母介入孩子的治療過程，但父母的介入必須基於聆聽。孩子屬於不同的族群，不能只是把他們當作矮小的成人看待。憂鬱孩子的教養方式，必須同時包含堅定、愛、一致及謙虛。孩子能從觀察父母如何解決問題中得到莫大力量。

依賴型憂鬱是憂鬱症的特殊形式，太常和母親分離的嬰兒在出生後七到十二個月內會出現依賴型憂鬱症。這種憂鬱症混合了憂慮、悲傷、愛哭、排斥環境、退縮、遲緩、恍惚、食欲不佳、失眠、表情不快樂等現象，有各種組合，嚴重程度也不一。有依賴型憂鬱症的小孩可能在四、五歲時演變為「生長遲緩」。這類小孩沒什麼感情，不親近人。到了五、六歲，他們可能變得極為偏執、暴躁易怒、難睡、吃不下。他們沒有朋友，自尊莫名的低。持續尿床顯示他們很焦慮。有的孩子會變得退縮，有的則脾氣愈來愈壞，破壞力愈來愈大。孩子不會像大人那樣思考自己的未來，也不會清楚地組織自己的記憶，因此很少憂心人生缺乏意義的問題。兒童也還未發展出抽象的感覺，因此不會像成人憂鬱症患者那樣出現無助和絕望的典型症狀。但他們可能會持續出現消極情緒。

近來許多研究在統計上的差異大到令人啞然失笑。有一項研究斷然指出，大約有一%的孩童罹患了憂鬱症，另一項研究卻顯示大約有六成孩童出現嚴重的情緒疾病。試圖透過自陳來評估孩童的情況，遠比評估大人的情況複雜多了。首先，提問的方式不能影響孩子給出研究人員想要的答案。治療師必須能大膽問孩子有關自殺的問題，但聽起來又不能像是把自殺當作可行的替代方案。有一位治療師提供他的做法：「好吧，如果你這麼痛恨人生中所有這些事情，有沒有想過用什麼法子，就可以永遠不必再待在這裡？」有的孩子會說：「這是什麼笨問題啊！」有的孩子會說：「有！」然後詳細描述，有的孩子會變得很安靜，若有所思。治療師必須觀察他們的肢體語言，讓他們相信他願意聽他們說任何事情。嚴重憂鬱的孩子會在這樣的情況下談自殺。我見過一個為了孩子努力維持體面的憂鬱婦人，她告訴我，當五歲的兒子說「妳知道，人生太糟了，很多時候，我根本不想活下去」時，她有多絕望。她兒子十二歲時已有一次嚴重自殺未遂。約翰霍普金斯醫院兒童精神健康科的主任帕拉米吉・喬西（Paramjit T. Joshi）說：「他們會談到想加入某人的行列，也許是過世的親戚。他們說，他們想永遠睡下去。有的五歲幼童真的會說：『我想死，真希望我沒有出生。』接下來就有相關行動。我們看到許多孩子從二樓窗口跳下去。有的孩子吞下五顆泰諾[1]，以為這樣就足以送命。有的孩子則試圖割腕、割手臂，或把自己悶死，或上吊。他們之中有的曾遭虐待或忽視，有的則沒有明顯原因。很多小孩用皮帶在衣櫥中上吊。幸好他們能力大多還不夠，很少自殺成功！」事實上，小孩的能力可以高得驚人。從一九八〇年代初期到一九九〇年代中期，十到十四歲年齡層的自殺人數提升了一二〇%，自殺成功的孩子大都採取激烈手段：有八十五%開槍或上吊。小孩和父母一樣，壓力升高時，自殺率也直線上升。

愈來愈多醫生用百憂解或去甲替林藥水治療憂鬱症的孩子，把藥水小心滴進果汁裡，這種方法似乎能緩解症狀。至於這類藥物究竟如何在孩子體內作用，以及藥物是否安全、有效，目前還缺乏充分的研究。美國國家心理衛生研究院院長海曼表示：「我們讓這些孩子變成醫療孤兒。」只有少數抗憂鬱藥物經過檢驗，顯示兒童可以安全服用，但幾乎沒有一種藥物曾以實驗證明對兒童的療效。傳聞的治療經驗可說是南轅北轍。比方說，有一項研究顯示，選擇性血清素回收抑制劑對於幼兒和成人比較有效，對青少年的療效較差；另一項研究顯示，對幼兒而言，單胺氧化酶抑制劑是最有效的藥物。我們不應把這兩項研究的結果視為定論，不過這些研究提出了一個可能性：治療孩童可能和治療青少年不同，且治療兒童和青少年也都和治療成人有別。

憂鬱的孩童也需要治療。極具魅力的兒童心理學家黛博拉・克莉絲蒂（Deborah Christie）說：「你必須讓他們知道，你會在他們身邊陪伴他們。」克莉絲蒂是倫敦大學學院醫院和米道賽克斯醫院（Middlesex Hospital）的顧問。「你必須也把他們拉進來。我常用爬山來比喻。我們想著要攀登高山，所以我們坐在基地營裡，盤算著可能需要帶什麼裝備，應該有多少人一起爬，要不要結繩隊。我們或許終於成行，也有可能覺得還沒有準備好，但我們也可能在山上到處走走，看看走哪一條路最輕鬆，或從哪裡上去最好。你必須坦承，每個人都需要自己爬一段，你沒辦法背著他們上山，但是他們一步步往上爬時，你始終陪著他們一起走。你必須從這裡開始，先激發他們的內在動機。真正很憂鬱的孩子不知道要說什麼或從何開始，但知道自己想要改變。只要他們曉得有改變的機會，我沒見過不想接受治療的孩子。有個小女孩因為太憂鬱了，沒辦法開口講話，但她會寫下來，把想說的話隨意寫在便利貼上，貼在我身上，所以等到會談結束時，我變成字海，貼滿她想告訴我的話。我接受她的語言，也開始在便利貼上寫字，然後貼得她滿身都是，我們就這樣突破了她那堵沉默的牆。」其他還有很多早已證明有效的方法，可以幫助孩子認清並改善自己的心境。

約翰霍普金斯醫院的精神科醫師席薇亞．辛普森表示：「憂鬱症會阻礙兒童的人格發展。他們花太多力氣對抗憂鬱症，阻礙了社交發展，這樣並不會讓往後的日子比較不憂鬱。你發現周遭世界期望你有能力發展人際關係，你卻不懂得怎麼做。」舉例來說，有季節性憂鬱症的孩童經常在學校表現不佳、惹麻煩，但沒有人發現他們得了季節性憂鬱症，因為發病時都適逢學校上課期間。我們很難知道該在何時、用多麼積極的手段治療這類疾病。喬西指出：「我會根據家族史來治療。孩子的問題究竟是注意力缺損過動症還是真正的憂鬱症，或是有注意力缺損過動症的孩子也同時有憂鬱症，究竟是虐待引發的適應障礙，還是憂鬱症，十分令人困惑。」許多有注意力缺損的過動兒都有極嚴重的侵擾行為，有時人們看到這類行為的自然反應就是懲罰小孩，但孩子如果有嚴重的認知障

1 泰諾（Tylenol）為一種止痛及退燒藥，服用過量可能致命。

礙和神經生物問題，不見得有辦法控制自己的行為。有這類品行疾患的孩子自然人緣不佳，甚至不得父母的心，以至於憂鬱症更加惡化，這是憂鬱症的另一種惡性循環。

克莉絲蒂表示：「這些孩子的父母一進門，我就會警告他們：『我們會協助他們擺脫憤怒，但接下來可能有好一陣子，你們會有個悲傷的孩子。』孩子從來不會自己來，都是大人帶他們來治療。你必須設法問出他們認為自己為何來這裡，他們覺得有哪些地方不對勁。這和主動尋求心理治療的情況很不一樣。」治療孩童時，重要的是創造出另外一個奇幻世界，魔幻版的心理動力治療安全空間。請孩子說出自己的願望，那往往能揭露他們低自尊的確切性質。用這樣的開場讓沉默的孩子開口說話很重要。很多小孩都不知道如何說明自己的感受，只會說感覺還不錯或感覺不太好。必須給他們新的詞彙，依照認知模式，教導他們分辨想法和感受的差別，他們才能學會運用想法來控制感受。另一個治療師提到，他要求一個十歲大的小女孩每天在日記本上記錄自己的想法和感受，兩個星期後再帶日記本去找他。「妳可以說妳的想法是：『媽咪很氣爹地。』而妳的感受可能是：『我很害怕。』」但由於憂鬱症損害了她的認知功能，因此這樣的辨別已超越孩子的認知能力。她帶來的日記本每天都寫著：「想法：『我很難過』，感受：『我很難過』。」在她的認知層次裡，想法的世界和感受的世界是分不開的。後來，她開始能畫圓餅圖來表達自己的焦慮：她的焦慮中有這麼多是和學校有關，這麼多和家人相關，這麼多和討厭她的人有關，這麼多是因為她長得醜等等。使用電腦的孩子通常能接受和科技原理相關的比喻。我遇過一位治療師說他告訴這類孩子，他們腦子裡有個程式負責處理恐懼和悲傷，治療會幫他們抓出程式錯誤。優秀的兒童治療師會一方面告訴孩子一些事情，同時也分散他們的注意力，正如同克莉絲蒂的觀察：「最無法讓孩子放鬆的，就是要他們放鬆。」

在罹患生理疾病或殘障的孩子間，憂鬱也是嚴重問題。克莉絲蒂說：「癌症病童進醫院後，不斷被戳、被刺，身體插滿針頭，結果他們變得會責問別人，指控父母用這些治療懲罰他們，然後父母也變得很焦慮，然後大家一起陷入憂鬱。」生病孵出祕密，祕密引發憂鬱。「我和一位母親及她悶悶不樂的孩子一起坐下來談。我說：『跟我講講你們為什麼來這裡。』那位母親就當著小男孩的面，大聲跟我竊竊私語：『他得了血癌，但是他還不曉得。』真是離奇。然後我要求和小男孩獨處一段時間。我問他為什麼會來這裡，他說因為他得了血癌，但是別告訴他母親，因為他不想讓母親曉得他已經知道了。所以憂鬱和溝通的重大問題密切相關，而血癌及需要的治療方式又讓問題更加惡化。」

如今已證實，憂鬱的孩子長大後通常會變成憂鬱的成人。兒時曾得憂鬱症的青少年有四%自殺。嘗試過自殺的人數目可觀，而且有各種嚴重社會適應問題的比率也很高。還不到青春期就罹患憂鬱症的孩子相當多，但在青春期達到高峰，至少超過五%的青少年為臨床憂鬱症所苦。這個階段的憂鬱症幾乎都結合了物質濫用和焦慮症。父母往往低估了青少年子女憂鬱症的嚴重程度。當然青春期憂鬱症十分令人困惑，因為正常的青春期現象也很像憂鬱症，這正是情緒劇烈、強說愁的年紀。美國有超過半數高中生「曾經想過自殺」。雙極性疾患權威凱．傑米森說：「被罰課後留校的青少年至少二十五%有憂鬱症。他們的憂鬱症是可以治療的，也可能因此變得不那麼惹麻煩。等到他們長大成人，憂鬱程度會加重，但消極的行為模式已深植於性格中，這時候單單治療憂鬱症已經不夠了。」社會互動也有一些影響。第二性徵出現往往帶來情緒混亂。目前的研究乃是針對延後憂鬱症狀發作時間：一個人憂鬱症愈早發作，就愈可能對治療產生抗性。一項研究指出，兒時或青春期曾經歷憂鬱症的人，成年後有憂鬱症的機率是一般人的七倍。另一項研究指出，其中有七成的人憂鬱症會復發。早期治療與預防的必要性不言而喻。父母應該密切注意孩子有沒有很早就出現疏離、胃口差、睡不好、自我批判等現象，如果出現這些憂鬱症的徵兆，應該帶他們去作專業評估。

青少年特別說不清楚自己的情況（男生尤其如此），醫療界也對青少年不夠關心。一位治療師說：「有的青少年走進來就坐在角落，對著我說：『我什麼問題也沒有。』我從不反駁他們，我會說：『喔，太好了！你不像很多同齡小孩和來看診的小孩那麼憂鬱，真是太棒了。那你可不可以告訴我，完全沒問題是什麼感覺。告訴我，此時此刻在這個房間裡，覺得完全沒問題，是什麼感覺。』我試圖讓他們有機會和別人一起思考，一起感覺。」

性侵有多大程度會直接影響生理歷程而導致憂鬱，憂鬱症又有多大程度反映出容易發生性侵的破碎家庭環境，目前還不明朗。曾遭性侵的孩子的生命模式容易出現自毀行為，及遭逢重大橫逆。他們通常在恆常的恐懼中長大——他們的世界很不穩定，導致性格也不穩定。有位治療師描述一位曾遭性侵的年輕女子不相信有人關心她，也不認為有任何人值得信賴——「她只需要我和她互動時始終如一」，打破她對外界互動時不由自主的不信任感。孩童如果幼時沒有得到關愛，認知發展過程中也缺乏鼓勵，往往永遠失能。有對夫婦領養了一個俄羅斯孤兒，他們說：「這孩子已經五歲大了，卻似乎不懂得思考因果，也不曉得植物是活的，而家具沒有生命。」他們從此一直努力彌補這個缺憾，如今承認孩子不可能完全康復。

其他孩子雖不可能康復，卻有可能逐漸適應。克莉絲蒂描述一名病患有嚴重的慢性頭痛問題，「好像有人用槌子猛敲我的頭」，這個女孩因為頭痛而放棄了人生的一切。她無法上學，無法玩樂，無法和別人互動。她和克莉絲蒂初次見面時說：「妳沒辦法把我的頭痛變不見。」克莉絲蒂說：「妳說得沒錯，我沒辦法，但是讓我想想有沒有法子可以把頭痛統統關在妳頭上一小塊地方，即使槌子還是一直敲，看妳是不是可以運用頭上其他部位。」克莉絲蒂指出：「首先要相信孩子說的話，即使聽起來顯然不是真的，或難以置信。即使孩子用的比喻毫無道理，對他們來說卻一定是合理的。」經過長期治療後，女孩說雖然頭還會痛，但她可以上學了，然後儘管頭痛，她也交到一些朋友，再過一年，她的頭痛自行消失了。

年長的憂鬱症患者長期缺乏充分治療，這很大部分是因為社會普遍認為年華老去令人沮喪。由於社會假定老人不快樂是很合理的事，因此我們一直沒有關照這個問題，讓許多人在不必要的極度情緒痛苦中度過生命最終的一段日子。早在一九一〇年，現代精神藥理學之父埃米爾・克雷佩林（Emil Kraepelin）提及老年憂鬱時，就稱之為衰退性憂鬱。之後由於傳統照護結構崩潰，加上老年人覺得自己無足輕重，情況變得更糟。養老院中的老人得憂鬱症的可能性是一般老人的兩倍多——曾經有人指出，養老院的居民超過三分之一明顯憂鬱。令人驚訝的是，在年老病患身上，安慰劑效應會高於正常水準。也就是說，除了因相信自己正在接受藥物治療而產生的傳統身心效益之外，他們還得益於服用安慰劑時的情境。作研究時的監測和密切訪談、審慎的管理和對心理的關注，都產生有意義的效果。只要有更多關注，老人就會感覺好很多。小小的回應就能鼓舞他們，可見在我們的社會中，年長者是何等寂寞不堪。

雖然老年人之所以得憂鬱症，社會因素扮演重要角色，但重要的器質性變化似乎也會影響心情。老年人所有神經傳導物質的濃度都比較低。八十幾歲的血清素濃度只有六十幾歲的一半。當然，在這個生命階段，身體會經歷許多代謝變化和化學調整，因此（就我們所知）神經傳導物質濃度降低不會像年輕時血清素濃度突然減半那樣，立即產生效果。老人服用抗憂鬱藥物後，需要特別長的時間才能見效，正反映出大腦的可塑性和功能會隨著年齡增長而變化。相同的選擇性血清素回收抑制劑，中年人服用後不到三個星期就開始見效，老年人則往往要花十二個星期以上。不過治療的成功率倒不會因年齡而異，有相同比率的人對治療有反應。

一般認為電痙攣療法很適合老人，原因有三：首先，和藥物治療不同的是，電痙攣療法會很快產生作用，而在藥物開始緩解患者的絕望情緒前讓他連續幾個月愈來愈憂鬱，不是建設性的做法。此外，電痙攣療法不會和老人可能服用的其他藥物產生不良交互作用——在許多情況下，這類交互作用可能限制了醫生能開的抗憂鬱藥種類。最後，年長的憂鬱症患者往往記性差，可能忘記服藥，或因不記得吃過藥而服藥過量。從這個角度看，電痙攣療法容易控制多了。對年長的重度憂鬱症患者而言，短期住院治療是最好的照顧方式。

老年人口的憂鬱症可能很難看出來。對年輕人而言，性慾問題是憂鬱症的重要元素，但性慾對老年生活的影響沒那麼重大。他們也不像年輕憂鬱症患者有那麼強烈的罪惡感。他們不那麼嗜睡，反而容易失眠，常常因疑神疑鬼而躺在床上無法入睡。他們會把小問題失控地放大成災難。他們經常出現身心症狀，抱怨身上有無數自己獨有的疼痛和環境引起的不適：這張椅子坐起來沒有以前舒服、蓮蓬頭水壓太弱了、拿茶杯時右手臂很痛、臥室的燈光太亮、臥室的燈光太暗了之類的，沒完沒了。他們變得暴躁易怒，性情乖戾，經常給周遭的人臉色看，或對別人漠不關心，偶爾還會「情緒失禁」。這些症狀最常對選擇性血清素回收抑制劑起反應。老人憂鬱症通常是器質系統變化（包括大腦血液供應量減少）直接造成的後果，或身體衰退帶來的痛苦和屈辱所致。憂鬱症往往伴隨著老年失智和老化，但兩者雖然可能同時發生，情況卻大不相同。就失智而言，自動心智功能下降，亦即基本記憶力，尤其是短期記憶受損。至於憂鬱症，則是患者在心理上需費心處理的程序受阻，亦即無法取得長期複雜記憶，也阻礙新資訊的處理。但大多數的老人都沒有意識到這些差別，而以為是自己年紀大了，加上輕微失智，才會出現這些憂鬱症狀，因此往往沒有採取基本措施來改善情況。

我的姨婆快一百歲時在家裡跌了一跤，摔斷了腿。醫生幫她接好腿骨後，她在幾名護士陪同下出院回家。起先她明顯發現走路變得很費力，難以做完復健師指定的運動。一個月後，她的腿恢復得很好，但她仍然害怕走路，抗拒運動。她已經習慣了可以拿到床邊的座椅式便桶，拒絕走四、五公尺去上廁所。她一輩子都好面子，如今突然不再在意。以前她每星期都會做兩次頭髮，這個習慣已經維持了將近一世紀，如今卻拒絕上美容院。事實上，她完全拒絕出門，即使腳趾甲內生一定令她疼痛不已，她仍遲遲不去看足科醫生。她就這樣在那會導致幽閉恐懼症的狹小公寓待了幾個星期。同時，她睡得很不安穩。我的表兄弟姊妹打電話給她，她也不接。她原本對私事一向很小心，不輕易吐露細節，現在卻要我幫她拆信付帳單，因為她搞不清楚這些事情。她無法組合簡單的資訊，會反覆問我八次周末有什麼計畫，這種認知遲緩看起來幾乎就是衰老。她變得反反覆覆，雖然並不悲傷，但整個人都在退化。醫生堅稱這不過是創傷引起的壓力，但我看到的卻是她已準備好迎接死亡。無論她有多老，對於不過是斷了腿的人而言，這都不是正常反應。

我終於說服我的精神藥理師到姨婆的公寓和她聊一聊，他立刻診斷她得了嚴重的老人憂鬱症，開了喜普妙給她。三個星期後，我們和她的足科醫生約了去看診。我強迫她出門，一部分是因為我覺得她的腳需要醫治，但主要是我認為她必須鼓起勇氣重新踏入世界。我逼她出門時，她痛苦地看著我，似乎整件事情讓她疲憊不堪。她很迷糊，顯然嚇壞了。兩個星期後，我們去接骨醫生那兒回診。抵達姨婆公寓時，我發現她已換上漂亮衣服，頭髮也梳了，嘴唇塗著口紅，還戴上一只以往她

191

在快樂日子裡常戴的小小珍珠胸針。她下樓時沒發半句牢騷。出門顯然令她很緊張，她在診所時脾氣暴躁，還有一點偏執，但醫生一進來，她就變得十分迷人，而且口齒清晰。看診結束後，我和護士用輪椅推著她往大門走去。她很開心知道自己的腿復原得很好，一再跟每個人道謝。她每個重新甦醒的跡象都令我雀躍，然而離開醫院時聽到她說：「親愛的，我們要不要在外面吃中飯？」我仍然嚇了一大跳。於是我們挑了一家以前很喜歡的館子，在我協助下，她甚至在餐廳裡走了一小段，我們說說笑笑，她抱怨咖啡不夠熱，要餐廳換一杯。她又重新活過來了。我不能說她從此恢復了固定上館子的習慣，但此後每隔幾個星期，她都會同意出外用餐一次，也漸漸恢復了基本的連貫性和幽默感。

六個月後，她因為輕微內出血住院三天。我為她擔心，但也很高興她的精神狀態恢復得不錯，足以應付住院手續而不至於太過恐慌或迷糊。她回家一個星期後，我去看她，確定她服用的藥物都有充足的儲量。我注意到裝喜普妙的藥罐幾乎和我上次看到的差不多滿，於是我問她：「妳有沒有吃這個藥？」她說：「喔，沒有，醫生叫我不要吃。」我覺得她一定誤會了醫生的意思，但醫生下醫囑時，護士也在場，而護士證實了這件事。坦白說，我感到震驚及恐懼。喜普妙不會引發胃腸副作用，似乎不太可能和她的內出血有關。她沒理由停藥，更沒理由停得這麼突然，即使年輕力壯的人要停用抗憂鬱藥，都應該按部就班，並遵從一套清楚的方案。如果服藥有很好的效果，就不該停藥，但治療姨婆的老人醫學專家竟然異想天開地決定停吃「非必要」的藥物對她比較好。我打電話給醫生，把他臭罵一頓，還寫了一封怒氣沖沖的信給醫院院長，然後要姨婆恢復吃藥。本書即將付梓時，她只差一個月就滿一百歲，日子過得頗開心。兩個星期後我會帶她去美容院，讓她漂漂亮亮地參加我們為她籌畫的小小慶生會。我每星期四都去看她，和她共度一個下午。過去這件事是沉重的負擔，如今則充滿樂趣。幾個星期前，我告訴她一些家族中的喜事時，她拍拍手，然後唱起歌來。我們天南地北無所不談，而她的睿智也悄悄隨著她的喜悅回到她的生命中，令我受益良多。

憂鬱症往往是心智嚴重受損的前兆，某種程度上，也預示了老化和阿茲海默症，而這些疾病也可能隨後與憂鬱症共存，或引發憂鬱症。阿茲海默症似乎比老化更容易降底血清素濃度。迷糊和認知衰退是老化或阿茲海默症的本質，我們改善這些狀況的能力極為有限，但可以舒緩疾病帶來的激烈精神折磨。許多人雖然失去判斷力，卻不會害怕或太過悲傷，就目前而言，這是我們可以幫助高齡人口達到的心理狀態，但通常未達成。有些實驗試圖評估血清素濃度低是不是老化的原因，但較可能的情況似乎是大腦多個區塊（包括負責合成血清素的幾個大腦區塊）受損後，會出現失智現象。換句話說，老化和血清素濃度低是同一個原因造成的不同後果。如果一個人的動作技能和心智能力已因老化受損，即使服用選擇性血清素回收抑制劑，也起不了什麼作用。但老人心情好時，通常更懂得善用尚存的能力，因此或多或少改善了認知能力。阿茲海默症患者和憂鬱症老人似乎對曲唑酮之類的非典型藥物有反應（這些藥物通常不是憂鬱症的第一線治療藥物）。他們可能也對苯二氮平類藥物有反應，但這類藥物容易產生過度的鎮靜作用。他們對電痙攣療法反應良好，但不需要因這類患者顛三倒四，就令他們如此悽慘。荷爾蒙療法對性衝動太強烈的阿茲海默症患者（這種情況頗常見）或許有效，但在我看來，除非這樣的性慾令當事人飽受折磨，否則這樣做不太人道了。失智症患者通常對談話治療沒什麼反應。

憂鬱症也常常是中風的結果。中風後第一年得憂鬱症的機率是一般人的兩倍，可能是因為大腦特定區塊受傷所致。有些研究指出，左前額葉中風特別可能引起情緒失調。很多老人中風後剛開始復原時，會為一點小事（不管是好事或壞事）嚎啕大哭。有個病人中風後，每天都會突然落淚二十五到一百次，每次持續一到十分鐘，他因此疲憊不堪，幾乎無法做任何事。服用選擇性血清素回收抑制劑後，他很快就能控制哭的衝動，不過一旦停藥，又會開始哭泣。他現在長期服藥。還有個人因中風後的憂鬱，動不動就掉淚，所以不得不放棄工作十年。服用選擇性血清素回收抑制劑之後，他回復正常，在年近七十歲時重回職場。毫無疑問，腦部某些區塊中風會嚴重影響情緒功能，但從許多例子看來，這些後果仍然是可以控制的。

種族看來並不像性別或年齡那樣，是憂鬱症的生理性決定因素。不過，許多人仍會因背負文化期望而展現出特定病狀。伊恩・哈金（Ian Hacking）在名著《瘋狂旅人》（*Mad Travelers*）中描述某種症候群（無意識的漫遊）在十九世紀末感染了許多人，接著在幾十年後消失了。現在這種渾然不知自己在四處遊蕩的問題已經絕跡。顯然某些歷史時期和社會部門容易受到某些心理症狀的折磨。哈金解釋：「我所謂『暫時性的精神疾病』，是指在某個時間、某個地方出現後又消失不見的疾病，可能特別容易出現在某種社會階層或性別，尤其是貧窮女性或富裕男性。倒不是說這種疾病會在這個病人或那個病人身上來了又去，而是這種瘋狂狀態只會在某段時間和某些地方出現。」哈金詳細說明愛德華・蕭特（Edward Shorter）的理論：在十八世紀會不時昏厥和抽搐哭泣的人，在十九世紀會出現歇斯底里癱瘓或攣縮，在現代則可能罹患憂鬱症、慢性疲勞或厭食症。

在罹患憂鬱症的美國人中，種族、教育程度和階級之間的關聯性都太過錯綜複雜，以至於難以釐清。儘管如此，仍然可以歸納出一些廣泛的共通性。密西根大學教授胡安・羅培茲（Juan López）是開心的傢伙，為人風趣親切，帶著點玩世不恭。他說：「我是古巴人，娶波多黎各人為妻，還有個墨西哥裔的教子。我還在西班牙待過一段時間，所以我算是挺了解拉丁文化。」羅培茲和密西根州西班牙語系的移民勞工及他們的牧師密切合作，並擔起照顧他們心理需求的責任。他說：「美國的好處是，有這麼多不同文化背景的人在和同一種疾病相互作用。」根據羅培茲的觀察，拉丁裔比較不容易意識到自己出現心理問題，而會表現出身心症狀。「我認識幾個這樣的女人，她們一進來就說，喔，我背痛，我肚子痛，我的腳怪怪的之類。我很想了解但還不清楚的是，她們這麼說，只是因為不想承認自己心理出了問題，還是她們體驗到的憂鬱症就是如此，並不會出現一般的憂鬱症狀。假使她們聽了波多黎各神祕主義者華特．梅卡度[2]的話之後（梅卡度可說是傑瑞．法威爾[3]和珍妮．狄克森[4]的混合體），情況好轉，那麼她們體內的生理機制究竟產生了什麼變化？」教育程度較高的拉丁裔美國人表現出來的憂鬱症狀多半比較接近一般美國人。

我有個多明尼加朋友，年紀四十出頭，他在和第二任太太協議分手時突然嚴重崩潰。妻子搬出去後，他愈來愈沒辦法做好大樓管理員的工作，連簡單職務都承受不了。他吃不下，睡不好，和朋友斷了音訊，甚至連自己的孩子都失去連絡。他後來跟我說：「我不認為自己得了憂鬱症，我當時以為自己大概有什麼身體上的毛病，快要死了。我想我曉得自己很難過，但不知道那和什麼有關。身為多明尼加人，我感情豐富，但性格也很陽剛，所以我有很多感受，但要表達自己的感受又不是那麼容易，而且我不讓自己掉淚。」足足有兩個月的時間，他日日夜夜都坐在他工作的那棟大廈的地下室。他說：「我不知道我是怎麼保住那份工作的，幸好沒有哪間公寓發生嚴重漏水或其他問題。」

2 華特．梅卡度（Walter Mercado, 1932-）為波多黎各演員、占星師和作家，長期在電視台主持占星節目。
3 傑瑞．法威爾（Jerry Falwell, 1933-2007）為基督教基本教義派、浸信會牧師和電視佈道家，創立美國保守政治組織「道德多數」（Moral Majority）。
4 珍妮．狄克森（Jeanne Dixon, 1904-1997）為二十世紀美國著名占星師和預言家。

後來他回到多明尼加的家鄉，他從出生住到十歲的地方，他還有很多親戚住在那裡。「我在飛機上喝酒，喝到醉醺醺，因為我什麼都害怕，甚至連回家都怕。我哭了起來，一路哭到飛機落地，接著站在機場中哭，直到看到叔叔來接我，還在哭。真是糟糕。我覺得既尷尬，又難過，而且很害怕。但至少我走出那該死的地下室了。幾天後，我在海灘碰到這個女人，這個女朋友，這個漂亮女孩，她覺得我從美國來，真是太酷了。不知怎麼的，我開始透過她的眼睛來看自己，逐漸覺得好多了。我仍然喝酒，但不再哭泣，因為我不能在她面前哭，也許這樣對我也好。你知道，身為多明尼加人，真的不能沒有女人注意。否則的話，我算什麼？」幾個月後，他和妻子一起回美國，雖然悲傷的感覺仍縈繞不去，焦慮感卻消失了。我提到藥物治療時，他搖搖頭說：「你要知道，因為感覺不好而吃藥，就不是我了。」

非裔美國人得憂鬱症時，也有自己一套特定的難處。梅莉．丹卡（Meri Danquah）在淒美的作品《柳樹為我哭泣》（*Willow Weep for Me*）中描述了其中的困難：「我完全不可能得臨床憂鬱症，在我的世界裡的所有黑人女性也不可能。身為黑人女性，維持堅強的假象對我來說很重要，而且也將一直很重要。我一輩子都必須忍受的迷思是：我生來就很堅強。黑人女性**理應**很堅強，是其他人的照顧者、撫育者、療癒者，扮演上百種版本的母親角色。情感上的艱苦也**應是**我們生命結構中固有的部分。既是黑人，又身為女性，就是如此。」梅莉．丹卡平常絕不憂鬱，她是美麗、時髦、動人的女性，帶著尊貴威嚴的氣質。她失去幾個星期、幾個月生命時光的故事令人心碎。她從來不曾忘記自己的膚色。有一天她跟我說：「我很高興我生了女兒，而不是兒子。我不願去想今天的黑人男性過的是什麼日子，以及有憂鬱症家族病史的孩子會是什麼樣子。我不敢想像我可能把孩子撫養長大，結果他卻被關進牢裡。憂鬱的黑人女性沒有太多容身之處，但黑人男性根本無處可去。」

黑人沒有典型的憂鬱症故事。內化的種族主義（基於社會的普遍態度而產生自我懷疑）往往扮演重要角色。本書提到好幾位非裔美國人的故事，但除非他們的種族身分關係到他們受苦的細節，否則我不會指出每個人的族裔。在我聽到的許多非典型故事中，我特別關注祖籍海地的非裔美國人迪爾瑞．普魯登（Diery Prudent）的遭遇，他的憂鬱症經驗似乎讓他的心志變得堅韌，讓他和別人的互動變得柔和，他也深切了解黑人身分如何影響自己的情感生活。迪爾瑞是家裡九個孩子的老么，在紐約市布魯克林的貧困地區貝德福史岱文森長大，並在父母退休後搬到羅德岱堡。他的母親是兼職的居家照顧服務員，父親是木匠，兩人都是虔誠的基督教復臨安息日會教徒，樹立了嚴格的行為及品德標準。迪爾瑞在遵守家規的同時，還必須設法在全世界治安最差的街頭生存。家人的期望跟外界每天強迫他接下的挑戰及爭鬥互相拉扯，他把自己的身心都鍛鍊得格外強壯，才能熬過那種緊張。「即使年紀還小，我總覺得自己是外人，經常被挑出來處罰羞辱。我從小住在沒有多少海地人的街區，方圓幾里內也只有我們家信奉基督教復臨安息日會。由於和別人不一樣，我經常被嘲笑，鄰居孩子叫我『椰子頭』。我們是附近少數不靠社會福利金過活的人家，我也是鄰里間膚色最黑的孩子，因此處處被針對。在家裡，夾在小孩子必須絕對聽話的文化期望及『光宗耀祖』的宗教教義之間，我學到生氣是不對的，或至少表露怒氣是不對的。我很小就學會面無表情，隱藏情緒。反之，街頭充滿怒氣，鄰里間暴力充斥，每當有人揍我或找我麻煩時，我總是遵照教會的教導，把另一邊臉頰也湊過去，大家都嘲笑我。我每天活在恐懼中，有一陣子還出現言語障礙。

「然後等到我差不多十二歲時，我受夠了被那些塊頭更大、更狠、更懂得在街頭生存的孩子打耳光、搶劫和毆打，於是我開始健身和習武。能夠忍受最艱苦的訓練，感覺好極了。我必須讓自己身強力壯，但同時，我也想在情感上變得更堅強。求學時期，我得靠自己一路拚搏，忍受種族歧視和警察的粗暴對待（我開始讀哥哥的漫畫雜誌《黑豹》），避免嗑藥或坐牢。我比年紀最小的兄姊還小九歲，我知道將來得參加很多喪禮——從我的父母開始，我出生時，兩人已經老了。我不認為未來有什麼指望。我的恐懼參雜了深層的無助，我也時常感到悲哀，只是盡量不顯露出來。我的怒氣無從宣洩，所以拚命健身，用滾燙的熱水洗澡幾小時，靠不斷閱讀來逃避自己的感覺。十六歲時，我的憤怒開始沸騰，浮出水面。我漸漸養成神風特攻隊的神祕感：『你要怎麼對我都可以，可是一旦把我惹毛了，我會殺了你。』打架變成一種癮，腎上腺激素急速上升，好像只要我懂得忍受痛苦，就沒人傷得了我。我拚命掩蓋心中的無助。」

迪爾瑞熬過青春期的身心折磨，離開貧民窟，赴麻州大學就讀，主修法國文學。有一學期他待在巴黎，認識了未來的妻子，決定在巴黎多待一年。他回憶：「雖然我還是學生，生活卻多采多姿。我當廣告模特兒，也在伸展台走秀，聽爵士樂演奏，在歐洲四處旅行。但我並未準備好面對法國警察明目張膽的種族歧視。」一年中，他遭警察任意臨檢十來次，被攔下來搜身並拘留。他在一次特別嚴重的事件中提出異議，卻被法國警察公然毆打，並以妨礙治安的罪名逮捕。迪爾瑞隱藏的怒氣爆發出來，變成急性憂鬱症的症狀。他照常活動，但身上「壓著重擔」。

迪爾瑞回到美國完成學業，並在一九九〇年搬到紐約求職。他連續在幾家企業擔任公關，但五年後，「我覺得我能選擇的工作非常有限，很多我認識的人都比我成功，其他人似乎都走得比我快，前途比我看好。更重要的是，我覺得我失去了什麼，憂鬱症也加深了。」

一九九五年，迪爾瑞創辦了普魯登健身中心，有了自己的小型個人健身訓練公司，而且非常成功。他認為運動有一種救贖的力量，也將這股力量引介給客戶。他和妻子及女兒住在翻修過的布魯克林褐石屋，有的顧客會到那裡上課。他的療法秉持全人醫療（holistic）的精神，執行時嚴守紀律。

他承擔艱苦的能力也鼓舞了客戶。「我決定和客戶建立深層關係。我認為身為健身教練，我特有的技能是即使最難搞、最不配合的客戶，我都能找出法子激勵他。這必須有高度同理心、敏感度和圓融的溝通技巧才辦得到。這份工作讓我得以發揮自己最大的長處來幫助別人，這種感覺非常好。最近我碰到一位擔任社工的女子，她想要結合健身訓練和社會工作，讓受助者掌握更多力量。我認為她的想法很棒。你知道的，我的工作是幫助你好好掌握自己能掌握的部分：自己的身體。」

迪爾瑞無論在出身的貧窮世界和如今居住的富裕世界，都碰到很多困難。他今天不經意流露的從容其實得之不易，他的舉止莊重合宜，是因為外界隨時會用苛刻的目光看待他，所以他要這麼苛刻地看待自己。迪爾瑞花了一段艱難的時間讓所有家人知道他得了憂鬱症。雖然他的父親和幾個家人也曾出現憂鬱症狀，但他不確定他們是否能從他的角度理解他的病情。要一舉一動都像家中快活的小弟，有時並不容易，他不是隨時都能保持那種模樣。幸好迪爾瑞有個姊姊是在波士頓執業的臨床心理學博士，在他首次求助時伸出援手。他的妻子也立即體諒，給予堅定的支持，不過她最初也很難把剛毅、自信的丈夫和她所知的憂鬱症連在一起。

迪爾瑞自從在巴黎接受第一次治療以來，一直持續在作談話治療，並斷斷續續服用抗憂鬱藥物。最近的一段治療為時五年，那位女治療師「給了我某種認可。我漸漸明白我有多麼不懂得處理憤怒的情緒。我害怕生別人的氣，深怕自己的脾氣會一發不可收拾，毀了他們。如今我已經擺脫這樣的恐懼。經過治療後，我學會一套新的技巧，感覺安定多了，也更有自覺。我現在比較懂得認清自己的感覺，不會一味隨之起舞」。美滿的婚姻及女兒出生都讓他變得更溫和。「女兒的脆弱是她最大的力量，也是她最厲害的工具。那改變了我對於脆弱的看法。」儘管如此，憂鬱症仍然復發，顯露出他的脆弱。他需要調整藥物。「有一天，突然發生幾件不如意的事情，我覺得無法駕馭自己的人生。如果不是太太和女兒的愛幫助我度過難關，我早就放棄了。在治療中，我逐漸了解憂鬱症的起因。得到適當的照顧和支持後，我開始自己定義憂鬱症，而不是任憑憂鬱症來界定我這個人。」

迪爾瑞經常面對種族歧視，而且由於他嚇人的身材和體格，以及出色的長相（這夠怪的），讓情況更加惡化。我曾經看過商店裡的售貨員刻意避開他。和他一起走在紐約街頭時，他招手攔計程車十五分鐘，都沒有計程車停下來載他，而我一舉起手，十秒鐘就能攔到一輛。他曾經在離家只有三個街區的布魯克林街頭遭警察逮捕，說他的樣子符合某個嫌疑犯的描繪，把他銬起來，關在拘留所幾個小時。監禁他的當局完全無視迪爾瑞的舉止和出示的證件。種族主義和做樣子的執法帶來的一貫侮辱，完全無助於紓解憂鬱。在街頭受到的懷疑和警方有罪推定的態度令人心力交瘁。遭到這麼多人這麼重的誤解，讓他感到十分孤立。

迪爾瑞情況好的時候，對自尊遭受打擊習以為常，不以為意。但他有一次告訴我，「這類事情絕對會讓你的日子更辛苦。憂鬱症本身不會分辨顏色。憂鬱的時候，你可能是褐色或藍色或白色或紅色。心情低落的時候，在我眼中，周遭快樂的人什麼顏色、大小形狀都有，我覺得就好像，老天，我是世上唯一這麼憂鬱的人。他們都有一些進展，我卻沒有。」

「然後種族問題又開始作祟。你覺得外界只想把你拉下來。我是高大強壯的黑人，沒有人會浪費時間來同情我。如果你突然在地鐵上哭了起來，會怎麼樣？我想一定有人問你：怎麼了。但如果我在地鐵上突然掉淚，他們會以為我嗑藥了。每當別人用和我是誰或真正的我都無關的方式來回應我時，我總是非常震驚。令人震驚的是，原來我的自我認知和外界對我的觀感、我自己的內在視野和我生活的外在環境，竟然是不一致的。心情低落時，這不啻當面甩了我一巴掌。我會花幾個小時注視著鏡中的自己，說：『你長得很不錯，樣子乾淨，打扮得體，有禮貌，也有好心腸，為什麼他們不愛你？為什麼他們總是想毆打你、欺負你？奚落你、羞辱你？為什麼？我真不懂。』所以身為黑人，我會碰到其他人碰不到的外在困難。我很不願承認種族的確有影響——不是影響症狀，而是影響外在環境。你也知道，即使不是黑人，我的日子都已經夠難過了！不過，當然還是很值得。心情不錯時，我真的很高興我是我，而且你其實也很辛苦，而你並不是黑人。但種族問題始終存在，總是令我惱火，總是挖出我長久積壓的憤怒、我內在的永凍層，讓我的情緒跌入谷底。」

迪爾瑞的太太是我的老同學，我和他因此而認識，也相交了十年左右，是相當親近的密友，而這有一部分是因為我們都經歷過憂鬱症。我不太善於自己運動，有時迪爾瑞會擔任我的健身教練，我們因此建立密切的關係，從許多方面來看很類似我和精神科醫生的關係。迪爾瑞除了幫我擬定健身計畫，還會讓我動起來，並持續運動。他經常測試我的極限，很清楚我的底線何在，知道什麼時候該逼我超越體能限制，什麼時候必須把我的情緒拉回來。每當我又開始崩解，他總是我第一個打電話求救的人之一，部分原因是我知道加強運動對心情有正面幫助，部分是因為他個性格外親切，以及他明白我在說什麼，還有部分是因為他從自省中養成的深刻洞察力。我必須信任他，也的確信任他。當我心情跌到谷底，他會來我家協助我洗澡穿衣。他是我憂鬱症故事中的英雄之一。他是真正寬厚的人，之所以選擇這份工作，是因為他相信他能夠讓別人不那麼難受。他也從自己的善心中獲得滿足。他把自我折磨的攻擊性轉化為有益的紀律。今天世上有無數人覺得要背負別人的苦難很吃虧，他這樣的個性十分難得。

各國對憂鬱症有各式各樣的偏見，難以分類。舉例來說，許多東亞人避談憂鬱症，簡直到了徹底否認的地步。新加坡某份雜誌最近有一篇關於憂鬱症的報導就在完整說明了藥物治療後，篤定地收尾道：「必要時尋求專業協助，但同時要振作起來。」

紐約精神科醫師安娜・郝柏史達特（Anna Halberstadt）專門治療對美國幻滅的俄羅斯移民，她說：「你必須能在俄羅斯的文化脈絡中聽懂這些人在說什麼。如果有個蘇聯時期出生的俄羅斯人來我的診間，卻不抱怨任何事情，我會要他住院。如果他抱怨每件事，我反而曉得他沒事。除非他顯得極端偏執或痛苦異常，否則我不會覺得他可能有憂鬱症。這是我們的文化規範。別人說：『你好嗎？』俄羅斯人的標準答案是：『不太好。』他們之所以覺得美國人莫名其妙，部分原因就在這。真的，『我很好，謝謝，你好嗎？』這說法真的很荒謬。老實說，即使到現在，聽到大家說『我很好，謝謝』時，我仍覺得難以接受。誰很好了來著？」

一九七〇年代的波蘭，生活沒什麼娛樂，自由也受限。一九八〇年，第一波團結工聯運動[5]蓄勢待發，為波蘭帶來希望，注入活力。大家可以放膽發言，長期受外國政權壓制的人們開始體會到表達自我的樂趣，新生媒體也反映了這股新氛圍。然而波蘭在一九八一年實施戒嚴令，許多人遭到逮捕，社運人士大都被判刑六個月。阿葛塔・貝里克羅伯森（Agata Bielik-Robson）是備受尊崇的政治哲學家，當時正和一個重要的社運人士交往，她回憶：「他們全都能接受坐牢。他們無法忍受的是失去希望。」能自由表達的公共空間不復存在。「於是某種政治憂鬱症開始萌芽，這些人不再相信任何溝通形式。如果他們在公共領域什麼都不能說，那麼他們私底下也什麼都不說。」曾經組織群眾大會、撰寫宣言的同一批人，如今不是失去工作，就是自行求去，成天坐在家裡，連續幾小時喝酒看電視，變得「陰沉孤僻，寡言少語，疏離冷漠，避不見人」。他們面對的現實和五年前其實沒太大的不同，只除了今日有一九八〇年的陰影橫亙其中，一度可接受的現實如今變成失敗的打擊。

「這時候，唯有在家庭領域還有一絲成功的可能。」貝里克羅伯森回憶道。許多加入團結工聯的婦女都曾經為了政治運動放棄家庭生活，如今她們回歸傳統婦女角色，照顧陷入困境的男人度過難關。「我們因此找到使命感，有了自己的課題。我們的角色變得至關重要，也從中得到很大的滿足感！和波蘭近代史上其他時期相比，一九八〇年代初期的波蘭婦女比較不憂鬱，男人則比其他任何時代都更憂鬱。」

・・・

在最可能得憂鬱症的族群中，同性戀者名列前茅。近年有一項研究觀察許多對中年雙胞胎，雙胞胎中一位是同性戀者，另一位是異性戀者。結果發現其中有四％的異性戀曾經企圖自殺，同性戀則是十五％。另外一項研究以隨機抽樣調查四千名十七歲到三十九歲的男性，結果發現其中三．五％的異性戀者曾企圖自殺，有同性伴侶者則是二十％左右。還有一項針對一萬名男性和女性的隨機抽樣研究顯示，過去一年中曾和同性發生性關係的人，罹患憂鬱症和恐慌症的比率大增。紐西蘭有一項歷時二十一年的縱貫性研究發現，在一千兩百名研究對象中，自認是同性戀或雙性戀的人，出現重度憂鬱症及廣泛性焦慮症、行為規範障礙症、尼古丁依賴、自殺意念和企圖自殺的風險會更高。一項針對六千人所作的荷蘭研究也顯示，同性戀男女得重度憂鬱症的比率遠高於異性戀者。明尼蘇達州一項針對四萬名年輕人的研究顯示，男同志出現自殺念頭的可能性是其他男性的七倍。另

5 華勒斯（Lech Walesa）領導的團結工聯（Solidarity）為一九八〇年成立的波蘭工會聯盟，為共產國家中第一個擁有自治權的獨立工會組織。團結工聯主張非暴力抗爭，一九八〇年代在波蘭社會形成強大的反對力量，後來在一九八九年的選舉中獲勝，組成團結工聯領導的聯合政府，華勒斯也在一九九〇年當選波蘭首任民選總統。

外一項針對三千五百名學生的研究則顯示，男同志企圖自殺的可能性是異性戀男性的七倍。還有一項研究顯示，在約一千五百名學生的樣本中，同性戀者（不分男女）至少曾四度企圖自殺的比率是異性戀者的七倍以上。聖地牙哥的一項研究發現，男性自殺中有一成為男同志所為。如果你是男同性戀，你得憂鬱症的機率高得可怕。

許多人針對這種現象提出各種解釋，有的比較可信，有的不然。有些科學家主張同性戀和憂鬱症有遺傳上的相關性（我發現這種說法不但令人不安，而且站不住腳）。還有人指出，因性傾向而無法生兒育女的人，可能比大多數異性戀者更早面對死亡。流傳的理論還有很多，但同性戀憂鬱症的比率之所以這麼高，恐同症恐怕是最顯著的原因。同性戀者比一般人更容易受家人排斥，也比較容易出現社會適應問題。由於這些問題，他們比較容易輟學，得性病的機率較高，成年後比較無法擁有穩定的伴侶，晚年也比較乏人照顧。他們更可能感染ＨＩＶ，而且即使一開始沒有染上，一旦陷入憂鬱，也較可能發生不安全的性行為，因而感染病毒，以至於憂鬱症更加惡化。最重要的是，他們更有可能過著不為人知的生活，因此產生強烈的隔絕感。二〇〇一年初，我飛到荷蘭烏特勒支和特歐．山佛特（Theo Sandfort）會面，山佛特對同性戀憂鬱症有許多開創性的研究。他發現，未出櫃的同志比出櫃的同志更容易得憂鬱症，單身人士也比有穩定長期伴侶的人容易得憂鬱症，這倒不足為奇。出櫃和有人結伴都能減輕孤獨感，而許多同性戀者都深受可怕的孤獨感折磨。整體而言，山佛特發現同性戀者在日常生活中會以許多幽微的方式碰到極大困難，有時候即使身在其中都不易察覺。舉例來說，同性戀者在職場上比較不會和別人分享私生活，即使已經出櫃都一樣。山佛特說：「而且這還是在荷蘭，我們對同性戀的態度幾乎比世界上任何地方都開放。我們覺得，雖然大家對同性戀的接受度很高，但畢竟這還是異性戀的世界，而在異性戀的世界裡當同志，壓力相當大。現在有很多同志過得很不錯，事實上，有些人由於能成功化解同性戀者的種種複雜情況，建立起驚人的心理強度，比異性戀者堅強多了。但在同志社群中，心理狀態的幅員比其他群體還要廣，從非常堅強到極度脆弱都有。」山佛特很清楚自己在說什麼。他當初出櫃時就歷盡艱辛，飽受雙親指責。他二十歲時變得憂鬱而虛弱，在精神病院住了七個月後，父母的態度才丕變，和他建立起新的親密關係，他也就此享有一種新的心理健康狀態。「由於曾經崩潰，又重新振作起來，我從而明白了我是如何成為我，也因此稍稍了解其他男同志是怎麼回事。」

雖然山佛特等學者一直進行架構嚴謹的大型研究，收集各種相關性和數據，卻很少詳細闡述統計數據的意義。理查．佛里曼（Richard Friedman）和珍妮佛．道尼（Jennifer Downey）在兩篇出色的論文《內化的恐同症與負面治療反應》（*Internalized Homophobia and Negative Therapeutic Reaction*）及《男同性戀患者在精神分析中的內在恐同症與對性別價值的尊重》（*Internal Homophobia and Gender-Valued Esteem in the Psychoanalysis of Gay Patients*）以動人的筆觸探討內在恐同症的起源與機制。兩人論據的核心是與佛洛伊德古典理論密切相關的早期創傷觀念——認為最初的經驗會影響我們一生。不過，佛里曼和道尼強調的不是幼兒期的經驗，他們認為童年晚期的經驗才是恐同態度出現的起點。近來一項探討男同志社會化的研究指出，長大後成為同性戀的孩子往往在異性戀和恐同的環境中長大，兒時就已將同儕或父母表達的恐同負面觀點內化。佛里曼和道尼寫道：「這種情況下，患者的發展歷程是：幼年期充滿了自我憎惡，童年後期更將早年的自我憎惡凝結為內化的恐同敘事。」內化的恐同心態通常源自幼年受虐和遭忽視。佛里曼和道尼寫道：「許多長大後成為男同志的孩子和別人發生性關係之前，都曾被扣上『娘娘腔』或『死玻璃』的帽子。他們飽受其他男孩的譏笑、暴力威脅和排擠，甚至遭到攻擊。」的確，一九九八年的一項研究發現，有同性戀傾向的孩子，私人財物在學校比較容易被偷或遭到惡意破壞，兩者有統計上的相關性。「這些帶來創傷的互動經驗可能導致孩子覺得自己缺乏男子氣概。他們和其他男同學格格不入，可能是因為遭到排斥或自己焦慮地避開其他人，或兩者皆是。」這些痛苦經驗可能帶來幾乎難以克服的「全面而頑強的自我憎惡」。這種內化的恐同心態在許多方面都和內化的種族主義及各式各樣的內在偏見十分相似。我一直都很驚訝柏林一、二十歲的猶太人自殺率那麼高，這表示遇到偏見時，一個人很容易懷疑自己、貶低自己，最終在面對別人的厭惡時陷入絕望。但也不是毫無希望，佛里曼和道尼寫道：「我們相信，許多男同志和女同志都真正擺脫了童年創傷留下的後遺症，而成功融入同志次文化有助於促進這樣的穩當過渡。能提供支持的人際關係通常會對創傷倖存者產生療效，提升他們的安全感和自尊，加強認同感。鞏固正向認同所涉及的複雜過程，是在與其他同志進行良好人際交流的情境中培養出來的。」

儘管融入同志社群能帶來神奇的療癒效果，深層問題依然存在。佛里曼和道尼的研究中，最引人入勝的部分是觀察某些患者，這些患者「表現出來的行為像是已擺脫了最可怕的創傷後遺症」，但事實上，持續的自我憎惡仍帶來嚴重傷害。這種人通常對舉止比較招搖的同志（例如娘娘腔的男同志）展露強烈偏見，反映出他們對於自己欠缺男子氣概的鄙夷。他們可能有意或無意地認為，在與性生活毫不相干的領域（例如在職場上），他們也得不到真正的尊重，因為一旦別人察覺他們是同志，就會認為他們比較低等。佛里曼和道尼寫道：「對自己抱著負面看法，認為自己男子氣概不足，在他們潛意識中形成一種幻想。」這種幻想成為他們「複雜的內在敘事的重要元素，敘事的主題是『我是毫不足取、不夠格、缺乏男子氣概的男人。』」當一個人抱著這種態度，他可能把人生所有問題都怪罪於自己的性傾向。「他們可能把負面的自我評價歸咎於同性戀的慾望，因此雖然問題的根源可能是其他大相逕庭的現象，患者卻相信，他是因為身為同志而憎惡自己。」

我一向認為，同志驕傲（gay pride）的語言之所以成為同志圈的主流，是因為這其實和許多同志的實際經驗恰好背道而馳。同性戀羞恥是一種流行病。佛里曼和道尼寫道：「身為同志的罪惡感和羞恥感會導致自我憎惡和自我毀滅的行為。」這種自我憎惡部分是「對攻擊者的防衛性局部認同『蓋過』早期自我接納的結果」。在性意識剛萌芽的年紀，很少人會選擇成為同性戀者，大多數同志都有一段時間幻想自己會改變。同志驕傲運動判定同性戀羞恥是可恥的，反而讓同志的處境更加艱難。假如你是同志，而且為此感到難受，主張同志驕傲的人會因為你覺得難堪而嘲笑你，恐同者也會因為你是同性戀而嘲笑你，你落得兩面不是人。我們的確會把受到的折磨內化。我們通常不去回想第一次面對他人恐同時，自己有多痛苦。同性戀憂鬱症患者常在長期治療後挖掘出自己內心的想法，例如：「我父親（或我母親）一向討厭我，因為我是同性戀。」悲哀的是，他們或許是對的。《紐約客》雜誌作過一項調查，問許多人：「你寧可子女是異性戀者，沒有小孩，也沒有結婚，或結了婚但婚姻不美滿；還是你寧可子女是同性戀者，和伴侶關係穩定美滿，而且有小孩？」結果超過三分之一的受訪者選擇「寧可子女是異性戀者，沒有小孩，也沒有結婚，或結了婚但婚姻不美滿」。的確，許多父母將同性戀視為老天在懲罰他們的罪孽，同性戀無關子女的身分認同，而關乎父母的身分認同。

由於我的性傾向，我有過一段艱難的日子，碰到許多同志都碰過的困難。就我記憶所及，在七歲以前，我一直沒什麼問題。但升上小學二年級後，折磨就開始了。我笨手笨腳，缺乏運動細胞。我戴眼鏡。對觀賞運動比賽毫無興趣，總是埋首書中。我很容易和女生交朋友。我有個與年齡不相襯的嗜好：歌劇。我沉迷於魅惑之美。學校中許多同學看到我就躲開。十歲時，我參加外宿的夏令營，備受嘲笑欺凌，經常有人叫我「娘炮」——我當時還沒有形成任何明確的性傾向，對這個名詞十分困惑。等到我七年級時，問題已經擴大。在校內，有位觀念開放的老師細心照看著，提供了一些保護，而我也只是性情古怪，人緣不佳──太好學，太笨手笨腳，藝術氣息太強。不過，校車上是由殘酷統治的世界。我還記得自己一動不動地坐在校車上，旁邊坐著一個和我結為好友的失明女孩，全車孩子都高呼著辱罵我，還一邊跺腳打拍子。我不單單是同學嘲弄的對象，也是他們強烈憎恨的對象。我既感到痛苦，也十分困惑。這段可怕的日子沒有持續太久，等到我升上九年級，情況已完全改觀。我高三時，不再人緣不佳（不管在學校裡或校車上）。然而我已領教了太多的憎惡和恐懼，再也無法擺脫。

在家裡，一開始我就知道家人不會容忍同性戀。我在四年級那年被帶去看精神科醫生，多年後母親告訴我，她當時曾經問醫生我是不是同性戀，而醫生顯然說我不是。對我而言，這段插曲有趣的地方在於，早在我青春期之前，母親就強烈關注我會不會有性認同的問題。假如這位蒙古大夫當年的評估正確一點，我很確定母親很快就會委託他來矯正我的性傾向。我從來不曾跟家人提過我在學校和夏令營遭受的嘲笑，但後來有個同學告訴他母親校車上每天發生的事情，他母親又告訴我母親。母親想知道我為何對她隻字未提。我怎麼能提呢？當我開始出現強烈性衝動時，我守口如瓶。合唱團出遊時，碰到俏皮迷人的男生挑逗，我認為他只是想惹惱我，再背著我向大家爆料，於是我斷然拒絕他的追求，令自己傷心不已。作為替代，我選擇在一個聲名狼藉的公共場所把第一次獻給不知名的陌生人。當時我十分厭惡自己。接下來幾年，可怕的祕密吞噬了我，我分裂為二，其中一個很無助，會在地下室廁所做噁心的事，另外一個是聰明的好學生，交遊廣闊，過著快樂的大學生活。

我二十四歲第一次認真談戀愛時，把太多不愉快的經驗融入性自我。回頭來看，這段關係不但意外地親暱，而且不可思議地正常，標示我逐漸走出多年積累的悲情。和男友同居的兩年，我感受到有股光明照入我生命的陰暗角落。後來，我認為母親臨終前的痛苦和我的性傾向有關。她痛恨我是同志，那股恨意成為她內心的毒藥，也滲透到我體內，腐蝕我戀愛的喜悅。我無法把她的恐同情緒和自己的區分開來，但我很清楚，兩者都讓我付出沉痛代價。我開始想要毀滅自己，我的選擇是染上HIV，這令人意外嗎？我只是試圖把我的慾望造成的內在悲劇變成生理現實。我曾經以為，我的第一次崩潰和我出版了一部影射母親生病及死亡的小說有關，但小說也有詳盡的同性戀內容，而我的崩潰當然也和那脫不了關係。也許這才是我最大的痛苦：我被迫公開了長久深藏的祕密。

我現在已能辨識內化的恐同症包含的元素，不再像從前那麼容易受影響，也擁有幾段富有意義的、較長久的關係，其中的一段維持了好幾年。從知識通往自由的道路漫長而艱辛，我每天都努力奮戰。我知道，我之所以參與本書中提到的許多活動，部分是源於恐同情緒，一種對男子氣概不足的過度補償。我嘗試高空跳傘，擁有一把槍，接受外展訓練，這些經驗都有助於彌補我在時裝和所謂女性化的藝術活動，以及對男人的情慾上所花的時間。我也希望自己已經自由了，但雖然我對自己的性傾向有很多正向情緒，我相信我永遠無法完全擺脫自我否定。我常常形容自己是雙性戀。我曾和女性發展出三段長期關係，無論在情感上或肉體上都獲得極大的喜悅和滿足。但如果情況反過來，我對女人的性致較強，對男人比較沒興趣，我當然不會去嘗試改變性認同。我想，我之所以樂意和女人發展性關係，也許是為了進一步證明自己的男子氣概。雖然這樣的努力帶給我相當的快樂，有時候卻矯枉過正。有時候即使和男人在一起，我也試圖硬是裝出強勢的樣子，即使在同志的環境裡仍想彌補男子氣概的不足。因為事實上，即使是開放的同性戀社會，也會因恐同心理而看不起柔順的男人。假如我不會花這麼多時間和精力擺脫我所意識到的陰柔特質呢？有沒有可能就不會得憂鬱症？我會不會是完整的，而不會支離破碎？我想，至少我會擁有多年的快樂，只是如今已永遠失去了。

在定義憂鬱症時，為了進一步檢視文化差異的問題，我開始研究格陵蘭島上因紐特人（愛斯基摩人）的生活，一方面是因為憂鬱症在因紐特文化中很常見，另一方面是因為因紐特文化對憂鬱症的態度十分獨特。憂鬱症影響那裡八成的人口。當憂鬱症對當地文化有如此重大的影響力時，要如何組織一個社會？身為丹麥的屬地，格陵蘭融合了古老社會的生活方式與現代社會的現實狀況，在這種轉型社會中（例如被國家吸納的非洲部族社會、處於都市化過程中的游牧文化、加入大規模農業發展計畫的自耕農），罹患憂鬱症的比率通常很高。即使在傳統的社會背景中，因紐特人得憂鬱症的比率仍然很高，自殺率也是。在某些地區，每年自殺人數占總人口的〇．三五％。有些人也許會說，上帝用這個方法告訴子民，他們不應該住在如此險惡的地方。然而因紐特人沒有放棄他們在冰天雪地的生活，移居南方。他們已經適應了北極圈生活的種種艱難。去格陵蘭之前，我原本假定那裡的問題主要是季節性情緒失調，即太陽永不升起的那三個月引發的憂鬱症。我預期每個人會在秋末陷入低潮，二月開始好轉，但實情並非如此。格陵蘭主要的自殺月份是五月，雖然搬到格陵蘭北部居住的外國人在經歷了長時間的黑暗後會變得非常憂鬱，但當地的因紐特人多年來早已適應陽光的季節變換，即使在沒有陽光的黑暗季節，大體上都能維持夠好的心情。大家都喜歡春天，有些人覺得永夜令人沮喪，但季節性情緒失調真的不是格陵蘭人的首要問題。作家艾爾．艾佛瑞茲（A. Alvarez）曾寫道：「大自然愈是豐饒、溫柔、美好愉悅，內心的冬天就益發深沉，隔絕內心世界和外面世界的深淵也益發寬廣、愈難忍受。」在格陵蘭，春天季節交替的劇烈程度是溫帶地區的兩倍，是最殘酷的月份。

格陵蘭生活艱苦，所以丹麥政府推出絕佳的社會支持服務計畫，格陵蘭人普遍享有免費醫療、教育，甚至還有失業津貼。醫院一塵不染，首都的監獄比較像平價民宿，而不像懲治機構。但格陵蘭的氣候和大自然的力量無比嚴酷。我碰到的因紐特人中，有個男子去過歐洲，他說：「我們從來不像其他文明那樣，創作出非凡的藝術品，打造出偉大的建築物，但是我們在這裡存活了幾千年。」我猛然意識到，這可能是更大的成就。獵人和漁夫只捕獵足以餵飽家人和家犬的食物，吃掉海豹肉後，賣掉海豹皮來支付生活開銷及修理雪橇和船的花費。住在聚落或村子裡、幾乎過著古老生活的因紐特人大都有一副熱心腸，他們很會說故事，尤其喜歡暢談驚險的打獵和死裡逃生的過程。他們是堅忍的民族，而且很有幽默感，經常開懷大笑。由於居住的環境氣候酷寒，他們飽受創傷：挨餓、受凍、受傷、失去。因紐特人四十年前還住在冰屋，如今則住在丹麥樣式的兩房或三房組合屋中。每年有長達三個月完全不見陽光，在這段黑暗時期，身穿北極熊毛皮長褲和海豹皮外套的獵人必須跟在狗拉的雪橇旁奔跑，以免凍傷。

因紐特人都是大家族。一大家子（可能有十二個人）往往長達數月堅忍地待在家中，通常都擠在同一個房間裡。天氣太冷，外面又太黑，除了父親每個月得出門一、兩趟打獵和冰釣，以免夏天囤積的魚乾存貨不足，其他人都足不出戶。格陵蘭沒有樹，所以無法在屋裡圍爐取暖。事實上，過去小屋裡只會點著一盞燃燒海豹脂肪的小燈。有個格陵蘭人跟我描述：「我們連續幾個月都圍坐在一起，注視著冰牆慢慢融化。」在這種被迫親密相處的環境裡，沒有抱怨或討論問題或發怒或指責的空間。對因紐特人而言，抱怨是一大禁忌。他們或是沉默鬱悶，或是談笑風生，也許會討論一下外面的狀況和打獵，但幾乎不聊自己的事。帶著歇斯底里及偏執的抑鬱寡歡，是因紐特人緊密的集體生活所付出的代價。

格陵蘭憂鬱症的特點並非直接肇因於氣溫和日照，而是不談私事的禁忌造成的後果。格陵蘭人在身體上的極端親密使情感上的矜持成為必須。他們不是不友善，也不是冷漠，只是不一樣。保羅·比斯卡德（Paul Bisgaard）是個性溫和的大塊頭，耐性好到令人不解，也是第一個當上精神科醫生的格陵蘭人。他說：「如果家裡有人得憂鬱症，我們當然會看出他的症狀。但傳統上，我們不會涉入。跟別人說你覺得他看起來很憂鬱是一種冒犯。憂鬱的人覺得自己一文不值，而且認為既然自己一文不值，就沒有理由再給別人添麻煩。他身邊的人也不會認為自己應該干預。」丹麥心理學家克瑞斯騰·培爾曼（Kristen Peilman）在格陵蘭住過十多年，他說：「關於怎樣算是干擾別人，沒有規則可言。沒有人會告訴別人該怎麼做。你只是容忍別人的行為，也讓他們自我容忍。」

我在陽光普照的季節來到格陵蘭。六月的格陵蘭美得超乎想像，從白天到夜晚都艷陽高照。我先搭小飛機到有五千居民的伊盧利薩特市（Ilulissat），再從那裡搭乘漁夫的小汽艇往南航行到我挑選的聚落，那是我和格陵蘭的公共衛生首長討論後作的決定。那個地方叫伊里明納克（Illiminaq），住著獵人和漁夫，成年人口大約八十五人。沒有路通往伊里明納克，村裡也沒有路。冬天，村民會駕著狗拉的雪橇穿越冰封的大地，夏天，就唯有搭船了。春秋兩季，人們都待在家裡。在我去的時節，會有不可思議的冰山沿岸漂流而下（有的像辦公大樓那麼龐大），聚集在康格魯斯瓦克（Kangerlussuaq）冰峽灣附近。我們穿過冰峽灣口，航行在翻覆的長方形平滑古老冰塊之間，大如公寓建築的冰河碎片因年代久遠而有了波紋，並呈現奇異的藍色——面對大自然的雄偉壯麗，我們的船是如此渺小卑微。船前進時，我們會輕輕推開較小的冰山，尺寸有的如冰箱，有的像漂浮在水面上的餐盤，塞滿清澈的海水，如果視線緊盯著遠處的地平線，你會以為我們正穿越一大片完整的冰面。光線異常明亮，以至於幾乎沒有景深，我分不清哪裡是近處，哪裡是遠處。我們離岸很近，但我分不清大海和陸地。我們大半時候都穿梭在一座座冰山之間。水很冷，每當冰山崩裂、碎裂的冰塊掉進水裡，水面就會像蛋奶凍般凹陷，但裂開的水面沒幾秒鐘又重新合攏，恢復平靜。不時會看到或聽到環斑海豹撲通跳進冰冷海水中，除此之外，就只有陽光和冰雪與我們為伴。

伊里明納克依著小小的天然港灣而建。村裡大約有三十棟房子，還有一所學校、一座小教堂、一家每周補一次貨的商店。家家戶戶都養了一群狗，狗的數量遠超過居民人數。每棟房子都漆上本地人喜歡的明亮色彩：土耳其藍、毛茛黃、淺粉色，但在屋後巨岩和屋前浩瀚無垠的白色大海對照下，幾乎引不起注意。很難想像有什麼地方比伊里明納克更加與世隔絕。不過村子裡確實有一條電話線，而且若碰到緊急醫療狀況，只要天氣狀況容許直升機起降，丹麥政府都會付錢雇直升機送病患就醫。所有村民都沒有自來水和抽水馬桶，但當地有一部發電機，所以學校和某些房子有電力可用，其中幾戶人家甚至擁有電視機。每棟房子都可以看到不可思議的美景。午夜時分，豔陽依然高照，而村民已進入夢鄉，我會獨自在寂靜的房屋和沉睡的狗兒間漫步，彷彿置身夢境。

我抵達之前一個星期，商店前就貼了一張告示，徵求志願者來和我討論自己的情緒狀態。一位受過良好教育、活潑的因紐特社運婦女擔任翻譯，她在當地深受信賴。儘管有諸多疑慮，她仍然答應幫我說服拘謹的本地人來談一談他們的感覺。在我們抵達的第二天，村民略帶靦腆地上前跟我們搭訕。沒錯，他們有些故事可談。沒錯，他們決定跟我聊一聊這些事。沒錯，和外國人談這些事情要自在多了。沒錯，我一定得去和那三個睿智的婦人談一談——談論情緒這件事都是由她們起頭。

在我的經驗中，因紐特人都非常和善，樂於助人，儘管這回的協助需要他們講很多話，有違他們平常的習慣。由於我來之前已經有人寄了介紹信，也多虧載我來的漁夫和我的翻譯，他們接納我成為這個親密社群的一份子，同時也把我當成賓客，殷勤招呼。

負責地區醫療事務的丹麥醫生給我的忠告是：「不要問開放性的問題。如果你問他們感覺如何，你什麼都問不出來。」儘管如此，村民很清楚我想知道什麼。他們給的答案通常都只有簡短幾個字，因此問題必須愈具體愈好，但儘管情緒並不顯現在他們的言語之間，卻確實存在於他們的概念之中。格陵蘭人經常在生活中經歷創傷，創傷後的焦慮並不罕見，也常常因此陷入抑鬱和自我懷疑。碼頭上的老漁夫曾向我訴說他們的雪橇掉落水裡的故事（假如冰沒有進一步碎裂，假如你沒有淹死，假如韁繩沒有斷，訓練有素的狗群會把你拉出來），以及他們如何穿著溼衣物在零度以下的低溫中走好幾公里路。他們談到打獵時腳下的冰不斷移動，轟隆轟隆的聲響讓他們聽不見彼此說話，當整片冰塊移位時，你會感覺自己被往上抬，不知道冰塊會不會突然翻轉，把你拋入海中。他們還談到有了這樣的經歷後還要繼續前進，還要在冰天雪地和黑暗中費力取得明天的食物，是多麼艱辛。

我們去看三位女性長者，她們都吃過很多苦。助產士雅美莉亞・喬爾森（Amalia Joelson）是鎮上最接近醫生的角色。她懷過孩子，卻胎死腹中，翌年另一個孩子在出生第二晚夭折。她的丈夫因哀痛而發狂，指責她害死孩子。她當時幾乎無法忍受自己忙著為鄰居接生，卻無法有自己的孩子。凱倫・喬韓森（Karen Johanson）嫁給漁夫後離開從小生長的地方，搬到伊里明納克生活。離家不久後，她的母親、祖父、姊姊都在短時間內因不同原因相繼過世。之後她的嫂嫂懷了雙胞胎，其中一個在她懷孕五個月時死於腹中，另一個孩子出生時很健康，卻在三個月大時因嬰兒猝死症候群夭折。她哥哥還有一個六歲大的女兒，而女兒溺水後，她哥哥也上吊自殺。艾梅里亞・藍恩（Amelia Lange）是教堂牧師，嫁給年輕高大的獵人後，接連為他生下八個小孩。後來丈夫在打獵時發生意外，一顆子彈打到岩石上彈回來，擊中他的右手臂，導致手肘和手腕間的骨頭裂開，再也沒有癒合。如果你抓住他的手，骨頭裂開處會彎起，彷彿他的第二個關節。丈夫的右手臂就此廢用。幾年後暴風雨來襲，他在屋外被強風吹倒，由於沒有手臂支撐，他跌斷脖子，頭部以下從此大部分癱瘓，必須由妻子照顧，艾梅里亞除了用輪椅推著丈夫在屋裡走來走去，還需要養育孩子、捕獵食物。她回憶：「我在戶外工作時會全程哭個不停。」我問她，其他人看到她在哭，怎麼不過來幫忙，她說：「只要我還能幹活，他們就不會插手。」她的丈夫認為自己拖累了她，開始不吃東西，希望把自己餓死。但她看穿丈夫的意圖，打破沉默，懇求他活下去。

凱倫說：「是的，都沒錯，我們格陵蘭人因為離彼此太近，反而不夠親密。每個人都扛了很多重擔，所以不想再增加別人的負擔。」二十世紀初期和中期的丹麥探險家發現，根據古老時代的因紐特人描述，因紐特人的精神疾病主要有三種，但如今除了在非常偏遠的地方，這些疾病大都已經絕跡。有個曾經罹患「極地歇斯底里症」的人形容這種病像「一股氣往上衝，那是由海象、海豹和鯨魚的血所滋養的年輕血氣——你整個人為悲傷所籠罩。起初你會焦躁不安。你會開始厭倦生活」。這種病的變種直到今天仍然存在，我們可能稱之為「激躁性憂鬱症」（activated depression）或混合狀態，很接近馬來西亞人所說的「抓狂」。「山區浪人症候群」（mountain wanderer syndrome）影響的是棄絕鄉里、離開家鄉的那些人，早期他們永遠不准回鄉，只能在絕對的孤獨中自生自滅。「獨木舟焦慮症」（Kayak anxiety）是相信一些違反現實的事，例如你的船進水了，你會沉入水中溺斃，這是最常見的妄想症形式。雖然這些名詞如今主要用於歷史的討論中，仍會讓人想起因紐特人生活中面臨的某些衝突。根據格陵蘭公共衛生部門首長瑞納·伯格·克利斯汀森（René Birger Christiansen）的說法，近來烏瑪納克（Umanaaq）有些人頻頻抱怨皮膚下有水。法國探險家尚恩·馬勞理（Jean Malaurie）在一九五〇年代寫道：「愛斯基摩人強調個人主義的基本性格，以及篤信孤獨等同於不快樂，這兩者間往往有著劇烈矛盾。一旦被同胞拋棄，就會被潛伏已久的憂鬱症擊垮。這種集體生活是否令人無法忍受？道義責任的網絡將人與人連結起來，讓愛斯基摩人成為自願的囚犯。」

伊里明納克的三位女性長者都隱忍痛苦多年。凱倫說：「起先我想跟其他女人傾吐我的感覺，但她們根本不理會。她們不想談不好的事情，也不知道要怎麼聊這種話題。她們從來沒聽過任何人談自己的問題。哥哥過世後，我很驕傲沒有拖累別人。但經歷了哥哥自殺的衝擊後，我覺得我需要找人談一談。大家都不喜歡這種事。在我們的文化中，對別人說『很遺憾你碰到這種麻煩』是很失禮的事，即使對方是你的朋友都一樣。」她形容丈夫是「沉默的男人」，於是兩人商討好他聆聽時她可以怎麼哭，這樣兩人就不必使用對他而言太過陌生的言語來表達。

三個婦人很關心彼此的困境，多年後，她們聚在一起聊彼此的痛苦、孤單，和內心所有的感覺。雅美莉亞在伊盧利薩特的醫院接受過助產士訓練，在那兒得知談話治療。她從三人的談話中得到莫大慰藉，於是她提出一個想法，整個社會都沒聽過的新想法。到了星期天，艾梅里亞在教會宣布她們組了一個團體，如果有人想聊一聊自己的問題，可以來找她們，自己來或一起來都可以。她提議借用雅美莉亞的諮詢室。艾梅里亞承諾會談內容會完全保密。她說：「我們都不需要孤伶伶一個人。」

接下來那年，村裡的婦女一個個來見她們，沒有人曉得其他還有多少人也來過。這些婦女從來不會告訴丈夫或兒子自己內心真正的感受，如今卻跑來這裡，在助產士接生的產房中哭泣。於是她們開闢了開放的新傳統。雖然男子漢必須堅強的觀念讓許多男人卻步（至少一開始是如此），但也有幾個男人來晤談過。我在她們三位的家中都待了許多小時。艾梅里亞說，看到村民和她談過後「如釋重負」，給她深刻的體悟。凱倫邀我去見她的家人，請我喝新鮮的鯨魚湯，她說鯨魚湯往往是個人問題的最佳解答。她也說她已經找到治療悲傷的藥方，就是聆聽別人的悲傷。她說：「我做這些事，不只是為了來找我談話的人，也是為了自己。」伊里明納克人在家裡親密共處時並不談論彼此的事。但他們會去找三位女性長者，從她們那裡得到力量。凱倫說：「我知道我防止了多次自殺。我很高興我有及時和他們聊聊。」保密最為重要，小小的聚落裡有很多階級，打破這些階級會造成嚴重問題，遠遠超過沉默寡言的問題。喬爾森說：「如果在外面碰到曾來找我談話的人，我絕對不會提起他們的問題，或用其他方式問起他們的健康狀況。只有當我客氣地問：『你好嗎？』而他們哭了起來時，我才會帶他們來這裡。」

西方社會經常討論談話治療的觀念，彷彿談話治療是精神分析師發明的。憂鬱症是一種寂寞病，曾得憂鬱症的人都感受過可怕的孤獨，即使周遭充滿愛也一樣，而這裡的情況則是擁擠引發的孤獨感。伊里明納克的三位女性長者發現了傾訴痛苦及幫助別人訴苦的神奇療效。不同文化會用不同的方式表達痛苦，在不同文化環境中生活的人也會體驗到不同的痛苦，但孤寂的性質有無窮的塑性。

三位女性長者也問起我的憂鬱症，我坐在她們的房子裡，嘴裡嚼著裹了海豹脂肪的鱈魚乾，感覺她們從自己的經驗出發，然後談到我的經驗。離開小鎮時，我的翻譯說這是她一輩子最耗神的經驗，但她露出非常自豪的表情。她說：「我們因紐特人都很堅強，如果沒辦法解決所有的問題，就會死在這裡。所以我們也找到自己的方法來解決這個問題，解決憂鬱症的問題。」格陵蘭女性莎拉・林吉（Sara Lynge）在一個較大的城鎮中設立自殺專線。她說：「首先，大家必須知道多容易就可以找到人談一談，其次是知道談的感覺有多好。他們原本不曉得。所以我們這些知道的人必須盡力把消息傳播出去。」

一個人在面對橫逆已成常態的世界時，究竟會精確估量人生險阻，還是陷入憂鬱，兩者並非涇涇渭分明。因紐特人生活嚴苛，雖沒有集中營那種道德上的羞辱，也沒有現代都市生活那麼感情空虛，卻艱苦到沒有一刻能鬆懈，也缺乏大多數西方人視為理所當然的物質享受。直到不久前，談自己的問題對因紐特人還是奢望，他們必須壓抑所有的負面情緒，免得波及整個社會。我在伊里明納克拜訪的家庭都靠著謹守沉默的規約來熬過苦難。就他們的目的而言，這個系統很有效，幫助許多人度過無數漫漫寒冬。現代西方的信念是，要最徹底解決問題，就要讓問題從黑暗中浮現，伊里明納克發生的事情印證了這個理論，但他們述說的範圍和場所依然有限。別忘了，村子裡的憂鬱症患者從不和這些問題的對象討論問題，而且即使有這三位女長者，村民也不會定時來找她們談論自己的困難。常有人說，已開發社會中的有閒階級特別容易受憂鬱症之害，事實是，特定階級才能奢望去清楚表達和處理憂鬱症。對因紐特人來說，憂鬱症是太微不足道的事，在每個人的日常生活中也太顯而易見，除非出現生理性症狀這類嚴重問題，否則大家只會視若無睹。在他們的沉默和我們熱切以言語表述的自覺之間，有多種描述精神痛苦、理解精神痛苦的方式。背景、種族、性別、傳統、國家——以上種種共同決定了要說什麼，以及不說什麼，某個程度上，也決定了什麼需要有所緩解，什麼會加劇，什麼該忍受，什麼又該放棄。憂鬱症的急迫性、症狀和治療方式，都取決於超越個人生化機制的外在力量，也取決於我們是誰、在哪裡出生、相信什麼、過的是什麼樣的生活。

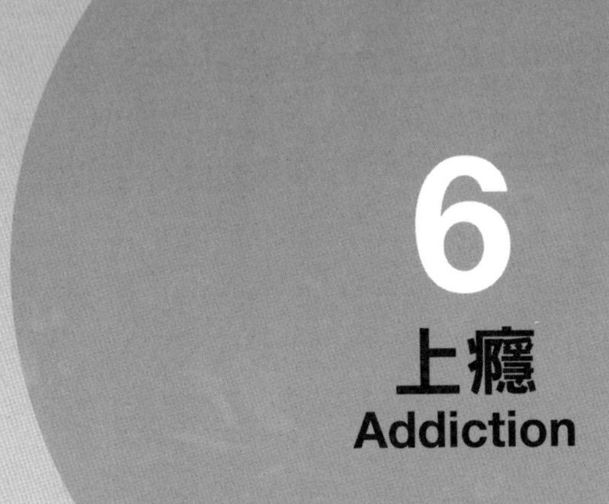

6
上癮
Addiction

憂鬱症和物質濫用會形成循環。憂鬱症患者為了擺脫憂鬱，會濫用物質，而濫用物質的人又會把自己的生活弄得一團糟，以至於整個人陷入憂鬱。究竟是「遺傳上有酗酒傾向」的人變成了酒鬼，然後因物質濫用而陷入憂鬱，抑或遺傳上有憂鬱傾向的人會把喝酒當成一種自我用藥？兩個問題的答案都是肯定的。血清素含量下降看來是加劇酗酒的重要因素，所以憂鬱症惡化可能會導致酒癮的器質性升級。事實上，神經系統的血清素濃度和酒精攝取量是呈反比的。服用非法藥物來自我治療，往往適得其反：合法的抗憂鬱藥儘管一開始會出現副作用，但療效會逐步增強；物質濫用雖然一開始的效果令人滿足，但副作用也愈來愈大。決定服用百憂解，而非吸食古柯鹼，是一種延宕滿足的策略；選擇吸食古柯鹼而不服用抗憂鬱藥物，則是渴望得到立即的滿足。

所有遭濫用的物質，無論尼古丁、酒精、大麻、古柯鹼、海洛因，或其他約二十種已知物質，都會對多巴胺系統造成重大影響。某些人有使用這些物質的遺傳體質。容易濫用的物質會分三階段作用在大腦上。第一階段作用於前腦，會影響認知，進而刺激通往大腦原始區域（我們和爬蟲類動物相同的部分）的神經纖維，最後這些區域再將引起興奮的訊息送往大腦其他部分，通常會影響多巴胺系統。舉例來說，古柯鹼似乎會阻礙多巴胺回收，因此會有更多的多巴胺在大腦中流動，而嗎啡則會促使大腦分泌多巴胺。其他神經傳導物質也會受影響。酒精會影響血清素，其他還有幾種物質似乎會提高腦內啡濃度。不過，大腦能自我調節，往往會維持穩定的刺激程度，如果你讓大腦不斷分泌大量多巴胺，大腦就會產生抗性，以至於需要愈來愈多的多巴胺才能引發反應，於是不是增加多巴胺受體的數量，就是降低既有多巴胺受體的敏感度。正因如此，上癮的人才會不斷增加濫用物質的數量。也是因為這樣，當癮君子逐漸康復，無需再藉由濫用物質來刺激多巴胺大量分泌時，才會變得消沉鬱悶——按照適應後的大腦所建立的新標準，自然分泌的多巴胺濃度顯然過低。只有等到大腦重新自我調整後，才算完成戒斷。

大多數人一旦攝取成癮物質夠多、也夠久，就會上癮。抽過菸的人有三分之一會對尼古丁上癮，吸食過海洛因的人有四分之一左右會對海洛因產生依賴性，喝過酒的人則有六分之一會依賴酒精。這類物質穿越血腦障壁迷醉使用者的速度，往往取決於攝取方式：注射最快，吸入次之，口服最慢。當然，迷醉的速度也會因物質而異，而這也決定了這種物質的增強效果有多快。美國哥倫比亞大學物質濫用治療與研究中心（Substance Treatment and Research Service）主任大衛·麥克道威爾表示：「究竟誰會想嘗試某種物質，其實沒有一定的答案，要看他當時在哪裡，以及社會氛圍如何而定。但接下來的情況就絕非偶然。有的人嘗試某種物質後會照常生活，想都不再想。有的人則幾乎立刻上癮。」不管物質濫用或憂鬱症，都是遺傳體質和來自外在的經驗交互作用的結果。天生容易濫用物質的人，一旦濫用某種物質的時間夠長，就會上癮。有酗酒傾向的憂鬱症患者通常在重度憂鬱症第一次發作的五年後開始長期酗酒。有吸食古柯鹼傾向的憂鬱症患者平均在第一次發作七年後開始長期吸食古柯鹼。目前沒有任何方式可以檢驗誰可能以多高的風險濫用哪一種物質，不過有人希望藉由檢測血液中某些酶的濃度，嘗試建立檢測方式。罹患憂鬱症後產生的生理變化是否會促使患者更容易濫用物質，抑或憂鬱症患者愈來愈無法抗拒成癮物質主要仍是心理因素使然，目前都還不得而知。

大多數憂鬱的物質濫用者都同時罹患兩種相關的疾病，兩者都需要治療，而且會導致彼此惡化。兩種疾病會在多巴胺系統中交互作用。一般認為，必須先讓患者戒掉成癮物質，才能開始治療憂鬱症，但這個想法有點荒謬，等於要正在設法減輕痛苦的人先放任痛苦壯大，再來著手處理。假如你認為可以不理會成癮問題，而把憂鬱症當作原發疾病來治療，等患者感覺好多了，就不會想再依賴任何物質，這樣的想法又忽略了生理依賴性的真實狀況。赫伯特・克萊柏（Herbert Kleber）曾擔任美國國家藥物管制政策局副局長多年，目前主持哥倫比亞大學成癮及物質濫用中心，他指出：「我們從成癮問題中學到一件事：一旦開始上癮，無論你是怎麼染上，你的病就有了自己的生命。如果你用抗憂鬱藥來治療憂鬱的酒鬼，你會把他變成不憂鬱的酒鬼。」如果一個人已經發展出濫用物質的模式，即使原本濫用物質的動機已經消失，他仍無法脫身。

理論家總是熱衷於區分情緒狀態和物質依賴性。我們可以用一些簡單明瞭的方法（例如憂鬱症家族病史）來辨識原發性憂鬱症，也可以根據物質濫用的家族病史找出原發性物質濫用問題。除此之外，許多用語都語焉不詳。酗酒會引發憂鬱症狀。目前的主流治療觀認為，應該先治療物質濫用問題，等患者「乾淨」或「清醒」一個月後，才評估他的情緒狀態。如果患者感覺良好，那麼他的憂鬱症可能是上癮引起，只要戒癮成功，就能擺脫憂鬱症。原則上這聽起來沒什麼問題，但其實戒癮會引發巨大的不安。有的人戒斷一個月後感覺良好，他可能為自己的自制力而自豪，同時身體也正在經歷各種荷爾蒙、神經傳導物質、肽、酶等的濃度調整，但是卻不見得真的擺脫了酗酒問題或憂鬱症。有的人戒酒一個月後心情抑鬱，但可能是因為與生活有關的原因，而那些原因既不反映當初導致他酗酒的情緒狀態，也不反映原本隱藏但此時表露出來的情緒。認為成癮物質掩蓋了癮君子真正的自我，戒癮後就可恢復原本的純淨，是荒唐可笑的想法。更何況，與戒斷相關的情緒問題可能要一、兩個月後才顯現。長期濫用物質後，身體要花好幾個月才能達到最佳康復狀態。根據克萊柏的說法，有些大腦「似乎出現永久」改變，有些至少要一、兩年後才能恢復。正子電腦斷層掃描會顯示出各種物質濫用對大腦的影響，有人即使過了三個月，恢復的程度依然有限。物質濫用會帶來持續性的損傷，長期濫用物質的人記憶力往往永久受損。

如果說，要求憂鬱的物質濫用者從戒癮著手是一種虐待，那麼從藥物治療著手是否比較合理？如果一個人酗酒主要是因為他得了憂鬱症，那麼讓憂鬱的酒鬼服用抗憂鬱劑，就可紓解喝酒的欲望。用這種測試方式（先舒緩憂鬱的情緒）來評估一個人是不是「真的得了憂鬱症」，會比直接要他戒癮仁慈多了。毋庸置疑，抗憂鬱藥物對於降低物質濫用的確十分有效。近來有研究顯示，讓酗酒者服用選擇性血清素回收抑制劑會提高他們戒酒成功的機率。顯然透過心理動力治療或只是關注患者，就能大幅改善憂鬱症。且不論研究規範，密切關注參與研究的人其實有助於改善他們的物質濫用。憂鬱的酒鬼通常都非常孤獨，而打破那種孤獨往往能緩解憂鬱症狀。

亞伯特愛因斯坦醫學院（Albert Einstein College of Medicine）的伊琳諾・麥坎斯凱茲（Elinore McCance-Katz）說：「試圖從專業角度評估何者為原發性疾病而何者為續發性疾病，應歸咎於自我放縱還是精神疾病時，都有一定的判斷標準。身為物質成癮和心理疾患的治療者，我真的很想了解這些問題，因為那可能有助於預測患者未來的發展，也幫助我教育和治療病患，以及判斷應該用什麼藥，以及用多久。不過最重要的是，如果他們同時有這兩種問題，就得兩者都治療。」有時候，患者在自我用藥時，會用某些成癮物質來控制激躁型憂鬱症，若沒有好好控制這類憂鬱症，患者可能出現自殺傾向或行動。若尚未找到更好的方式控制憂鬱症，就要求患者戒除酒癮，等於冒著引發自殺的嚴重風險。哥倫比亞大學的麥克道威爾說：「如果憂鬱症診斷不出來是因為還沒戒癮，那麼是否要維持戒癮，就要取決於憂鬱症的治療了。」換句話說，假如你很憂鬱，你可能沒辦法應付戒癮的壓力。

要找出疾病療法，了解病源只是其中一小部分，此時就要控制好相關性，以建立診斷系統。比方說，最近一項研究檢視睡眠型態後，認為快速動眼的潛伏時間（睡著後進入第一階段快速動眼睡眠之前的時間長度）如果縮短，顯示憂鬱症是原發性疾病；潛伏時間如果延長，表示酗酒才是原發性疾病。有的臨床醫療人員主張，早發性酗酒比遲發性酗酒更可能是憂鬱症造成的結果。有些化驗方式會檢測血清素代謝物或皮質醇及其他荷爾蒙的濃度，希望透過化驗結果，顯示確有真正的憂鬱症，但由於許多真正的憂鬱症無法從這類代謝物中看出，因此檢驗的效果有限。我們已有一份範圍極廣的統計數據，但看來大約有三分之一的物質濫用者罹患某種類型的憂鬱症，而且顯然很多憂鬱症患者都會濫用物質。許多人常在青春期初期就開始濫用物質，他們在這個階段雖有憂鬱症傾向，但還未發展為真正的憂鬱症。他們之所以濫用物質，可能是用來防衛愈來愈強的憂鬱症傾向。有時候，成癮物質的使用者會因為罹患憂鬱症而開始上癮。克萊柏表示：「因焦慮或憂鬱而使用這類物質，很可能產生真正的依賴性。」患者即使已經康復，不再濫用物質，一旦陷入憂鬱，仍然很容易再度犯癮。R・E・梅爾（R. E. Meyer）認為物質濫用和憂鬱症之間有五種可能的關係：憂鬱症可能是物質濫用的原因；憂鬱症可能是物質濫用的結果；憂鬱症可能改變或加劇物質濫用；憂鬱症或許並未影響物質濫用，只是兩者並存；憂鬱症與物質濫用可能是同一個問題引發的兩種症狀。

令人極為困惑的是，物質濫用、物質戒斷、憂鬱的症狀會相互重疊。酒精和海洛因之類的抑制劑會舒緩焦慮，但加劇憂鬱；古柯鹼之類的興奮劑則會紓解憂鬱，但加劇焦慮。濫用興奮劑的憂鬱症患者可能出現類似思覺失調的行為，不過只要停止使用成癮物質或成功治療憂鬱症，就能減輕這樣的行為。換句話說，兩種疾病混合後的症狀會比個別疾病的症狀加起來還糟糕。在雙重診斷的案例中，酗酒問題往往比一般的酗酒嚴重，憂鬱症也比一般的憂鬱症狀嚴重。幸好雙重診斷的患者比只有單一問題的患者更願意求助，但他們的病情也比較容易復發。雖然物質濫用和憂鬱症可能是不同的問題，但任一問題無疑都會讓腦部出現生理變化，而那又會導致另一個問題嚴重惡化。古柯鹼、鎮定劑、安眠藥和抗焦慮劑之類的藥物，服用時雖不會引發憂鬱，仍會影響大腦，並在戒斷時引發憂鬱症。有些藥物（如安非他命、類鴉片、迷幻藥）服用後立即產生的迷醉效應中也包括引發憂鬱。有些藥物（古柯鹼、快樂丸）則先令人亢奮，之後再陷入補償式的情緒低落。狀況會很混亂。所有這些物質，尤其是酒精，都會強化自殺傾向，而且令患者頭腦不清，不確實遵從醫囑，而這會讓正接受抗憂鬱藥物治療的患者生活陷入真正的混亂。

儘管如此，在清除體內毒品後，有些人的憂鬱症多多少少永久緩和下來，對這類人而言，最適當的治療方式是戒癮。有些人在憂鬱症逐漸獲得控制後，對藥物和酒精的興趣也日益降低，對他們而言，最適當的治療方式是抗憂鬱藥物治療及心理治療。大多數的物質濫用者和憂鬱症患者一樣，需要心理社會性的介入，但也非一概如此。不幸的是，臨床醫療人員還不太清楚有多少抗憂鬱藥物可能和成癮物質交互作用。酒精會加速藥物吸收，因此也大幅升高藥物副作用。三環類抗憂鬱劑是較傳統的治療方式，如果和古柯鹼混合服用，會為心臟帶來莫大壓力。為已清醒的物質濫用者開抗憂鬱劑處方時，必須假定他會再度濫用物質，並審慎開藥，以免患者混合服用處方藥與成癮物質，帶來巨大傷害。在某些情況下，為物質濫用者治療憂鬱症時，最安全的做法可能是一開始先採用心理動力治療。

過去二十年來，上癮的語意變得十分模糊，所以現在有人對工作上癮，有人對陽光或腳底按摩上癮，有人對吃上癮，有人對錢上癮，無論是賺錢或花錢。我認識一個得厭食症的女孩，她被診斷出對小黃瓜上癮，你忍不住會想，佛洛伊德對這種現象一定有很多話想說。在哈佛醫學院主持成癮部門的霍華德．薛佛（Howard Shaffer）曾經研究強迫性賭博，他認為上癮的路徑位於腦部，究竟對什麼出現強迫行為，其實沒那麼重要。在他看來，行為成癮和物質成癮沒什麼分別。使人出現依賴性的，是那股不由自主必須不斷重複有害行為的需求，而不是重複做某件事所產生的生理反應，「你不會去討論令人上癮的骰子。」

不過，哈佛精神醫學系的柏夏・馬德拉斯（Bertha Madras）指出，經常遭濫用的物質大都和大腦自然產生的物質十分相近，因此會利用大腦的既有途徑。她說：「藥物的化學結構恰好和大腦自身神經傳導物質的化學結構相似，我稱之為『厲害的大腦冒牌貨』。它們會鎖定為大腦傳遞自然訊息的通訊系統。但大腦複雜的通訊和控制系統是設置來傳送自然訊息而非冒牌貨。結果是，大腦會適應藥物產生的不正常訊號，並加以補償。這就是上癮歷程的開始。大腦的適應性是上癮的主因。當一個人對藥物產生生理或心理戒斷反應時，會產生一股強烈衝動，想讓腦子恢復原本充滿藥物的狀態。」先不論令人上癮的骰子，生理性上癮包含啟動大腦中的上癮途徑，這類途徑很多都會帶來生理性的改變，可能因而引發憂鬱症。

家族有酗酒史的人，腦內啡含量通常比天生沒有酗酒傾向的人低。腦內啡是人體內生的嗎啡，掌管我們很多快樂反應。一個人若是沒有酗酒的遺傳基礎，喝酒只會稍微提高他的腦內啡含量；一個人如果有酗酒的遺傳基礎，酒精就會大幅提升他的腦內啡含量。許多專家花很多時間構思奇怪的假設來解釋物質濫用。大多數人之所以濫用物質，是因為感覺很好。專家指出，人們有強烈的動機避免吃藥，但也有強烈動機使用藥物。如果有人宣稱他不明白為何有人會對藥物上癮，那麼他不是從來不曾服用那種藥，就是天生不容易受藥物影響。

哥倫比亞大學的克萊柏表示：「一般人往往低估了自己的易感性。沒有人希望變成癮君子。治療時的問題在於，治療師的目標是戒癮，而患者的目標則是控制，雙方目標不同。有毒癮的人都希望偶爾能吸幾口。問題在於，他們確實一度辦得到。每個癮君子都有一段蜜月期，在這段時間還控制得住癮頭。對酒鬼而言，蜜月期可能有五到十年；對快克[1]古柯鹼上癮的人，蜜月期可能只有六個月。」因為做得很開心而渴望一做再做，和不這樣會受不了而反覆做，兩者不盡相同。需求經常是由外部情況（如憂鬱症）所決定，因此，憂鬱症患者可能比不憂鬱的人更快上癮。憂鬱的時候，你愈來愈無法從日常生活中得到滿足。物質濫用者或許可分成幾類：懵懂期（甚至沒想過要放棄濫用的物質）、沉思期、受外在動機驅使、受內在動機驅使。大多數人都必須經歷這四個階段，才能擺脫對成癮物質的依賴。

醫學文獻聲稱上癮的行為來自「（一）情感、（二）自尊、（三）人己關係、（四）自我照顧」等四方面的問題。我認為真正值得注意的，是有多少人會設法避免上癮。避免上癮有部分動機來自於知道上癮的害處和帶來的不適、擔心和親朋好友的關係遭到破壞，以及因有能力自制而感到自豪。儘管如此，影響最大的還是物質濫用帶來的生理副作用。假如沒有宿醉之類的後遺症，我們周遭恐怕早就出現更多酒鬼和毒蟲了。藥物會帶來獎賞及懲罰，在多少用量下，獎勵會大於懲罰；在多少用量下，懲罰會大於獎勵，兩者間的界線非常模糊。大多數的非穆斯林社會都准許人們運用喝酒產生的鎮定效果來放鬆自己以及應付社交場合，以免陷入嚴重焦慮。偶爾使用古柯鹼的興奮作用之於憂鬱症患者，就如同酒精的效果之於焦慮症，不過古柯鹼屬非法藥物的事實正反映出我們的社會對於使用古柯鹼仍深感不安。到目前為止，最普遍的癮是咖啡因和尼古丁。一位專門治療成癮問題的醫生告訴我，他在國外訪友時，有整整兩天陷入嚴重宿醉及極度憂鬱，後來他才明白，朋友家裡只有花草茶，他的問題不是喝酒引起的脫水，而是咖啡因戒斷症狀。他後來喝了幾杯濃咖啡就恢復正

1 快克（crack）是結晶狀的古柯鹼，是古柯鹼中純度高、效用最強大的危險毒品，很容易上癮。

常了。「我從來沒想過，咖啡不單單是後天養成的喜好，也是一種癮，只要隨便亂喝一陣子，就會出現戒斷症狀。」我們的社會通常不會反對這種不至於造成失能的癮，但確實反對使用某些成癮物質，即使只是偶一為之，而且不至於上癮，也一樣反對。關於大麻合法化和菸草是否要列為非法商品的爭辯，正反映出大家對這件事的看法是多麼分歧。

基因不等於命運。愛爾蘭人酗酒的比率特別高，但滴酒不沾的人也非常多。以色列人酗酒的比率非常低，但幾乎沒有人反對喝酒。在人民容易酗酒的社會裡，大家在面對成癮物質時也比較會展現高度自制。克萊柏說：「酗酒不是手肘的毛病，你不是因為肌肉痙攣而將酒杯送到嘴邊。酒鬼的確是有選擇的。然而他作出選擇的能力受到許多變數影響，其中一個變數可能是情緒疾患。」服用藥物乃是刻意的行為，服藥時你很清楚自己在做什麼，那與意志有關。但我們真的有選擇嗎？假如你明知有現成的方法可以立即紓解痛苦，拒不就範代表什麼？詩人艾略特（T. S. Eliot）在詩作《小老頭》（*Gerontion*）中寫道：「在洞悉之後，如何赦免？」在靈魂的暗夜裡，是不是最好不知道古柯鹼可以為我們帶來什麼？

憂鬱症最糟的一點（尤其在涉及焦慮和恐慌時），是無關乎意志：你無緣無故就出現這樣的感覺。有位作家說過，物質濫用乃是用「舒服且可理解的痛苦」來取代「難受且無法理解的痛苦」，消除「使用者無法理解又難以控制的痛苦」，而寧可「用藥物引發使用者可理解的煩亂」。在尼泊爾，大象若踩到碎片或尖刺，騎象人會把辣椒放在牠的一隻眼睛上，讓大象全神貫注於辣椒造成的疼痛，忽略腳部的痛苦，騎象人才有辦法拔除牠腳上的尖刺，而不被大象踩死（很快就會把大象眼中的辣椒沖洗掉）。對許多憂鬱症患者來說，酒精、古柯鹼或海洛因就是辣椒之類難以忍受的東西，讓人在驚嚇之餘，忘卻更難忍受的憂鬱症。

咖啡因、尼古丁和酒精是主要的合法成癮物質，依不同程度納入社會規範，並推銷給消費者。我們大體上忽視咖啡因的問題。尼古丁雖然增強效果大，卻不是毒物，因此相對不會為日常生活帶來麻煩。反菸運動領導人擔心的是隨尼古丁吸入的焦油對人體的影響。由於抽菸的不良副作用會延後產生，因此尼古丁很容易遭到濫用。假如每一次抽菸都會出現可怕的不適反應，人們會少抽一點菸。但有害的副作用（主要是肺氣腫和肺癌）是長期抽菸的最終結果，比較容易遭到忽視或否定。憂鬱症患者的吸菸率高，反映的似乎不是尼古丁的特性，而是對未來不抱希望的人普遍會出現自毀傾向。抽菸會降低血液氧合作用，也會產生鎮靜作用。抽菸還會降低血清素濃度，雖然一個人血清素濃度低的時候可能更容易受尼古丁吸引而開始抽菸。

會明顯使人失能的濫用物質中，最常見的是酒。酒可以驅逐痛苦，而且成效卓著。雖然借酒澆愁是司空見慣的事，但有的人憂鬱時反而喝得比較少，因為他們知道酒是一種抑制劑，憂鬱時飲酒過量，病情可能嚴重惡化。我的經驗是，陷入純粹憂鬱時，酒不會特別誘人，然而焦慮不安時，酒就變得格外誘人。問題在於，同樣的酒一方面能減輕焦慮，另一方面卻會加劇憂鬱，所以你的心情會從緊張害怕轉為悲淒、覺得自己一無是處。情況並未改善。我曾在這種情況下選擇酒，身為過來人，我要說句實話：喝酒沒什麼用。

我曾經接受各種飲酒文化的洗禮，我相信酒癮有很大部分是社會環境造成的。在我成長過程中，家裡的晚餐桌上總是擺著葡萄酒。我從六歲開始，每晚都會喝兩口葡萄酒。上大學後，我發現自己酒量不錯，喝烈酒都沒問題。另一方面，學校多多少少不鼓勵學生喝酒，喜歡豪飲的同學往往被視為「麻煩人物」。於是我循規蹈矩。後來我到英國念書，就讀的大學以飲酒為尚，不喝酒的人會被視為「古板」、「無趣」。我不喜歡作聽話的綿羊，卻還是完全遵從這裡的新規矩。在英國讀研究所幾個月後，我加入一個晚餐俱樂部，愚蠢的入會儀式包括我必須喝掉半加侖杜松子酒。這對我來說是一大突破，破除了我過去對醉酒的恐懼。在人生的那個階段，我雖然尚未為嚴重憂鬱症所苦，卻已是焦慮不安的人，會突如其來陷入驚恐。幾個月後一次晚餐時，我恰好坐在心儀的女孩旁邊，我以為喝點酒能降低緊張，讓我不會因她在場而那麼侷促不安。用餐時，我欣然喝下兩瓶半葡萄酒。她顯然同樣不自在，喝的量幾乎和我不相上下。結果隔天凌晨我倆醒來，發現我們一起睡在一堆外套上。我沒有為此感到特別羞愧。假如你不在乎酒後頭痛欲裂，還有辦法把該讀的文章都讀完，就儘管每晚喝得酩酊大醉吧。我和我朋友都沒想過我有變成酒鬼的危險。

二十五歲時，我開始寫第一本書，內容是關於蘇維埃的先驅藝術家。我在英國時只偶爾喝酒，但喝得很猛，在俄國則固定喝酒，不過和憂鬱症無關：我當時生活的俄羅斯是喜歡縱情豪飲的社會。莫斯科的水幾乎不能喝，我還記得自己曾說過，真正的奇蹟是有人把酒變成水，而不是把水變成酒。一九八九年整個夏天，我都和一群藝術家一起偷偷窩在莫斯科近郊的空房子裡，我猜我當時每天都喝一夸特的伏特加。到了月底，我根本沒注意自己喝了多少。我已經習慣每天日正當中才起床，看到朋友們正抽著菸，在小電爐上燒水泡茶，用髒兮兮的杯子喝伏特加酒。我覺得那茶看起來很噁心，像溫水上面漂著一點泥巴，所以我會喝杯早晨伏特加，然後這一天就這樣過，因為持續飲酒而變得更加放鬆。我從來沒有因為喝個不停而覺得自己醉了，回頭來看，可以說這件事對我造成很大的影響。我在美國的成長過程中備受呵護，而在這群俄羅斯朋友身上感受到的同志情誼，有很大部分要歸功於這種集體生活和不停喝酒的習慣。當然，我們之中有幾個人即使照當地標準來看，也都喝太多了。有個人每晚爛醉如泥，語無倫次地晃來晃去，然後整晚昏睡，鼾聲大作，有如重金屬樂團的擊鼓聲。有個重要訣竅：別讓他在你房間裡昏睡過去，尤其不能倒在你床上。我還記得曾和六個男人合力把這個不省人事的壯漢抬到地板上。有一次我們拖著他走下三層階梯，他完全沒有醒來。在這個圈子裡，如果我非得堅持美國的飲酒標準，不但失禮，而且顯得怪異。或許更重要的是，喝酒讓我的莫斯科朋友從沉悶可怕的社交生活中解放出來。他們在歷史上的混亂時刻，在受壓迫的社會中，過著邊緣人的生活，必須不停喝酒，才能自由自在地表達自我，盡情跳舞歡笑，並相當誇張地膩在一起。有位俄羅斯朋友在造訪瑞典以後表示：「瑞典人喝酒是為了避免親密，我們喝酒則是因為我們太相親相愛了。」

喝酒的問題並不單純：在不同地方，喝酒的動機有天壤之別，在不同的人身上也會產生不同效應。北歐國家之所以提高酒稅，應該是為了控制自殺率。我讀過的許多研究資料都指出，酗酒會令人憂鬱，但我不相信所有的酒鬼都很憂鬱。憂鬱症和酒精的關係涉及兩個高度變動的屬性：脾性和環境。我焦慮的時候，絕對喝得比較多（不管是身處會引發焦慮的一般社交場合，或帶著些微憂鬱性質的焦慮突然席捲了我）。我發現難受的日子裡，對酒精的依賴會升高到令人不安的地步。我對酒精的耐受性時高時低，反應也不一致。有時我覺得喝酒紓解了緊張的情緒，但有時只是小酌一番，卻出現危險的自殺念頭，情緒失控，變得軟弱、害怕。我知道抑鬱時不該喝酒，待在家裡時我也不喝酒。但是在社交場合很難滴酒不沾，在紓解焦躁和引發鬱悶之間也很難拿捏分寸。而我往往沒拿捏好分寸。

飲酒過量當然會引發頭痛，讓人感覺自己無能又失格，還會消化不良。長時間嚴重酗酒可能導致認知功能障礙，甚至精神病，還可能帶來肝硬化之類的生理疾病。酗酒的人，壽命通常比不喝酒的人短。長期飲酒的人想要戒酒，可能會出現致命的震顫性譫妄。九成的美國人一生中曾在某個階段喝過酒。在美國，大約十%的男性和五%的女性有生理性的酒癮。換句話說，他們試圖戒酒時，會出現心跳加速、震顫性譫妄、激躁等症狀。我們還未完全了解酒精在大腦中的生理機制，也不太清楚飲酒的生理基礎，不過血清素似乎關係到一個人能否抗拒喝酒的誘惑。高劑量的酒精看來會對神經傳導物質產生負面作用，可能是透過迦瑪胺基丁酸受體（GABA receptor），煩寧的作用標的也是這種受體。持續飲酒會嚴重影響記憶，永久傷害一個人整理新經驗的能力，因此無法將新經驗融入貫穿記憶的主線中。換言之，你會因此失去個人生命史的基本輪廓，只記得人生的零碎片段，而不是一條連貫的敘事。

撇開憂鬱症不談的話，酒癮有很多治療模式。但一個人若同時有憂鬱症和酒癮，心理動力治療似乎是最有效的療法。戒酒無名會和十二步驟康復計畫提供了支持的環境，讓患者得以交流酗酒和憂鬱症的經驗。其他團體治療方式，甚至短期住院治療，在對付酒癮和憂鬱症上都卓有成效，彷彿兩者有共同的病因似的。對許多患者而言，無論病因是不是同一個，這些療法都很有效。哥倫比亞大學的醫療人員採取個人的認知行為療法來防止復發。他們把治療方式寫成書面紀錄，任何臨床人員都能沿用。麥克道威爾解釋：「這是非常著重『此時此刻』的治療形式。」典型的療程會先花一、兩個星期討論患者心中的渴癮，然後分析病情復發的導火線，並找出因應方式。

近來醫生常用安塔布司（Antabuse）來治療酒癮，這種藥物會改變酒精的代謝作用，降低患者對酒精的耐受性，可說是自我紀律的延伸。許多人一早醒來時充滿決心，到了中午，意志力就愈來愈薄弱，往往要靠安塔布司來強化不喝酒的決心。正在戒酒的人通常都充滿矛盾，安塔布司能幫助他們抓緊對自由的渴望，降低對成癮物質的欲望。有位醫生經常治療位高權重的物質濫用者（大半是醫生和律師），他會要求他們預先寫下給發照單位的放棄執照聲明，簽字後交給他。一旦他們酒癮再犯，他就會把信寄出。有些正在戒癮的人會服用一些藥物來阻斷成癮物質的藥效，打消濫用藥物的動機。例如納曲酮（Naltrexone）就是一種麻醉藥拮抗劑，能阻斷海洛因的作用，也能防止酒精影響腦內啡，以此摧毀最常見的飲酒動機。服用納曲酮後，就沒辦法從濫用的藥物中得到任何快感。由於納曲酮能消除我們的動機式欲望，因此能成功幫助癮君子打破上癮模式。

關於大麻的最早文獻記載是西元前十五世紀的中文草藥藥方，但直到拿破崙的軍隊從埃及帶回大麻，大麻才在西方社會流行起來。大麻和酒精一樣會干擾快速動眼睡眠。大麻煙含有許多化學物質，而大腦有一種特別的受體至少會對其中一種物質起反應，激發大腦的快樂酬賞迴路。大麻會使人消極，和憂鬱症的症狀相似。戒斷大麻令人不快，但不至於（像戒斷海洛因）那麼痛苦，也不會（如戒酒般）對生命造成潛在威脅，更不至於拖太久（相對於古柯鹼），所以大麻往往被形容為非成癮性。大麻會讓人放鬆，因此可當作抗焦慮藥物使用。事實上，大麻有助於控制激躁型憂鬱症。由於目前一般人還不能合法取得大麻，因此很難控制大麻的數量和攝入的成分。大麻煙或高溫分解的乾燥大麻葉中含有約四百種可辨識的化合物，但功效目前大都還不清楚，且效果並不單純。沒有大麻癮的人偶爾會用大麻來緩解嚴重的激躁型憂鬱症，這種自我治療並非不合理。雖然目前有許多研究探討大麻在醫療上的用途，但都沒有把焦點放在精神病的治療上。經常使用大麻會令人變得消極，而且，麥克道威爾指出：「會帶來神經－認知上的實際改變，如果你持續吸食大麻，可能造成永久性的生理改變。」當然，大麻也有香菸的全部毒性，會對肺部帶來重大損害。

硬性藥物是指會引起高罹病率的藥物。咖啡因是興奮劑，快克也是興奮劑，但快克之所以被歸類為硬性藥物，是因為更容易上癮，對大腦產生作用的速度也更快。硬性藥物特別容易令人心情抑鬱，部分是因為硬性藥物都是超級禁藥，為了取得這些藥物，可能把生活弄得一團糟；部分是因為這些東西價格昂貴，而且通常品質不純，此外濫用這類藥物的人通常也會酗酒。還有，這類藥物會影響中樞神經系統。濫用興奮劑的人，親人得憂鬱症的比率也高，這似乎顯示遺傳體質偏向憂鬱的人比較容易使用古柯鹼和其他興奮劑。用過古柯鹼的人只有十五％上癮，但對先天有憂鬱傾向的人而言，古柯鹼是最容易上癮的藥物。有些實驗室老鼠會不停選擇古柯鹼類興奮劑，而不是食物或性。假如這些老鼠可以隨時取得古柯鹼，牠們會濫用興奮劑，直到筋疲力竭而死。

古柯鹼是昂貴的抗憂鬱劑，會引發強烈的情緒跌落，通常在達到極度興奮後四十八小時到七十二小時內觸底。麥克道威爾說：「古柯鹼是一種髒藥，影響層面很廣，且會不斷消耗神經傳導物質的存量，因此你會崩垮。」崩垮的特性包括強烈躁動不安、憂鬱、疲倦。當你因為嗑藥（不管是安非他命或古柯鹼）而體驗到快感時，你釋放出來的大量多巴胺，事實上是在消耗多巴胺存量，而這會導致腦中多巴胺含量降低。哥倫比亞大學的克萊柏說：「如果情緒跌得太激烈，就沒有人會吸食古柯鹼，如果跌得還算輕微，吸食古柯鹼就沒什麼大不了。正是古柯鹼特有的這種崩垮增強了所有的負面效應，令人感到絕望。」癮愈大，體驗到的快感就愈小，隨後感受到的痛苦則愈強烈。古柯鹼和安非他命似乎會對許多神經傳導物質系統造成負面影響，不只是多巴胺，也包括去甲腎上腺素及血清素。儘管如此，有些人在戒癮後仍會產生對這類藥物的急性渴癮，而且會持續數十年。

持續吸食古柯鹼會加劇憂鬱症狀。想戒掉古柯鹼的人往往能在十周的抗憂鬱藥療程中熬過崩垮的廣泛後遺症，不過憂鬱症可能還是需要永久治療，一切都要視潛在狀況和神經損傷程度而定。經常吸食古柯鹼或安非他命可能對大腦多巴胺系統造成永久傷害，形成憂鬱症的長期生理基準。我們或許可以稱某些藥物為長期憂鬱增效劑，古柯鹼正是其中之一，因為這類藥物能藉由調整促腎上腺皮質激素釋放因子（ＣＲＦ）的濃度，改變大腦焦慮機制的運作。大腦是否有充分的可塑性，能不能或何時能從這類改變中恢復過來，仍是未知數。有的大腦的補償機制似乎比其他大腦更好。正在服用抗憂鬱劑的大腦，以及可能陷入嚴重憂鬱的大腦，都是保持著微妙平衡的器官。大腦涉及藥物成癮與濫用的區塊也會涉及情緒調節，因此和情感性疾患密切相關。消耗多巴胺存量、操控ＣＲＦ，都不啻在這樣的大腦中製造災難。假如你有任何憂鬱症傾向，千萬不要吸食古柯鹼，無論一開始能享受到多大的快感，之後都會糟到極點，完全不值得。

我念大學時曾吸食古柯鹼，當時覺得古柯鹼對我毫無吸引力。十年後我再度嘗試，這次的經驗截然不同——也許是年紀的關係，也許是罹患憂鬱症後我的腦子變得比較脆弱，或許和我服用的抗憂鬱藥物有關。古柯鹼給了我某種幸福的能量、高昂的性致，我彷彿擁有超級英雄的神力。我嗑藥嗑到連一個句子都串不起來，也不在意從此無法完整講完一句話。我覺得每件事都有個簡單明瞭的解方。吸食古柯鹼帶來的亢奮破壞了記憶，過往的一切不會再陰魂不散地纏著未來。好好吸一劑古柯鹼帶來的化學快樂讓人感覺完全超脫了現實。我還記得我坐在那兒，鼻子失去感覺，心想著若我可以把人生凍結在這一刻，我會這樣做，好永遠停留在這個狀態。我幾乎從來不吸食古柯鹼，但如果因此就說我絕對不想吸食古柯鹼，就太荒謬了。吸食古柯鹼後短短幾分鐘內湧現的快感，讓我立刻愛上它。我之所以一直對古柯鹼帶來的快感敬謝不敏，是因為擔心吸毒會導致大腦失衡，並帶來可怕的後遺症。

鴉片類藥物是另一種經常被濫用的物質。這類藥物之所以極度危險，部分原因在於使用方式。鴉片是一種鎮靜劑，也就是說，鴉片類藥物對憂鬱症沒什麼好處。另一方面，和古柯鹼不同的是，鴉片類藥物的後遺症不像古柯鹼帶來令人絕望的崩垮那麼糟糕。濫用這類藥物的人有四分之一到一半罹患憂鬱症。鴉片類藥物包括鴉片、海洛因，以及德美羅（Demerol）之類的處方藥，這類藥物之於心智，就如胎兒姿勢之於身體。鴉片類藥物會抹去時間，所以你不記得你的思緒是怎麼來的，分不清那是新的還是舊的，也無法讓各種想法相互激盪。周遭世界逐漸朝你靠攏。你的眼睛一次只能看一個東西，腦子一次只能想一件事情。你不在乎自己在做什麼，因為眼前的一切變得渺茫而不成片，就如同記憶通常都模糊而零散。鴉片帶來的快感可以維持幾小時，那是一種什麼都不想要的感覺。我從來不曾吸食海洛因，但吸過鴉片，而且唯有在吸鴉片時，我才會感受到我就是什麼都不想要，搔頭、吃飯、睡覺、起床、躺下、訂計畫、真正的快樂、想念朋友，我都不要。這是一種去親密感的藥物，會扼殺我的性衝動，切斷我和別人的關係，於是我就這麼茫然躺著發楞，凝視著斜對角。它引發了一種快樂的委靡，一種使人們無法體驗其他任何經驗的懶洋洋。它還會有點短暫失憶（我跟那個人說了什麼嗎？我知道那是什麼嗎？），這種情況如果很短暫，會有一種快感；倘若持續很久，可能被認為得了阿茲海默症。寫到這裡，我還清楚記得鴉片如何解放了我的腦子，我整個人飄飄然，如氣球般安詳地浮在空中。鴉片類藥物被歸為鎮靜劑，但藥效不僅僅是抑制感覺，而是壓抑感覺後帶來的喜悅。吸食鴉片可以讓你逃離焦慮性憂鬱，彷彿重回伊甸園，什麼都不做，就已心滿意足。

戒掉海洛因或其他鴉片類藥物的人，無論是從此不再碰這類藥物，或靠服用美沙酮來保持戒斷，都有很高比率會罹患憂鬱症。神經科學家表示，原因是他們的大腦已受到器質性傷害。心理學家則認為，那是因為他們先得了憂鬱症，而憂鬱又導致成癮問題。無論如何，長期濫用鴉片類藥物造成的情緒問題通常預後不佳。鴉片類藥物的戒斷期尤其可怕，渴癮會非常強烈，但憂鬱會削弱意志力，因此更難戒斷。另一方面，海洛因其實不像「反毒戰爭」宣傳所說的那麼容易上癮。越戰期間，美軍地面部隊大都使用海洛因，當時也有人擔心一旦美軍解甲還鄉，美國得發動慘烈的反毒戰爭。事實上，研究顯示，大多數越戰退伍軍人回國後至少吸食過一次海洛因，但持續上癮的人只占一小部分。

迷幻藥和所謂的「俱樂部藥物」（包括快樂丸／搖頭丸、K他命、GHB）是另一種容易遭到濫用的物質。其中我個人最愛（也最不喜歡）的或許是只服用過四次的快樂丸。我曾經靠快樂丸保住一段搖搖欲墜的戀情，當時我吃下快樂丸後，說了一大堆我平常說不出口的感覺，那段戀情因此多維持了一年。我很好奇，如果我每隔半年就吃一次快樂丸，最後的結局會不會是一段美滿婚姻。在情況最好時，我可以說是熱情的理想主義者，而吞下快樂丸後，我意識到自己可以拯救世界，因此感到非常興奮，開始對周遭每個人散播大愛，還能找出所有問題的解方。不幸的是，等藥效一消退，我就發現我想出的解方都不怎麼樣。即使娶了英國皇室，我的（或他們的）問題不會全部迎刃而解，也沒有什麼權宜之計可以讓我達成目標。將本書取名為「來自暗黑世界的詩篇」或「憂鬱症小金皮書」都不是好主意。我也不夠格在阿根廷或任何地方當專業的滑雪教練。不過，雖然這種清明洞悉是假的，但感覺十分美妙。快樂丸也會留下持續三天的驚人後遺症，我會下巴疼痛、嘴巴乾燥、頭痛欲裂，彷彿正經歷法國大革命。我喝酒或使用其他藥物通常都不會出現宿醉或其他不良後遺症，但快樂丸帶來的後遺症讓我不敢經常服用。

讀了關於快樂丸的臨床藥理分析後，我的胃一陣翻攪。我居然容許這樣的物質進入我的身體，我很驚駭。我們為了娛樂目的而服用的快樂丸劑量（介於一百毫克到一百五十毫克之間），如果讓猴子或其他哺乳類動物服用，會傷害牠們的大腦血清素軸突（從神經細胞突出，以傳遞訊息到其他神經細胞的部分）。有證據堅定顯示，人類也會受到相同的傷害。這種藥物基本上會造成血清素和多巴胺激增，釋出巨大存量，因而損害儲存這些物質的細胞，還會防止大腦合成更多血清素。經常服用快樂丸的人，血清素含量會比一般人低，有時候甚至低了三十五％。研究報告顯示，在許多案例中，單單服用一劑快樂丸就會引發永久性的精神疾病，有時會立即發病，有時是相隔多年後發病。憂鬱的人承受不起血清素含量下降，基於安全，離快樂丸愈遠愈好。「如果你長時間吞下大量快樂丸，可能會摧毀自己感覺快樂的能力。古柯鹼在短期內造成的負面效應，換成快樂丸就會變成長期影響。」哥倫比亞大學的麥克道威爾指出：「剛上大學的新鮮人愛吃快樂丸，到大二仍喜歡，大三開始擔心，大四簡直是怕了。酒可以成為你最好的朋友，快樂丸不行。我真正害怕的是，很多人在過去二十年來吞下大量快樂丸，他們以為自己沒事，但到五十歲，情況會急轉直下。至於使用這種藥物的憂鬱症患者？我會對他們說：『二十年後，你想服用三種藥，還是十種藥？』」

像煩寧、贊安諾、可那氮平之類的苯二氮平類藥物及其表親（恩比安和贊你眠）可能是所有藥物中最令人困惑的藥物：都是成癮性藥物，但又能用來治療精神疾患。這些藥物雖能有效對抗焦慮症，但是和巴比妥類藥物及酒精混用會產生許多交互耐受性，通常不會開給可能濫用物質的患者。

234

碰到既需救急，又需兼顧長期治療的情況，苯二氮平類是合理的短期用藥。做法是，在過渡到其他藥物時，可逐漸減少苯二氮平的劑量，只在特別需要時用來協助控制病情。長時間天天服用苯二氮平不但不明智，而且很危險。最常在街頭販賣的苯二氮平是一種短效的氟硝西泮，也就是所謂的「約會強姦藥」，這種藥會產生短暫的迷藥作用，讓人無法在必要時保持堅定或自我防衛。不過，一般而言，拿到處方箋的患者常會濫用苯二氮平。服用苯二氮平之前一定要三思，如果發現自己需要的劑量愈來愈高，應該設法找出原因。為了掩蓋症狀而服用苯二氮平，和吃制酸劑來治胃癌沒什麼兩樣。

我是苯二氮平類藥物的愛好者，我認為贊安諾在紓解我的瘋狂焦慮時，救了我一命。每當我進入激躁期，我會服用贊安諾和煩寧來助眠。我曾有十來次出現輕微的苯二氮平戒斷症狀。重要的是，苯二氮平要用在這類藥物的主要用途上，也就是減輕焦慮，如此苯二氮平就會在相當一致的劑量上維持相當一致的療效。如果我非常焦慮，就需要吃更多苯二氮平；如果只是中等焦慮，就可以少吃一點。儘管如此，我很清楚服用這些藥物的風險。我曾有輕微的物質濫用，但是在醫生開給我贊安諾之前，我從來不會對任何藥物上癮。我在第一次憂鬱症發作的尾聲突然停藥。這不是明智的計策。贊安諾的戒斷症狀很可怕，而當時我已經遵從醫囑服用贊安諾好幾個月，平均每天吃兩毫克。停止服用後，我至少有三個星期沒辦法好好睡覺。我覺得很焦慮，有一種奇怪的遲疑，感覺彷彿前晚狂飲了幾加侖廉價白蘭地。我眼睛痛，胃不舒服。夜晚尚未真正入睡時，我會在半睡半醒間不斷作可怕的噩夢，因為心臟怦怦跳而一直起身。

在我輕微崩潰時，是金普薩救了我。完成本書初稿後幾個星期，我停吃金普薩，於是出現急性的戒斷症狀。我之所以寧可忍受戒斷的痛苦，是因為金普薩讓我在八個月內胖了將近八公斤，然而在停藥過程中，我感覺糟透了，簡直難以形容。我的多巴胺系統失調，變得焦慮、退縮、情緒失控。我的肚子糾結成一團，彷彿繩索套住我的胃，愈收愈緊。如果不是還抱著一絲好轉的希望，我早就自殺了。那是我所記得最可怕的一種不適感。我不斷戳著自己的啤酒肚，問自己幹麼這麼好面子。我想知道我能不能一邊服用金普薩，一邊每天做一千個仰臥起坐控制體重，但我已經知道服用金普薩時，我連每天做一百個仰臥起坐的本錢都沒有。停止服用金普薩讓我精力暴增，就好像把音響的音量猛然調到最大，原本優美的音樂會突然變得難聽、失真。那糟透了。我整整忍受了三個星期。雖然沒有崩潰，但到了第三個星期，我的情緒卻低落到再也不想等體內多巴胺系統恢復正常。我寧可恢復肥胖但能正常運作，而不要身材苗條但過得很悲慘。我逼自己放棄過去最愛的甜食，每天早上運動九十分鐘，雖然體重還不能令我滿意，但算是穩定下來。我逐步將金普薩的劑量減半，很快減掉四公斤半。精神藥理師為了讓我在服用金普薩時也有充沛精力，加開了迪西卷。另一種藥？搞什麼啊——我只有在情況最糟時才吃迪西卷。

我已不再定時服用贊安諾，但靠著這些抗憂鬱藥雞尾酒（包括速悅、威博雋、布斯帕、金普薩）才有辦法寫完本書，這樣算不算上癮？我是否對這些藥產生依賴性？這個問題最尖銳的問法是：我一直在吃的這些藥未來會始終是合法藥物嗎？海洛因最初是拜耳公司的阿斯匹靈部門開發出來的咳嗽藥，此外，德國藥學家早在一次大戰前就已取得快樂丸的專利。藥物經常在醫療的世界和濫用的世界間來回擺盪。目前似乎任何不會傷害人體功能的藥物都能獲得核准。我思索著，在最近這次憂鬱症戰役中金普薩發揮了什麼效果。金普薩到底對我的大腦做了什麼？如果停止服用金普薩帶來了這麼多戒斷症狀，讓我如此焦慮不安，那麼它還是我能仰賴的藥物嗎？如果有人跟我說，根據最新的發現，金普薩已被列為反毒戰爭的大敵，我要怎麼反應？

麥可・波倫[2]曾在《紐約時報雜誌》的文章中指出，在判定某種物質究竟合法或非法時，其實沒有真正一致的基準。他寫道：「媒體上充斥著模糊不清的藥品廣告，不僅承諾有效止痛，還宣稱能帶來愉悅，甚至滿足感。在此同時，廣告業同樣煞費心思，以『無毒美國』之名，妖魔化其他物質。我們愈是崇尚良藥（去年花了二百億美元在精神科的處方藥上），也就花愈多錢來對抗邪惡藥物（在同一年耗費了一百七十億美元）。我們痛恨藥物，同時也喜歡藥物。也許我們真正厭惡的是我們喜歡藥物的事實？」基本上，容易上癮的非法藥物會導致群眾脫離其他活動，抗憂鬱藥則會讓你的情況比不吃藥的時候好，而且不會帶來長期傷害。曾主持美國國家心理衛生研究院精神藥理部門的波特評論道：「我們已經斷定，讓你無法產生適當情緒反應的藥物，是不能接受的藥物。所以古柯鹼被列為非法藥物。如果你無法偵測到警訊和威脅，會帶來太多問題，你會為過度亢奮付出代價。我不是在說教，這只是我的觀察。」反之，海曼指出：「沒有人會強烈渴望吃樂復得，沒有人會為了樂復得而殺人。」這類藥物也不會讓人變得異常興奮或極度放鬆。我們不會說某個糖尿病患者對胰島素上癮。或許因為我們的社會太重視延宕滿足的原則，所以偏好讓我們先苦（副作用）後甘（提振心情）的藥物，而不喜歡讓我們先甘（心情亢奮）後苦（難受的後遺症）的藥物？儘管如此，新一代抗憂鬱藥能算是大腦的同化類固醇[3]嗎？精神科醫師彼得・克拉馬（Peter Kramer）在名著《神奇百憂解》（*Listening to Prozac*）中提出他的疑惑：服用這類藥物的人是否擁有不公平的優勢，逼得其他人只好跟進。這些藥物是否在複製現代化的覆轍，並沒有為大家帶來更多的自由時間，而是提高大

2 麥可・波倫（Michael Pollan）為美國著名作家，著作包括《雜食者的兩難》（*The Omnivore's Dilemma*）、《烹》（*Cooked*）、《改變你的心智》（*How to Change Your Mind*）等。

3 同化類固醇（anaboli steroid）能促進蛋白質合成，擴增肌肉，強健骨骼。

家的期望，使人生加快？我們是否即將創造出新品種的超人？

放棄抗憂鬱藥物當然不容易。我曾經在兩年內三度嘗試停吃金普薩，次次都失敗。要服用選擇性血清素回收抑制劑的患者停藥也非常困難。這些藥物並非毒物，而是讓你感覺變好，也確實會產生許多不良副作用——這些副作用大都對個人有害，而不會傷及社會。儘管如此，副作用仍明顯有害。由於我對自己的整體心理健康有些憂慮，所以頗費了一番心思重新調整大腦的化學作用——我非常害怕自己會重新墜落深淵，沒有任何快感值得我再度經歷這一切。我非常不信任娛樂性藥物，所以無法從中得到太多樂趣。但當我難得嘗試一下，並得到快感時，我不得不拿這種飄飄然和我目前倚賴的處方藥療效相比。我懷疑，如果我的性格能調整得更輕快些，效果是否和這種令人飄飄然的快感有些類似。事實上，我在改變後的狀態中下筆有如神助，曾經在喝了整夜的酒以後寫出好文章，也曾在吸食古柯鹼的高昂狀態中想出好點子。我當然不想一直處於上述任何一種狀態，但我很好奇如果可能的話，我可以把自己的個人特質調到什麼地步。我絕對想比現在高上幾級。我希望能像韋恩．葛瑞茨基[4]般精力無窮、敏捷精準、堅韌無比。假如我找到一種藥，服了就擁有這些特質，難道非得把它列為非法藥物嗎？已經有許多事實說明抗憂鬱藥沒辦法提供立即的解脫，但遭到濫用的物質大都能快速提供你所渴望的快感。難道我們煩惱的，只是藥效發作的速度，那詭異驚悚的「眼睜睜地受到蠱惑」的現象？假如有人製造出一種藥粉，既不會損耗神經傳導物質，也不會造成崩垮，只要每隔五小時吸一次，就能變得和韋恩．葛瑞茨基一樣厲害，我們非得把這種藥粉列為禁藥嗎？

在我看來，我早已失去自主。我吃的藥很貴，雖然至少還算穩定供應，購買方便。我不在意依賴這些藥物，或藥物依賴其實是成癮的表親。只要我吃的藥有效，我就樂意服用。我每天都隨身帶著藥，以防萬一我因故無法回家過夜，還是有藥可吃。我搭飛機時都會帶著藥罐，因為我總是想到萬一有人劫機，我遭到監禁，我會設法偷偷把藥藏在身上。班修芙還記得在關島坐牢時從獄中打電話給精神科醫師，「我在監獄中得憂鬱症，那讓他憂心忡忡，更別提我的戒斷症狀了。他費了好大的勁，才讓抗憂鬱藥通過安檢，送到我手上。真是太瘋狂了，我也變得歇斯底里。」

為了不讓情緒太過低落，我每天差不多要吞十二顆藥丸。坦白說，倘若兩杯美酒下肚就能達到相同的療效（我知道有些人可以），這絕對是完美的替代方案，只要不會從兩杯變成三杯或四杯或八杯就好——假如你正在對抗憂鬱症，通常就會如此。即使產生酒精依賴後，快速動眼睡眠會受到干擾，我們的社會依然完全能夠接受。我從前很迷一個我認識的人，他每天到了六點鐘都會邊倒威士忌邊大喊大叫：「我身上每一根纖維都嚷著要喝一杯。」他建立了一種生活方式，得以每晚重複這種異常行為，我覺得那是快意人生，只是有一次他去拜訪一個摩門教家庭，那戶人家沒有酒，他幾乎熬不過去。如果你硬要這樣的人改吃百憂解，就太蠢了。就其他成癮物質而言，法律往往在製造麻煩，而不是控制情況，或正如奇斯．理查[5]所說：「我沒有藥物問題，我有警察問題。」有些我認識的人真的能很節制、自律地用大麻甚至古柯鹼來改善自己的身心狀況。安．馬洛（Ann Marlowe）在著作《如何停下時間：海洛因全指南》（*How to Stop Time: Heroin from A to Z*）中說明如何合理地用海洛因來適度操控心情，他的說法令人信服。馬洛多年來一直斷斷續續服用海洛因，從未上癮。

自我用藥有個大問題：常常處理不當且了解不夠，這個問題遠比選擇了不適當的物質還糟糕。哥倫比亞大學的麥克道威爾說：「我曾經和嚴重濫用古柯鹼的人打交道。他們每天吸食價值一百五

4 韋恩．葛瑞茨基（Wayne Gretzky, 1961-）為加拿大著名的曲棍球球員，締造多項紀錄，許多人認為他是北美職業曲棍球聯盟（NHL）史上最偉大的球員。

5 奇斯．理查（Keith Richards, 1943-）為英國歌手及詞曲創作人，滾石樂團創始團員之一。從年輕時代就有毒癮。

十美元的古柯鹼，每個月至少吸食二十二天。他們不喜歡藥物治療，認為聽起來很不自然。但是這些毒品未經管制，完全不可信賴，和藥頭跟他們說的很不一樣！」

本書提到的許多人都有物質濫用的問題，而且其中許多人把物質濫用歸告於憂鬱症。婷娜．索能葛（Tina Sonego）異常坦率地談到兩種難題如何相互影響。她非常有活力，有濃濃的幽默感，而且耐力十足。她純粹因自己猜想可行，就在三年間透過五十封信和十來封電子郵件，和我建立起親密的友誼。她形容自己習慣「在紙上提煉我的陰暗情緒」，結果完成了一系列出色記載自己情緒起落的文件。她和自己的自毀傾向、成癮問題及憂鬱症奮戰，三條戰線緊密糾纏，幾乎分不清什麼時候哪個問題結束了，什麼時候哪個問題開始發作。

婷娜在一家國際包機公司當空中小姐，這家航空公司專門載運美軍到作戰地點，或載乘客去搭遊輪或參加團體旅遊行程。她稱自己是「大家的開心果」，一輩子都在討好別人，希望大家喜歡她。她說：「我很風趣，而且聒噪、可愛、性感，完全是你期望中空中小姐的樣子。在飛機上的八個小時，我和乘客建立起愉快的情感依附，然後他們離開。」她大約四十五歲，外表的樂觀開朗掩蓋了她跟憂鬱症及酗酒的終生搏鬥。她頭腦靈活，但「我們家沒有人在意智力，根本沒有人會想到這件事」。她有讀寫障礙，連中學都沒念完。她的祖母是女僕，在摩洛哥工作時，雇主要求她提供性服務。祖父是家具製造商，在摩洛哥栽種大麻出口。她的父母都是第一代移民，她在加州摩洛哥人聚居的社區長大，家人溝通時混雜著法語、西班牙語和阿拉伯語。這樣的世界不容許精神病的存在。「我提的問題，在家裡根本沒辦法談，所以我學會在人前表演，對外戴上一副面具，沒有人能識破藏在我內心那個悲傷且自我厭惡的女人。我分裂成兩半。當這兩半相互撞擊時，就出現憂鬱症。」婷娜的父親喜怒無常，可能也有憂鬱症，必須躲開任何煩心的事情。她的母親「很需要別人的關懷呵護，卻不肯付出。她幾年前告訴我：『親愛的，我不可能只為了要多了解你，就變得更善解人意。』」她姊姊也一樣。「幾年前，和她一起看電視的時候，我問：『那是誰啊？』結果她把那個角色過去二十年來發生的大大小小事情全告訴我，但她甚至連我在和誰交往都不曉得。長大過程中，我老覺得自己是損壞的商品」。婷娜的父親過世後，母親再婚。婷娜很喜歡繼父，認為自己今天還算健康，有很大部分要歸功於繼父。

婷娜十九歲的時候，發生第一次徹底崩潰，當時她在以色列旅行，打算寫一本關於集體農場的書。她姊姊只好飛過去救她，並帶她回家。幾年後，她決定搬去羅馬和愛人在一起。然而她抵達時，兩人的「關係變得冷冰冰，根本不可能有性生活，我也無話可說」。她再度陷入憂鬱。她和許多濫用物質的憂鬱症患者一樣，強烈自我憎惡，很容易受到犯罪份子吸引，而他們會對她施暴。那次發病的幾年後，她嫁給了丹麥人，搬去哥本哈根。然而不到兩年，夫妻倆就因丈夫的情婦遭謀殺而遭到詳細偵訊，雖然後來都獲釋，婚姻卻已破裂，丈夫將她趕出家門，她再度崩潰。她當時在載運士兵去執行沙漠風暴任務的飛機上服務。有次她在羅馬短暫停留，突然覺得無法再這樣下去。「我還記得那一刻。我點了一份雞肉沙拉，嘗在嘴裡卻像粉筆一樣，我知道憂鬱症又來了。我的情況快速惡化。我就是在這時候真正開始酗酒。我做了所有會將自己逼到絕境的事情，醉得不省人事，然後再喝，再醉得不省人事，再喝，再喝，再醉得不省人事，再喝，再喝。我總是留下自殺字條：假如我沒有醒來，請打電話給我母親。我用酒精自殺。酒精是我所知最方便的藥物，很便宜，容易買到，而且還算體面。」

她到南卡羅萊納州一家精神病院就醫，那裡「就像等候區，他們應該設法治好你，但憂鬱症患者從來都得不到注意，因為我們不像其他瘋子那麼吵鬧。我覺得自己好像四眼天雞[6]，覺得天就快塌下來了。噢，真焦慮！憂鬱症發作時那種焦慮的感覺，就像你有個可怕的祕密就快被大家發現了，而你甚至不曉得那祕密是什麼。」她開始服用抗憂鬱劑和其他處方藥，還把藥混在酒中，試圖克服焦慮。結果她有兩次抽搐大發作，最後在另一家醫院不省人事躺了三天。

對婷娜而言，憂鬱不是變得無感，而是痛苦。「我覺得自己好像一塊吸滿激烈情緒的海綿，沉重而腫脹。我不是靜靜陷在痛苦中，我會徹夜不眠，在暗夜中寫信給上帝。我並非天生就快樂喜悅、自由自在。假如由我的身體作主，我會一直悶悶不樂。小時候，母親總是跟我說：『開心點，不然就帶著妳的臭臉回房去。』我不是故意這個樣子，但我就是這樣的人。」對婷娜來說，和別人打交道極其痛苦。「對我來說，約會是上帝給我們最大的折磨。我經常躲進廁所中嘔吐。我為了逃避這個痛苦而結婚——我經常煩惱為什麼沒人約我出去，那讓我痛不欲生。」她很快和第二任丈夫結婚，他是住在美國的馬來西亞人，後來因為惹上法律方面的麻煩而回馬來西亞。她也隨著丈夫住到婆家，一個傳統的伊斯蘭家庭。然而她實在無法忍受那裡的層層束縛。「我在那裡快速崩潰，飛回家時，病情是過去二十年來最嚴重的一次。」

回到美國之後，她繼續喝酒。她只能靠酒精來控制嚴重焦慮。她會定期作復健治療，然後有一小段時間部分康復。到目前為止，她已經完成四次全面的復健療程。她的保險不給付戒癮治療，但她還是設法用精神病診斷書讓保險公司給付醫藥費。她說：「復健療程是抵達露德聖母朝聖地前的最後一站。」

婷娜大約在十年前首度參加戒酒無名會，這個方案救了她一命。她形容唯有在這裡，她才有辦法說實話。這個方案沒能幫助她完全擺脫憂鬱症，但讓她懂得用不同方式來因應憂鬱症。「當妳體內沒有酒精可以蓋過負面情緒，壞情緒就會像鞭炮般爆開。但感謝上帝，我至少是酒鬼，還可以做些事來戒酒。我去參加情緒無名會，我替那些人難過，因為他們沒有什麼可以戒，也看不出有什麼可以修補。酗酒的人都是死硬派，沒有什麼比得上酒鬼一句：『你有沒有喝一杯讓自己好過一點？』我可以和他們談憂鬱症，彷彿那是我擁有的某個東西。就像拿到大學文憑以後就有權談論某些事，而不會覺得那些事很奇怪。所有的酒鬼真正想要的就只是這樣，可以講自己的故事給別人聽，而且知道他聽得進去。」

她開始清醒過來時，卻陷入絕望的情緒：「那是我最嚴重的一次憂鬱症發作。當時我把自己關在公寓裡，因為我沒辦法做任何決定，所以整個月只吃火雞和香腸三明治。憂鬱症就是拚命想著自己真沒用，而且往往你覺得自己有多沒用，就有多沒用。憂鬱的時候，你不斷找證據來證明自己一文不值。我們曾經在戒酒無名會中討論這個問題：誰是我們的裁判？我領悟到，當裁判給的不是我想要的負面回應時，我只會去找另一個裁判。即使現在，每當我抓住一些新希望，就聽到姊姊說：『喔，妳是在自不量力。』

「如今我已經熬過第五次、第六次、第七次發作了，感覺就像『又來了！我知道是怎麼回事！』就好像你正沉浸在電影情節中，突然銀幕上開始放工作人員名單，讓你瞬間跌回現實生活。這就是我的感覺，就好像電影演完了。我仍然一籌莫展。但是，你終於明白，這樣的情況不會永遠持續下去，你終於有辦法等待。」

過去五年來，她一直參加戒酒無名會。她說：「就像讓大腦參加夏令營一樣。我厭倦了一直問

6 四眼天雞（Chicken Little）是迪士尼動畫片主角，他一直警告大家天要塌了，大家一直不相信，還取笑他。有一天，天真的塌了。

為什麼。我為什麼會崩潰，變成酒鬼？我很樂意知道答案，但何必浪費時間，知道答案並不會讓我好過一點。戒酒就像攀登金字塔，每次往上多爬一階，我們都以為達到某個地方了，然而永遠都還有下一階需要爬。往下看時，我們沒辦法真正看清爬過的台階，因而感到絕望。但如果往上看，就會望見上帝的手指穿過天空，於是我們知道，目前是走在正途上。」

婷娜描述她感覺到酗酒和憂鬱症最糟的時期都已過去的那一刻：「我當時在日本。百貨公司在中庭布置了許多美麗的花朵。我停下腳步，摸一摸花朵，我說：『我和你們有關係。』我看著這些美麗的花朵，然後說：『我現在和你們有關係了。』倒不是說這關係會永遠持續下去，也不表示我必須把你們隨身帶著。我只是在此時此刻和你們建立了某種關係。所以直到現在，我還記得那些花，還記得那些花朵在那一刻帶來的喜悅。」幾年後，「我在法蘭克福機場時，突然頓悟了。我四處閒晃，喝咖啡，抽菸，納悶我的人生究竟怎麼了，因為感覺有什麼東西不一樣。我原本不知道是什麼，後來我明白了，我終於有了自己的聲音。我還不知道要拿那聲音怎麼辦，但我知道我有了自己的聲音。」

這聲音得來不易，但響亮清澈。婷娜有辦法樂觀積極到讓人驚奇。她是訓練有素的踢踏舞者，住旅館時，她會爬到屋頂上練習踢踏舞，呼吸夜晚的空氣。

「我懷念那段渴望的歲月。老天，我懷念那段渴望的歲月。我懷念煞費苦心想治好我的治療師，也懷念那濃烈的情緒，即使是不好的情緒。除非再度崩潰，我永遠不會再有那麼多情緒了。得過憂鬱症後，人生對我來說永遠都是一場實驗。但我明白了憂鬱症會結出什麼果實，儘管病還沒好時，如果有人對我這麼說，我一定賞他一巴掌。我有個夢想，我希望能有一個晚上，和一群熬過嚴重憂鬱症和成癮問題的人聚在一起，盡情跳舞，笑談憂鬱症。這是我心目中的天堂。」

我是很不容易上癮的人。我曾經戒掉一些成癮物質，但從來不曾有過難以克制的欲望而想吸食任何東西。小酌一下不會格外讓我想再喝一杯。儘管感覺很好，但如果我知道會帶來危險，我不會因為受不了誘惑而想再次得到快感。我向來不同情上癮的人，直到我開始服用金普薩。倒不是對金普薩上癮改變了我，而是金普薩破壞了我食欲的上限。如今我可能吃了相當標準的一餐後仍然很餓，還會因為餓得受不了，半夜出門去覓食。我強忍著飢餓感，想著啤酒肚會有多難看。還記得我連續運動幾小時，結果才燃燒了幾卡路里。然後我覺得假如我不吃東西，就會死去，於是我情緒崩潰，趕緊去填飽肚子。我痛恨自己這樣做。我沒有逼自己把食物吐出來，因為我不想養成這種習慣。除此之外，我有個鐵胃，幾乎怎麼樣都無法嘔吐。金普薩讓我對食物上癮，我的體重一度因此增加了十二公斤。如果你找得到任何東西會像金普薩刺激食欲那樣刺激性慾，簡直可以打造出無數的唐璜了。我明白了那股無法克制的強烈衝動、執意自毀的暴飲暴食是怎麼回事。情緒起伏正常時，好心情會帶來自律，幫助我抵擋巧克力蛋糕的誘惑。但憂鬱會削弱這股意志。憂鬱會促使我們上癮。抗拒欲望會消耗大量的精力和意志，當你陷入憂鬱時，要對食物、對酒精、對藥物說不，都太困難了。很簡單，憂鬱症會使你變軟弱，而軟弱必然通往上癮。若拒絕只會引領你走向更難承受的痛苦，又何必拒絕？

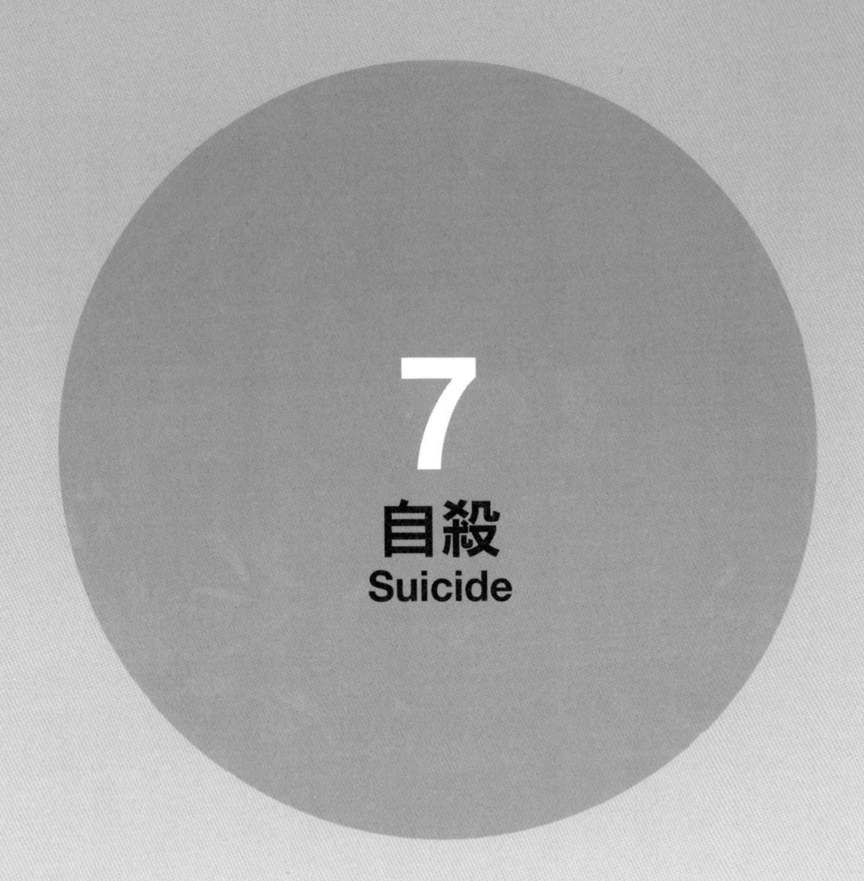

7
自殺
Suicide

許多憂鬱症患者從來不會出現自殺傾向，許多自殺的人並不憂鬱，兩者沒有明確的因果關係，而是各自獨立的問題，但時常同時存在，相互影響。《精神疾病診斷與統計手冊第四版》（*DSM-IV*）將「有自殺傾向」列為憂鬱症發作的九個症狀之一，但許多憂鬱症患者並不會比嚴重關節炎患者更想了結自己——人類忍受痛苦的能力十分驚人。唯有當自殺傾向成為診斷憂鬱症的充分條件時，才能說自殺的人總是很憂鬱。

自殺傾向一直被當成憂鬱症的症狀來治療，但其實那很可能只是和憂鬱症並存的問題。今天我們不再把酗酒視為憂鬱症的副作用，而是和憂鬱症同時發生的問題。自殺傾向跟憂鬱症互不相關的程度至少和物質濫用一樣，只是兩者常會同時出現。《自殺之謎》（*The Enigma of Suicide*）的作者喬治·豪伊·科爾特（George Howe Colt）表示：「許多臨床醫師認為，如果他們成功『治癒憂鬱症』，也就治好患者的自殺傾向，彷彿自殺傾向只是潛在疾病的危險副作用。然而有些人雖有自殺傾向，卻沒有診斷出潛在疾病，而且往往在走出憂鬱症不久，或擺脫憂鬱症很久之後自殺。」臨床醫師治療既有憂鬱症又有自殺傾向的患者時，通常把焦點放在治療憂鬱症上面。治療憂鬱症也許有助於防治自殺，卻非必然如此。美國的自殺者幾乎半數都有精神科醫師在看顧，然而大多數的自殺都猝不及防。我們的思考一定有哪裡出了錯。我們不該假定可以把自殺傾向和睡眠障礙之類的症狀混為一談，也不該只因患者似乎已擺脫憂鬱，就不再治療他的自殺傾向。自殺傾向雖和憂鬱症相關，卻需要分開來治療。為什麼不把自殺傾向設為獨立的診斷類別？自殺傾向雖和憂鬱症相關且彼此重疊，本質上仍是不同的問題。

有些人試圖找出有自殺傾向的憂鬱症有什麼特色，卻異於尋常地徒勞無功。憂鬱症的嚴重程度和自殺的可能性並無顯著關聯：有的人儘管病情輕微卻自殺了；有的人即使身陷絕境，仍拚命求生。有的人住在市區貧民窟，子女全死於幫派暴力，身有殘疾，瀕臨餓死，從來不知什麼叫愛，卻仍用每一滴精力堅持活下去。有的人儘管前途一片光明，卻選擇輕生。自殺往往不是在生命最艱困時發生，而是從心靈與意識之外的暗處冒出來。我可以回顧自己短暫的準自殺期，當時對我而言合情合理的邏輯，如今卻陌生得有如幾年前害我染上肺炎的細菌。那就像威力強大的細菌侵入我的身體，並全面接管。我被一股奇怪的力量挾持了。

希望自己已經死掉、想死、想要自殺，三者之間有微妙但重大的分別。大多數人偶爾都希望撒手人寰，灰飛煙滅，不再傷心難過。陷入憂鬱時，許多人會想死，想改變現狀，擺脫意識的折磨。不過，要殺掉自己，必須有極為激昂的強烈情感及針對自己的暴力。自殺是採取行動的結果，而非消極等待的後果。自殺者除了深信眼前慘況會永久持續，且至少帶著點衝動之外，還需要巨大的能量和強大的意志。

自殺者可分為四種。第一種人自殺前並未想清楚自己在做什麼，自殺對他們而言，有如呼吸般迫切、躲不過。這種人最衝動，也最可能受到特定外在事件的刺激而自殺，而且往往突然就動手。正如同散文家艾爾．艾佛瑞茲（A. Alvarez）在沉思自殺的傑作《野蠻的上帝》（*The Savage God*）中指出，他們的所作所為，是對人世間無法立即化解的痛苦的一種「降魔驅邪的企圖」。第二種人有點迷戀安適的死亡，視自殺為報復，彷彿自殺並非不可逆轉。關於這類自殺者，艾佛瑞茲寫道：「自殺的困難在於，這是一種追求目標的行動，但卻唯有在你超越一切追求時，才能付諸實現。」這些人不完全是逃離生命，而更是在奔向死亡；不是想終結存在，而是尋求一種寂滅的狀態。第三種人是因錯誤的邏輯而自殺，認為唯有一死，才能逃離難以忍受的問題。他們考慮各種選項，規劃自殺行動，寫好遺書，處理實際問題，彷彿在安排外太空假期。他們通常相信，死亡不但能改善他們的處境，也會解除親友的重擔（實際情況通常恰好相反）。最後一種人是基於合理的邏輯而自殺。他們因身體殘疾、精神狀況不穩定或遭逢變故，不想繼續承受人生的種種苦難，認為日後可能獲得的快樂不足以彌補眼前的痛苦。雖然他們對未來的預測未必準確，但也未受到蒙蔽，任何抗憂鬱藥物或治療都無法改變他們的心意。

是勉強活著，還是一死了之？沒有任何題目像生死問題般，大家寫了這麼多，卻談得這麼少。哈姆雷特認為，決定可能繫於「死亡那未明就裡的國度，沒有一個旅客回來過」[1]。然而無懼於面對未知、樂於冒險探索奇異經歷的人，卻不見得願意離開這充滿橫厄的世界，進入我們一無所知、令人憂懼、什麼都可能發生的國度。事實上，「意識使我們懦弱，就這樣，決心的赤膽本色也因謹慎顧慮而顯得灰白病態。」[2]這是考慮要活著或死去時面對的實際問題，而此處的「良知」(conscience)就是指「意識」(consciousness)[3]，意識不只藉由懦弱來抗拒煙滅，也藉由潛在的求生意志力求生存、掌握控制權、採取一切必要行動，不願灰飛煙滅。此外，一旦意識到自身的存在，心智再也無法剷除自身，內省的生命也頑抗自毀。防止我們自殺的，正是我們內心「因謹慎顧慮而顯得灰白」的意識。或許自殺的人不只感到絕望，而且還短暫失去自我意識。即使只是在存在與虛無間二選一（假如他認為死後什麼都沒有，而人的心靈不過是短暫的化學作用），存在者仍無法想像不存在的狀態：能夠想像毫無感受的情況，卻無法想像不存在本身。我思，故我在。

我自己在健康時的看法是，死亡的另一端或許有榮耀、祥和、恐怖，或空無，只要我們還不清楚，就應該雙邊押寶，善用我們的人生。卡繆寫道：「世上只有一個真正嚴肅的哲學問題，就是自殺。」的確，二十世紀中葉，許多法國人窮盡畢生心力思考這個問題，以存在主義之名，接收宗教一度足以回答的問題。

叔本華也會剖析自殺問題，他寫道：「或許可把自殺視為一場實驗，是人類向大自然提出的問題，想強迫她回答。問題如下：死亡將如何改變人類的存在，並改變人類對事物本質的看法？這是個笨拙的實驗，因為提出問題並等待答案的意識本身，終將被死亡摧毀。」自殺前，我們不可能知道自殺的後果。帶著回程票一訪死後的世界，是很吸引人的想法，我常常希望能讓自己死去一個月。死亡顯然會帶來終結，永遠無可挽回，人們因此而卻步。意識讓我們成為人類，而大家基本上都會同意，我們所知的意識不太可能死後依然存在。等到疑惑終於解開時，得到滿足的好奇心早已不復存在。當我恨不得自己不在世上，並疑惑死後的景況時，我同時也承認死亡會讓我的好奇落空。正是這樣的好奇心，讓一個人持續走下去——我可以放棄人生種種身外之物，卻無法停止這樣的疑惑與思索。

雖然生存主要是動物本能，但在俗世中，要解釋人為何活著極為困難。喬治・桑塔亞納[4]寫道：「人生值得活，是最必要的假設。若非如此假設，就不可能得到結論。」儘管不能忽視人生必經的種種磨難，但或許更迫切的事實是生命終將一死。死亡是如此令人驚恐，無法逃避死亡的事實又如此讓人失望，有些人會覺得不如趁早了斷。一切終將成空，這樣的認知似乎也否定了當前的存在價

1 出自莎翁名劇《哈姆雷特》第三幕第一場中哈姆雷特的獨白，譯文引自彭鏡禧所著《細說莎士比亞論文集》，台大出版中心。

2 出自莎翁名劇《哈姆雷特》第三幕第一場中哈姆雷特的獨白，譯文引自彭鏡禧所著《細說莎士比亞論文集》，台大出版中心。

3 「意識使我們懦弱」這句話的原文為「Conscience does make cowards of us all」。

4 喬治・桑塔亞納（George Santayana, 1863-1952），西班牙裔美國哲學家和詩人，曾任哈佛大學教授，代表作品有《理性的生活》（*The Life of Reason*）、《懷疑主義與動物信念》（*Scepticism and Animal Faith*）、《存在的領域》（*The Realms of Being*）等。

值。事實上，大多數時刻生命都掩蓋了人人終有一死的事實，從而否定了自殺。如果死亡並不光彩，那是因為死亡太常遭到忽視。

我不相信一個人非得瘋了才會自殺，雖然許多瘋子確實會自殺，還有許多人因為瘋狂的原因而自殺。不過，要分析自殺者的性格，顯然唯有透過回顧，或等到有人嘗試自殺卻失敗了，才辦得到。佛洛伊德自己都說「我們沒有充足的方法來探討」自殺問題。我們必須理解佛洛伊德對這個問題的尊重，如果連精神分析的專業都無計可施，那麼自殺就是不可能解析的題目。想死真的有那麼瘋狂嗎？這個問題終究還是宗教問題，而不是醫療問題，因為答案不但要看死後的世界而定，也與我們有多重視生命價值相關。卡繆認為真正瘋狂的是，大多數人為了延後那終將不可避免的死亡數十年，耗費了多少心力。人生只是在荒謬地推遲死亡嗎？我相信總的說來，人生苦多於樂，但我們仍渴求快樂和快樂累積滋生的喜悅。諷刺的是，大多數肯定生命不朽的宗教信仰都禁止自殺，這項禁令阻止狂熱者跳下懸崖，改而加入天使聖詠團（雖然宗教可能會頌揚為崇高使命而放棄生命，正如他們頌揚基督教受難者或伊斯蘭聖戰）。

許多珍惜生命的人都曾讚頌自殺的力量，從普林尼（他曾說：「在塵世所有苦難中，上帝給予人類的最大恩賜是能自行求死。」）到約翰．鄧恩（他一六二二年在《自殺辯》〔*Biathanatos*〕中寫道：「每當深陷苦惱，我都認為牢獄的鑰匙掌握在自己手中，沒有任何心靈藥方能比我手中這把劍更快見效。」）還有卡繆。叔本華則宣稱：「一般而言，大家會發現，到了某個地步，當一個人對活下去的恐懼超越對死亡的恐懼時，就會結束自己的生命。」我陷入憂鬱時，親身體驗過這種勢不可擋的生存恐懼，彼時我對死亡的恐懼已習以為常，那很危險。但我相信我的恐懼只是暫時的，而那足以緩解恐懼，讓恐懼變得比較可以忍受。在我看來，理性的自殺不可能臨時起意，一定經過長期精確評估。我相信理性的自殺是對徒勞感而非絕望感的回應。問題是，我們通常很不容易看出哪樁自殺屬於理性的自殺，我認為挽救太多人的性命，總好過放任太多人喪命。眾所周知，自殺往往是拿永久的解方來對付暫時的問題。自殺的權利應該是基本人權，我們不該強迫任何人違背自己的心意勉強活下去。另一方面，自殺意念通常十分短暫，許多人都很高興企圖自殺時有人把他們拉回來，或制止他們自殺。如果哪天我企圖自殺，除非我真的已到窮途末路，確知生命中的喜悅再也無法超越哀傷或痛苦，否則我希望能有人救救我。

以批評心理衛生機構聞名的湯瑪斯・薩斯（Thomas Szasz）贊成限制精神科醫師的權力，他說：「自殺是基本人權，但這不意味著自殺是可取的，只是社會在道德上無權強力干預個人的自殺決定。」薩斯認為強力干預自殺者，是在剝奪他們的自我及行動的正當性。「結果帶來深遠的影響：將自殺者幼兒化、去人性化。」哈佛大學有項研究將編修過的自殺者病歷發給醫生看，請他們診斷。結果，倘若醫生不知道這些病人曾經自殺，只有二十二%的病人會被診斷出精神疾病，但如果病歷中提及病人曾經自殺，醫生會對高達九成的病人作出精神疾病的診斷。顯然自殺的舉動會造成一致的診斷，而且可能在某種程度上將病人幼兒化（或至少展現大家長作風）。薩斯的主張有一些現實根據，但據此作出臨床判斷則非常危險。發起自殺防治運動的心理學家愛德溫・史奈曼（Edwin Shneidman）代表另外一種極端。史奈曼認為，殺害自己是瘋狂的舉動。他寫道：「每個自殺者都至少有一點精神錯亂，自殺時，他們的思想和感覺斷了線，以至於無法辨別不同情緒，更細膩地區分這些情緒的不同意義，然後和別人溝通他們的感覺。當我們的所思與所感出現這種不正常的『分裂』時，會產生控制的錯覺，出現精神失常。」這種套套邏輯的觀點形成了剝奪自殺權的基礎。史奈德曾在文章中嚴厲反對薩斯的看法：「自殺不是一種『權利』，就像沒有『打嗝』的權利這回事。假如某個人覺得不得不這樣做，他就會這樣做。」值得注意的是，我們有時候確實可以控制打嗝，而且在大庭廣眾下為了尊重別人的感受，也確實會盡量克制自己。

自殺的普遍程度令人震驚，而且比憂鬱症更常遭到粉飾造假。自殺的確是巨大的大眾健康危機，令我們十分不安，因此別開眼睛，不願正視。在美國，平均每隔十七分鐘就有一人自殺。自殺是二十一歲以下年輕人的第三大死因，更是大學生的第二大死因。以一九九五年為例，美國年輕人自殺身亡的人數高於愛滋病、癌症、中風、肺炎、流行性感冒、先天缺陷、心臟病的死亡人數總和。從一九八七年到一九九六年，美國三十五歲以下的男人死於自殺的人數比死於愛滋病的人數還多。每年有將近五十萬美國人因企圖自殺而被送進醫院。根據世界衛生組織的數據，一九九八年，自殺占全世界將近二%的死因，超過死於戰爭的人數，更遠遠超過死於謀殺的人數，而且自殺率還在持續攀高。瑞典最近有一項調查顯示，從一九五〇年代以來，調查區域內年輕人自殺的可能性已提升了二六〇%。躁鬱症患者有半數會企圖自殺，而每五個重度憂鬱症患者就有一人會企圖自殺。憂鬱症患者在第一次發作時尤其可能尋死，已經歷過幾次發作周期的人基本上學會如何熬過這些周期。過去的自殺嘗試是預測未來自殺的最有力因素：自殺身亡的人大約有三分之一過去曾嘗試自殺，企圖自殺的人有一%會在一年內完成自殺，十%會在十年內自殺身亡。每個自殺完成的案例背後都有近十六次自殺未遂的經驗。

我曾經看過一份文件，文件既主張憂鬱症患者自殺的可能性是非憂鬱症患者的五百倍，裡面的統計數字也顯示憂鬱症患者的自殺率是社會常態的二十五倍。我在其他文件上也讀到，自殺的可能性會因憂鬱症而升高兩倍。誰曉得呢？如何看待這些數字，端視你如何定義憂鬱症這狡猾的惡魔而定。美國國家心理衛生研究院有很長一段時間都堅稱（雖然缺乏科學根據）：「幾乎所有自殺者都罹患了可診斷的精神疾病，或有物質濫用問題。」這顯然是為了公眾健康著想。該院最近把「幾乎所有」降為「九成」。對於自殺未遂的人，以及因親友自殺而深感悲痛的人而言，這種看法有助於排除一些壓抑在心中的愧疚感。不過，儘管這個說法能撫慰人心，並提醒大家注意自殺案件有很高比率與疾病相關，仍明顯誇大，我認識的人有不少曾治療過有自殺傾向的患者，但無人證實這種說法。

自殺的統計數字甚至比憂鬱症的統計數字還要混亂。大家最常在星期一自殺，自殺最盛行的時間是上午及中午，春天是許多人偏好的自殺季節。女性月經周期的第一周和最後一周，自殺率都很高（荷爾蒙的因素或許可解釋這個現象），懷孕期間和產後第一年則自殺率較低（顯然從演化的角度來看，這個現象很合理，但是至今仍欠缺化學上的明確解釋）。有個自殺研究學派喜歡比較統計數據，然後再運用這些數據，彷彿統計上的相關性也暗指因果關係。有些相關性則近乎荒謬。你當然可以計算自殺者的平均體重，或頭髮的平均長度，但這樣做究竟能證明什麼，又有什麼用處？

十九世紀傑出社會學家涂爾幹（Emile Durkheim）把自殺問題拉出道德領域，放進更理性的社會科學範疇來討論。自殺有各種分類，涂爾幹主張有四大類。第一類是「利己型自殺」，這類人無法充分融入自己居住的社會，對什麼都不感興趣、漠不關心，因而決定永遠切斷和世界的關係。「利他型自殺」則發生在過度融入社會的人身上，依照涂爾幹的分類，獻身於「不自由，毋寧死」這個理念的派屈克．亨利（Patrick Henry）就屬於此類。利他型自殺者通常都很積極、滿懷熱情，而且意志堅定。「脫序型自殺」則是惱怒和厭惡造成的後果。涂爾幹寫道：「在現代社會中，社會存在不再受習俗和傳統所規範，個人愈來愈置身於相互競爭的環境裡，對人生的要求也更高，不是特別針對什麼事物，只是隨時都期望能比目前所擁有的還要多，因此更可能因為願望得不到適度滿足而感到痛苦，結果是，不滿足感助長了自殺的衝動。」誠如查理．布考斯基[5]所述：「我們對生命的要求已超乎生命所有。」不可避免的失望或許已足以讓人結束生命。或如艾利西斯・德托克維爾[6]特別針對美國理想主義所寫的：「世上不完整的喜悅永遠無法滿足人心。」因為生活悲慘、無法改變而自殺，屬於「宿命型自殺」，所以照涂爾幹的分類，奴隸自殺就屬於此類。

涂爾幹的分類雖已不再用於臨床診斷，仍為自殺問題提出更現代的思考。涂爾幹的觀點和當時的社會信念相左，他認為自殺雖是個人行為，卻有其社會性的根源。任何自殺都是精神病理學的結果，但精神病理式的自殺傾向呈現頗為一致的樣貌，這似乎和社會建構密切相關。每個社會都有不同的行為脈絡，但或許每個社會都有某個比率的人口會自殺。社會的價值和習俗決定了哪些原因會在什麼地方造成哪一種行為。許多人認為自己的所作所為是受獨特的創傷所影響，其實他們通常只是表現出社會的傾向，是他們所處的社會驅使人們走向死亡。

雖然自殺的研究充斥著沒有意義的統計數字，通常仍可找出一些傾向。如果家裡有人自殺，那麼其他家庭成員自殺的可能性會高於一般人。部分原因是家人自殺讓原本無法想像的事情變得可以想像。另外一個原因是，深愛的人自殺後，生者更無法忍受活著的痛苦。有個母親在兒子上吊自殺後告訴我：「我覺得好像手指頭被猛然關起的門夾住了，我放聲大哭，並永遠停留在那哭喊中。」還有個原因是，在遺傳學的層次上，自殺乃家族性的問題。關於收養的研究顯示，自殺者的血親會比因收養而成立的親屬更容易自殺。同卵雙胞胎通常有相同的自殺傾向，即使一出生就分離，不知道對方的存在也一樣；異卵雙胞胎就不會如此。擁有單一功能的「自殺基因」不可能是什麼演化優勢，不過會引發憂鬱症、暴力、衝動、攻擊性的基因組合所提供的遺傳圖譜不但多少能預測自殺行為，而且在某些特殊情況下成為優勢。

在社群中，自殺也會招致自殺。自殺無疑有傳染性。一個人自殺後，周遭的朋友或同儕往往群起效尤，青少年更是如此。有些自殺地點帶有亡者的詛咒，會一再有人自殺，包括舊金山金門大橋、日本三原山、某些鐵路路線的某一段、帝國大廈等。美國的自殺瘟疫最近出現在德州布蘭諾市（Plano）、麻州萊明斯特市（Leominster）、賓州巴克斯郡（Bucks County）、維吉尼亞州費爾法克斯郡（Fairfax County），以及許多看來很「正常」的美國社區。自殺的公開報導也會激發自殺行為。十九世紀初，歌德的《少年維特的煩惱》出版時，歐洲各處都有人模仿書中男主角自殺。每當媒體披露重大自殺案件，自殺率就會升高。舉例來說，瑪麗蓮夢露剛自殺的那段期間，美國自殺率提高了十二%。肚子正餓的時候，如果看到一家餐廳，你很可能會走進去。如果你原本有自殺傾向，又看到自殺的報導，可能就會採取最後的步驟。減少自殺的報導似乎能明顯降低自殺率。目前有證據顯示，即使最善意的自殺防治計畫，也往往在脆弱的民眾腦中種下自殺的念頭，可能反而提高了自殺率。不過到目前為止，自殺防治計畫讓大家知道自殺常是精神疾病造成的結果，而精神病是可以治療的，因此仍然很有幫助。

說要自殺的人往往是最可能自殺的人，這和社會上普遍的迷思恰好相反。曾經自殺未遂的人通常會再度尋死。事實上，要預測一個人會不會真的自殺，最好的指標就是他過去有沒有嘗試過自殺。然而，沒有人好好利用這項事實。瑪麗亞．奧昆多[7]在一九九九年一份關於治療的研究中指出：「臨

5 查理．布考斯基（Charles Bukowski, 1920-1994），德裔美國寫實作家、詩人、小說家，善於描繪社會邊緣人的生活，被譽為「洛杉磯底層生活的桂冠詩人」，著作包括《常態的瘋狂》（*Tales of Ordinary Madness*）、《進去，出來，結束》（*Hot Water Music*）等。

6 艾利西斯．德托克維爾（Alexis de Tocqueville, 1805-1859）為法國政治社會學家及歷史學家，對十九世紀初期美國政治及社會制度有許多精闢分析。

床醫師可將病人企圖自殺的病史當作他未來可能自殺的指標，然而這樣的病人並沒有比未自殺過的病人得到更密切的治療。面對曾經自殺未遂而成為自殺高風險群的重度憂鬱症患者，究竟是醫生沒有意識到病人處於高風險，還是儘管醫師知道病人的脆弱性提高，卻依然未給予充分治療，目前還不清楚。」

雖然關於存在的諸多辯論很吸引人，但自殺的實際狀況並不是那麼美好純粹、充滿哲理，而是混亂、駭人，而且粗暴。我曾聽過嚴重憂鬱有如「活死人」的說法。變成活死人雖然不妙，但畢竟還不是「死死人」，還有改善的餘地。自殺是一種終結，造成的問題遠超過本書探討的其他問題。我們需要加緊評估抗憂鬱藥對防治自殺的功效，如此才能調配適當的藥物。醫藥界的研究發現自殺很難監測，尤其是自我棄絕的念頭通常不會在為時十二星期的「長期」對照研究期間達到頂點。SSRI（選擇性血清素回收抑制劑）是全世界最盛行的抗憂鬱藥，然而醫藥界從未監測任一種SSRI在預防自殺上的功效。至於其他藥物，鋰鹽受過最嚴密的檢驗——雙極性疾患的患者停藥後，自殺率會升高六倍。有些緩解憂鬱的藥物可能助長患者的自殺動機，因為這些藥物基本上會增強患者的積極能量。藥物雖減輕了患者的麻木遲鈍，可能也啟動了他的自毀機制。重要的是，我們必須分辨出何者屬於促成作用，何者屬於實際因果。我不認為藥物治療會直接導致患者自殺，除非患者原本就有強烈自殺傾向，而且已持續了一段時間。醫生為患者開出會激發活力的抗憂鬱藥物前，應審慎評估患者的情況。電痙攣療法可以立刻減輕急迫的或妄想的自殺衝動。一項研究顯示，在病情類似的重症患者中，採取藥物治療的自殺率是採電痙攣療法的九倍。

在涂爾幹提出自殺有四大類的前後，佛洛伊德也主張自殺往往是在自己身上實現殺害別人的衝動。心理學家史奈曼最近表示，自殺是「一百八十度的謀殺」。佛洛伊德假設「死亡本能」一直和生命本能保持不穩定的平衡。對死亡的迷戀顯然確實存在，而且當然是自殺的原因。佛洛伊德寫道：「兩種本能彼此抗衡或相互結合。因此進食是以毀滅食物來達到吸收食物的最終目的，性行為是以侵犯的動作達成最親密的結合。同時發生又相互抗衡的兩種本能激發了生命現象的種種變化。」在這裡，自殺是生存意志的必要對比。卡爾．梅寧格[8]寫了大量文章探討自殺，他說自殺者必須兼有「想要殺人，希望被殺，及希望死掉」的願望。卻斯特頓[9]也寫道：

殺了一個人的人殺了一個人
殺了自己的人殺了所有人。
就他而言，他剷除了整個世界。

當我們面對無法處理的長期壓力時，我們會仰賴神經傳導物質且過度使用。突發的壓力會促使人體大量分泌神經傳導物質，但長期承受壓力時，神經傳導物質的分泌量會跟不上。因此長期壓

7 瑪麗亞．奧昆多（Maria Oquendo）為美國精神醫學會（American Psychiatry Association）前會長，目前為賓州大學精神醫學教授。
8 卡爾．梅寧格（Karl Menninger, 1893-1990）為美國著名精神科醫師和心理學家。
9 卻斯特頓（G. K. Chesterton）為英國作家、推理小說家、文學評論家，著有布朗神父系列推理小說及《奇怪職業俱樂部》（*The Club of Queer Trade*）。

力過大的人，體內的神經傳導物質容易耗竭。具自殺傾向的憂鬱症似乎有一些顯著的神經生物特質，這些特質可能引發自殺行為，也可能只是反映出自殺傾向。實際的自殺企圖通常是由外在壓力引發，通常包括飲酒、得重病，及人生遭逢橫逆。一個人的自殺傾向乃是由性格、遺傳、童年經驗及教養方式、是否酗酒或濫用物質、慢性疾病和膽固醇含量所決定。我們對於自殺者大腦的了解主要來自驗屍報告和相關研究。自殺者大腦中某些關鍵部位的血清素濃度較低。他們的血清素受體數量過多，或許反映了大腦想要彌補過低的血清素含量。與抑制功能有關的區塊，血清素含量似乎特別低，而血清素不足似乎會導致一個人放任自己衝動地情緒用事。猖狂好鬥的人這個區塊的血清素往往很低。衝動型殺人犯和縱火犯的血清素濃度比大多數人都低，也比非衝動型殺人犯或其他罪犯低。動物實驗顯示，低血清素的靈長類動物比較願意冒險，也比其他同伴更好鬥。壓力可能導致神經傳導物質流失，以及分泌過多摧毀神經傳導物質的酵素。自殺者死後的解剖顯示腦部的去甲腎上腺素含量降低，雖然這項結果不像血清素的研究結果那麼一致。分解去甲腎上腺素的酵素似乎數量太多，而腎上腺素發揮作用所需的化學物質卻數量太少，換句話說，一個人大腦關鍵部位的基本神經傳導物質如果濃度太低，就會成為自殺的高風險群。哥倫比亞大學的頂尖自殺研究學者約翰・曼恩（John Mann）在研究中一再發現這個結果。他使用三種方法測量有自殺傾向的病患血清素濃度。瑞典卡羅林斯卡醫院（Karolinska Hospital）的瑪莉・艾斯伯格（Marie Åsberg ）從這些資料推斷其臨床意義。她在一項開創性的研究中追蹤曾自殺未遂且血清素濃度低的病人，結果其中二十二%的病患在一年內自殺身亡。後續的研究也證實，一般憂鬱症患者只有十五%會自殺，然而血清素濃度低的憂鬱症患者有二十二%會了結自己。

既然壓力會造成血清素流失，血清素過低會升高攻擊性，而攻擊性又會導致自殺，難怪壓力型憂鬱症是最容易導致自殺的憂鬱症類型。壓力會引發攻擊性，因為面對造成壓力的短期威脅時，攻擊往往是最好的因應方式。然而攻擊性是不具針對性的，雖然在對抗侵犯者時，攻擊是有效策略，但攻擊性也可能轉而用來對付自己。攻擊性可能是一種基本的本能，憂鬱和自殺傾向則是後來發展出來的複雜認知衝動。從演化的角度來看，能讓人學習自我保護的良好特質，和讓人學習自毀行為的不良特質，必然脫不了關係。人類因具有意識而有別於其他動物，自殺的能力正是隨著意識而來的負擔。

血清素含量低可能受遺傳影響，而決定色胺酸羥化酶（enzyme tryptophan hydroxylase）含量的基因顯然和高自殺率相關。不止和精神疾病相關，也和衝動、攻擊性和暴力相關的基因，很可能帶來高風險。學者曾針對不是由母猴帶大的猴子做動物實驗，結果發現這種受剝奪的成長過程會降低大腦某些區塊的血清素含量。童年受虐的經驗可能導致血清素含量永久過低，提高自殺的可能性（且不說受虐還會引起認知性憂鬱的問題）。物質濫用可能進一步降低血清素含量。有趣的是，低膽固醇也會導致低血清素。孕婦酗酒或吸食海洛因會造成胎兒神經損傷，孩子可能因此容易出現情緒疾患，因而引發自殺傾向。缺乏母親照顧的孩子，早期發展較缺乏穩定性；節食可能不利他們的大腦發展。男性的血清素含量比女性低，所以壓力大的男性如果天生血清素低，成長過程缺乏關愛，有濫用物質的習慣，膽固醇又過低，就十分符合潛在自殺者的剖繪。服用提高血清素的藥物是防止這類人自殺的良方。我們或許可透過腦部掃描，偵測大腦相關區塊的血清素活動（這項技術雖目前還不存在，但可能很快就會實現），以推測某人企圖自殺的可能性。或許我們終究能透過更精良的腦造影技術，檢查憂鬱症患者的腦部，評估誰可能企圖自殺。目前還差得遠。傑米森在她探討自殺的傑作中指出：「科學家想要將大腦內或突觸內化學交互作用的複雜度降到最低，是大錯特錯，到了二十世紀末有這種想法，就和遠古時代認為精神失常是因魔鬼詛咒或瘴氣過多沒什麼兩樣。」

有證據顯示，自殺率會受到外在因素的抑制：很難取得槍枝和巴比妥類藥物的地方，自殺率明顯較低。現代科技使自殺變得比以往更容易，也沒那麼痛苦，這是非常危險的事情。當英國供應的煤氣從致命的焦爐煤氣改為毒性較低的天然氣後，自殺率降低了三分之一，每年煤氣相關的自殺案件從二千三百六十八件遽降為十一件。如果自殺念頭可能在衝動下冒出，那麼減少立即可得的自殺工具，就能讓自殺衝動在付諸實現前消失。美國是全球唯一以槍枝為主要自殺工具的國家。在美國，每年用槍自殺的人數比每年死於槍殺的人數還多。美國槍枝管制最鬆的十個州，自殺率是管制最嚴的十個州的兩倍。大衛．歐本海默（David Oppenheim）在一九一〇年維也納精神分析學會的一場會議上表示：「上了膛的手槍會敦促擁槍的人貫徹自殺的念頭。」一九九七年，大約有一萬八千名美國人回應了這股敦促，使用槍枝自殺。自殺手法會因地區、年齡和情勢而異。中國有為數眾多的婦女吞下有毒的農藥和肥料自殺，因為這些東西很容易取得。在印度旁遮普省，超過半數自殺者都跳到疾駛的火車前尋短。

自殺往往是躁鬱症患者的情緒光譜落到極端憂鬱那一端時的行為，大家常用這個理由來解釋為何許多非常成功的人士會自殺。成功者通常為自己設定高標準，因此即使成就登峰造極，仍感到失望。自我檢討和不斷反芻可能導致自殺，我們在藝術家和其他創作者身上常看到這種情形。但成功的商界人士自殺率也很高，似乎某些造就成功的特質也會導致自殺。科學家、作曲家和企業高層自殺的可能性是一般社會大眾的五倍，作家（尤其是詩人）的自殺率甚至更高。

有將近三分之一的自殺身亡者和四分之一自殺未遂者是酒鬼。在企圖自殺時喝酒或嗑藥的人，自殺成功的可能性往往高於清醒的自殺者。重度酗酒者有十五%親手了結自己的生命。梅寧格曾說，酗酒是「防止更嚴重自毀的一種自毀形式」。對某些人而言，正是這種自毀性促成了真正的自我毀滅。

預先偵測非常不容易。我深陷憂鬱時，曾經去看一位精神科醫師，希望接受治療。他告訴我，只要我答應不在治療期間自殺，他就收我當病人。我心想，這有點像傳染病專家要你不再咳嗽才肯幫你治療肺結核病。我不認為這只是天真而已。我有一次開完腦造影研討會後搭機回家，飛機上有個人看到我在翻閱一本關於憂鬱症的書，就和我攀談起來。他說：「我對你看的書頗感興趣，我自己也得過憂鬱症。」我把書闔起來，聽他描述他的精神病史。他曾因重度憂鬱症住院兩次，也服了一陣子藥，但過去一年多來，他一直感覺不錯，所以已經停藥。他也放棄了治療，原因是他已經克服過去一直困擾他的問題。他曾因持有古柯鹼兩度被捕，並入監服刑一小段時間。他和雙親不常聯絡，女友不知道他曾罹患憂鬱症。當時是早上十點半左右，他卻跟空中小姐點了一杯威士忌加冰塊。

「你常常跟陌生人講這麼多自己的事情嗎？」我盡量和善地問他。

他承認：「嗯，有時候會這樣。我覺得跟陌生人聊要比跟熟人談容易多了。你知道，比較不會動不動就評斷你之類的。但也不是隨便哪個陌生人都可以聊——你知道，我對這個人要真的有點感覺，知道他們是可以聊天的對象。就像坐在你旁邊，就有這種感覺。」

真是衝動、魯莽。我問他：「你是不是被開過超速罰單？」

他說：「哇！你是會通靈還是什麼的？我經常拿到超速罰單，事實上，我還曾經被吊銷駕照一年。」

如果我剛開完心臟病研討會，旁邊坐了個三百磅重的男子，不停抽菸，猛吃奶油，還抱怨胸痛慢慢沿著左臂擴散，我或許會覺得警告他正面臨真實且立即的危險，並沒有什麼不妥。但要跟別人說他可能會自殺，實在是困難多了。我拐彎抹角地暗示，勸這位新朋友重新服藥，跟他說最好和精神科醫師保持聯繫，以防萬一復發。基於社會傳統，我不可能對他說：「你現在也許感覺不錯，但其實你正在朝自殺的方向走，必須立刻採取預防措施。」

以動物模式來作自殺實驗不太理想，因為我們假定動物不明白自己終將一死，也不會自動尋死。你不可能追求自己不了解的東西，而自殺是人類為擁有自我意識而付出的代價，其他物種都沒有類似自殺的行為模式，然而牠們可能會刻意自我傷害——動物面對劇烈變動時，經常會傷害自己。環境愈來愈擁擠時，老鼠會咬斷自己的尾巴。沒有母親的恆河猴五個月大就開始傷害自己，而這種自我傷害會終身持續，即使過的是群體生活也一樣。這些猴子大腦關鍵區塊的血清素含量似乎低於正常水準，生物學在此再度與社會學相連。章魚自殺的故事也令我著迷，這隻章魚受過馬戲團的訓練，已經習慣每次表演完就得到食物作為獎賞。馬戲團解散後，章魚被關在水箱裡，再也沒有人注意牠的表演。章魚身上的顏色漸漸褪去（章魚會透過變色來顯示心理狀態），在最後一次表演完但並未獲得獎賞後，終於用喙狠狠刺死自己。

最近針對人類的研究發現自殺和父母死亡有密切關係。有一項研究指出，自殺身亡者有四分之三曾因失去至親而經歷童年創傷，多半是父親或母親過世。無法處理生命早期的失去，導致他們普遍無法處理失去。失怙或失恃的兒童往往在內心怪罪自己，失去自我價值感，也不再意識到客體恆常性[10]——如果自己深深仰賴的父母都可在一夜之間突然消失，那麼還有什麼是可信賴的？統計數字也許太過誇大，不過在其他條件相同的情況下，顯然一個人失去愈多，就愈可能自我毀滅。

自殺在年輕人之間很普遍。美國每年大約有五千個十八歲到二十四歲的年輕人自殺身亡，至少有八萬個年輕人企圖自殺。二十歲到二十四歲的美國人中，每六千人就有一人自殺。自殺在年輕人間愈來愈常見。自殺是十五歲到二十四歲美國人的第三大死因。這個年齡層的自殺率為何上升，目前尚無共識。科爾特曾說：「年輕人為何這麼『流行』自殺，大家提出過許多解釋：美國道德敗壞、核心家庭結構崩解、學校壓力、同儕壓力、父母壓力、父母失職、兒時遭到虐待、嗑藥、酗酒、低血糖、電視、MTV、流行音樂（搖滾、龐克或重金屬音樂，要看在哪個時代而定）、濫交、不上教堂、暴力事件增多、種族歧視、越戰、核戰的威脅、媒體、失根感、更加富裕、失業、資本主義、過度自由、無聊、自戀、水門事件、對政府幻滅、缺乏英雄、關於自殺的電影、對自殺討論過多、對自殺討論太少。」對自己的課業表現期望過高的青少年，一旦成績沒有達到自己或父母的期望，就可能自殺——表現傑出的青少年自殺率高於較無企圖心的同學。青春期和接下來幾年的荷爾蒙干擾也是青少年自殺的強烈預先決定因子。

自殺的青少年往往因受到保護，看不到死亡的慘淡景象。許多青少年似乎認為死後意識不會完全終止。在一所自殺盛行的學校，一名自殺的學生之前曾說過，朋友死了，而他還活著，感覺很奇怪。一九九九年，我造訪的格陵蘭小城出現離奇的連續死亡事件。有個學生自殺了，很快十來個學生群起效尤。其中一名跟進的自殺者在終結生命的前一天說，他很想念離世的朋友，彷彿把自殺當成手段，藉此進入朋友所在的世界。年輕人也更可能相信自殺企圖不會真的導致死亡。他們也許想

10 客體恆常性（object constancy）為發展心理學名詞，指物體無法被看到或聽到，也仍然存在。瑞士心理學家皮亞傑認為這是嬰兒最重要的發展之一（看不到媽媽，但知道媽媽還在）。——編註

藉著尋死來懲罰別人，就像我小時候母親總愛誇張地模仿我講話的樣子：「我會把蟲蟲吃下去，然後死翹翹，你就會後悔對我這麼壞。」這樣的行為無論有多麼操弄，起碼是在大聲呼救。自殺未遂的年輕人需要我們悉心關注，他們的問題十分嚴峻，即使我們不明白他們為何自殺，仍應正視問題的嚴重性。

雖然青少年族群會出現自殺高峰，但自殺率最高的族群其實是六十五歲以上的男性，而八十五歲以上的白人男性每兩千人就有一人自殺。令人遺憾的是，許多人認為老人自殺不像年輕人自殺那麼值得同情。絕望到不惜輕生的地步，無論發生在什麼人身上，都令人震撼。活在世上的每一天，顯然都讓我們更接近死亡，然而這個主題衍生的奇怪變種是，一個人在世上每多活一天，他的自毀就愈能為我們所接受。我們傾向於假定老人自殺是理性的行為，但其實老人自殺往往是精神疾病未獲充分治療的後果。此外，老人對死亡都有豐富的認識。青少年藉由自殺來逃避人生，尋求不同的經驗，老人則視死亡為最終狀態。他們很清楚自己在做什麼，自殺未遂的比率因此比年輕人低很多。年長者自戕時尤其會選擇致命的方式，而且和其他年齡層相比，更不太會事先表達自殺意圖。在所有人之中，離婚或喪偶的男性自殺率最高。他們得了憂鬱症後，很少尋求專業協助，往往認為負面情緒只是真實反映出自己凋萎的生命。

除了明確的自殺外，許多老人會採取慢性自殺：他們選擇不吃東西，也不好好照顧自己，在身體完全衰敗前就先放棄。他們退休後就減少活動，許多人還因貧窮、社會地位低下而放棄休閒活動。他們與世隔絕，發展出特別嚴重的憂鬱症形態：行動困難、慮病、偏執狂，身體也嚴重衰退。憂鬱的老人至少半數會出現（部分是）妄想出來的身體疾病，因而在自殺前那段時期，常認為自己的失能比實際狀況更嚴重、更難醫治。

自殺案件長期遭到低估，部分因為自殺者掩飾自己的行為，部分則因為親友不願承認他們自殺的事實。希臘人通報的自殺率為全球最低，這數字不只反映出希臘燦爛的陽光和慵懶的文化，也因為希臘教會不讓自殺者埋葬在聖地。在希臘，這是人們不願通報自殺的特有原因。羞恥感高的社會較少通報自殺案例。還有許多所謂的無意識自殺，也就是有些人日子過得漫不經心，因為粗心大意而死亡，他們或許有輕微的自殺傾向，也可能是單純的莽撞。自毀和自殺的界線十分模糊。即使沒什麼明顯好處，仍讓自己日漸衰弱，其實已是初期的自殺傾向。有些宗教會區分積極和消極的自毀。你或許不能苛責絕症病人到了末期停止進食，不再吸收營養，但吞下過量的藥丸就是一種罪過。不管是哪一種情形，也無論你怎麼想，世上的自殺遠多於你的想像。

自殺的方法簡直是五花八門。傑米森在《夜，驟然而降》（*Night Falls Fast*）中列出一些怪誕的自殺方式，例如：喝下滾燙的熱水，把掃帚的柄插入喉嚨，用縫衣針戳肚子，吞下皮革和鐵塊，跳進火山口，把火雞屁股塞進喉嚨，吞下炸藥、煤炭、內褲或床單，用頭髮勒死自己，用電鑽在腦袋鑽洞，穿著單薄衣物走入冰天雪地，將脖子放進老虎鉗中斬首，把花生醬或美乃滋注射到血管中，駕駛轟炸機撞山，把黑寡婦蜘蛛放在皮膚上，在醋缸裡溺死，在冰箱裡悶死，喝強酸，吞鞭炮，讓水蛭在身上爬，用念珠勒死自己。美國最常見的自殺方式則是最顯而易見的方式：開槍、服藥、上吊、從高處往下跳。

我並沒有經常沉溺於強烈的自殺幻想中。我常想到自殺，深陷憂鬱谷底時，自殺的念頭從未遠離我的腦海，但通常也只待在腦海，如同小孩子想像自己年邁的樣子，帶著點虛幻的色彩。當我想像的自殺方式種類變多了，而且某個程度上也更加暴力時，我就知道情況變糟了。我沒去想藥櫃中的藥丸，甚至保險箱中的手槍，而是進一步思忖著能不能拿吉列感應刮鬍刀的刀片來割腕，還是X-Acto美工刀會更好用。我甚至還試過屋裡的樑夠不夠堅固，掛上繩套後撐不撐得住。也曾盤算什麼是最好的時機：我什麼時候會一個人在家，幾點鐘可以把事情搞定。抱著這樣的心情開車時，我會一直想到懸崖，但我隨即又會想到安全氣囊，及可能會傷害到別人，所以通常到後來都會覺得太麻煩了。這些想像的畫面都非常真實，也非常痛苦，但始終停留在我的想像中。我曾有過一些可說是「類自殺」的魯莽行為，也經常想死。陷入低潮時，我也曾不太認真地想著自殺，就像心情很好時想著要學鋼琴一樣，但從來不曾真正失控，或把那些念頭變成可以達成的現實。我想要脫離我的人生，卻沒有摧毀自身存在的衝動。

如果我的憂鬱症變得更嚴重或拖得更久，可以想像，我大概會更積極尋死。但除非有明確證據顯示我的病情已不可能好轉，否則我不認為我會自殺。雖然自殺能紓解眼前的痛苦，在大多數情況下，人之所以自殺，都是為了逃避未來的痛苦。我有父親那邊的家族遺傳，生來就非常樂觀。也許純粹是生化因素使然，我的負面情緒雖然有時令人難以忍受，卻從來不曾讓我覺得絕對無法改變。記得我在憂鬱症發作陷入谷底時，會浮現一種沒有未來的奇異感受——搭乘小飛機起飛時，有一種不該有的輕鬆感，因為我完全不在乎自己會死於墜機，還是安全抵達目的地。面臨危險時，我會愚蠢涉險。我樂意嘗試毒藥，只是我不會特別想去找到毒藥或調配毒藥。我採訪過一個多次自殺未遂的人，他跟我說，假如我從來不曾割腕，就不算真正憂鬱。我寧可不要加入這場特殊的競賽，不過我當然也見過一些人即使經歷巨大磨難，卻從來不曾企圖自殺。

一九九七年春天，我在亞利桑那州首度嘗試高空跳傘。跳傘常被稱為類自殺活動。如果我真的在跳傘時喪命，那麼我猜在家人朋友的想像中，我的死一定和情緒狀態脫不了關係。不過（我相信許多類自殺都是如此），跳傘感覺不像自殺衝動，反而充滿生命力。我之所以嘗試跳傘，是因為我覺得有本領能夠玩跳傘，感覺實在太棒了。同時，由於曾動過自殺的念頭，我已經克服了擋在我和自我抹滅之間的某些阻礙。我在飛機上一躍而下時並不想死，然而我也不像得憂鬱症之前那麼怕死，所以我不需要拚命避開死亡。從那時候起，我玩過很多次高空跳傘，由於長久以來我一直活在沒來由的恐懼中，大膽嘗試高空跳傘帶給我無比的樂趣。每次站在機艙口，我都可以感覺到腎上腺素因真實的恐懼而激增，這樣的感受和真實的悲傷一樣，都以其單純的真確而彌足珍貴，也讓我想起這些情緒的真實意義。然後是自由墜落，俯瞰整片原始大地的景觀，體會到巨大的無力感、令人窒息的美和速度，然後樂不可支地發現降落傘畢竟還是打開了。傘張開時，風中的上升氣流突然將我的墜落方向翻轉過來，於是我開始上升、上升，離地球愈來愈遠，彷彿天使突然趕來救我，帶著我飛向太陽。等到我再度下沉時，墜落的速度變得極慢，我置身於多維空間中的寂靜世界。發現你信賴的命運並沒有辜負你的期待，感覺真是太美妙了。我明白世界會支持我最魯莽的實驗，即使在墜落時，都能感覺到世界正緊緊擁抱我，這些都帶給我莫大的喜悅。

我大概是在九歲首次強烈意識到自殺。我弟弟同學的父親自殺了，我們不得不在家裡談這件事。那個人站起來，在家人面前說了些不尋常的話，然後就從窗口跳下去，妻兒只能俯視著他在幾層樓下方縮扁成一具沒有生命的物體。「有的人會碰到一些解決不了的問題，後來到了某個地步，他們覺得活不下去。」我母親解釋道。「所以你們一定要堅強面對人生。你們必須好好活下去。」不知怎麼的，我不懂這件事有什麼可怕，反而覺得有一種怪誕、迷人，近乎色情的特質。

高二時，我最喜歡的老師朝著頭部開槍自殺。他們在車子裡找到他，旁邊有一本攤開的聖經。

警察闔起聖經，沒有記下當時翻到哪一頁。我還記得我們在晚餐時談到這件事。當時我還不曾失去過任何至親，所以老師自殺身亡給我的感覺不像後來回顧時那麼深刻。那是我生平第一次面對真正的死亡。我們談到此後無人知曉當時聖經究竟翻到哪一頁，生命的挫敗收場比其殞落更刺痛了我的文學心靈。

我讀大一時，女友前男友的前女友從學校大樓跳了下去。我不認識她，但我知道我捲入的一連串拋棄鏈中也包含了這女孩，因此我對這個陌生人之死感到內疚。

大學畢業幾年後，有個熟人自殺了。他喝下一瓶伏特加後割腕，顯然不滿意血流得太慢，於是爬上他住的紐約公寓大廈屋頂，一躍而下。這次我極為震驚。他不但性情好、頭腦聰明，外貌也出眾，我有時會忌妒他。當時我替地方報紙撰稿，而他習慣跟通宵營業的報攤買報紙，每次我的文章登出來，他都第一個打電話來道賀。我們不是那麼親密，但我永遠都記得他打來的電話，以及他讚美時那帶著點過度崇敬的口吻。他有點傷感地提到職涯發展的不確定，他覺得我很清楚自己在做什麼，這是我在他身上唯一觀察到的憂傷。除此之外，他在我心目中就是個快樂的傢伙。他在派對上玩得很開心，事實上，他開的派對都很棒。他認識很多有趣的人。這樣一個人怎麼會割腕又跳樓？他的精神科醫生事發前一天才和他見過面，也不明白究竟是怎麼回事。他的自殺真的找得到理由嗎？在這件事發生前，我仍然認為自殺是有邏輯的，儘管是有缺陷的邏輯。

但自殺沒有邏輯可言。曾努力對抗重度憂鬱的蘿拉．安德森寫道：「為什麼非得有個『理由』？」找到的理由往往不足以說明整個事件，而尋找線索、原因和分類的工作往往落到精神分析師和善心朋友的頭上。我從讀過的自殺紀錄中領悟到這點。這份清單就像越戰退伍軍人紀念館中的陣亡名單一樣長，也同樣令人心痛（越戰期間，美國年輕人自殺身亡的人數比為國捐軀的還多）。每個人自殺前都曾經歷重大創傷，有人被丈夫侮辱，有人遭情人拋棄，有人嚴重傷了自己，有人的真愛不敵病魔，有人破產，有人車子撞毀。有人純粹某天醒來後，不想再繼續醒著。有人痛恨星期五晚上。他們如果自殺了，是因為他們有自殺傾向，而不是因為這類想當然耳的推論。雖然醫療界權威堅稱精神疾病和自殺必然有關，煽情的媒體通常會說精神疾病並非自殺的主因。我們因此可以安心為自殺找出各種原因。這是「重度憂鬱症是引發重度憂鬱症的原因所造成的結果」這套邏輯的更極端版本。這裡沒有明確的界線。你得感覺到多強烈的自殺傾向，才會嘗試自殺？你又得有多強烈的自殺傾向，才會著手自殺？什麼時候你的自殺傾向會從前者變成後者？自殺的確可能是「帶來致命後果的自殺行動」（根據世界衛生組織的說法），然而這後果背後有意識和無意識的動機是什麼？高風險行為往往都是類自殺行為（不管是故意暴露在容易感染人類免疫缺陷病毒的環境，或挑起別人殺人的怒火，或在冰風暴來襲時待在戶外）。所謂自殺的企圖，範圍可以從有意識的、目標明確的刻意行動，到最輕微的自毀行為。傑米森寫道：「自殺行動往往充滿矛盾。」艾佛瑞茲認為：「自殺者的藉口大都是隨口說出，頂多能減輕遺屬的罪惡感，安撫思路清晰、講求條理的人，並鼓勵社會學家繼續探索具說服力的自殺類別及理論。正如同微不足道的邊界紛爭點燃了大戰般，真正驅使一個人自殺的，其實另有動機，而那都藏在他內心世界裡，迂迴、矛盾，如迷宮般錯綜複雜、很難一探究竟。」卡繆寫道：「報紙上常提及『個人的傷心事』或『不治之症』。這些解釋看似有理，但你必須知道當天是不是正好有個朋友冷漠地跟這名絕望的男子說了一些話。他才是那個有罪的人，因為他的行為足以加劇懸宕中的積怨和厭倦。」深具批判性的理論家克莉斯蒂娃曾描繪自殺時機的高度隨機性：「背叛、致命的疾病、意外或殘疾，突然讓我脫離我以為的正常人的正常範疇，要不然就是別的事情發生在我心愛的人身上，產生同樣嚴重的後果，或……我還能說什麼呢？每天都有無數不幸落到我們頭上。」

一九五二年，史奈曼在洛杉磯創立第一所自殺防治中心，試圖找出思考自殺的實用（而非理論）架構。他主張自殺是愛情受挫、失去掌控、自我形象遭到重擊、悲傷和憤怒的結果。「自殺幾乎像會自動寫好自己的劇本，彷彿這場戲懂得自己思考。我們必須醒悟，只要大家還能有意無意地成功掩飾，就沒有任何自殺防治行動會百分之百有效。」當傑米森哀嘆「心靈的孤獨深處是一道無法穿透的屏障」，她指的就是這種掩飾。

幾年前，我另一個大學同學自殺了。這個同學一向古怪，所以從某方面來說，他的自殺比較容易解釋。他在過世前幾個星期傳了簡訊給我，我一直想回電給他，約他吃午餐。我是在和我們的共同朋友相聚時聽到這個消息。當時大家聊天的話題讓我想到他，於是我問：「有沒有人最近和某某說過話？」有個朋友說：「你沒聽說嗎？他一個月前上吊自殺了。」因為某些原因，那對我而言是最可怕的畫面。我可以想像他割開的手腕伸向空中，也可以想像他一躍而下後支離破碎的身體，但從來不曾想像他如鐘擺般吊在樑柱上。我知道即使我回電並約他出來用餐也無濟於事，但自殺會令親友感到愧疚，而我沒辦法甩開這樣的想法：假如我當初真的和他碰面了，應該會看出一些端倪，並且做一些事。

接著家父同事的兒子自殺了，然後他朋友的兒子自殺了，接著又有另外兩個我認識的人尋短，然後朋友的朋友也是。從我開始撰寫本書，就聽到許多人失去兄弟、子女、情人、父母。我們或許能理解某人如何走上自殺這條路，但他們在實際自殺那一刻，在跨出那一步做出最後的行動時，心態是什麼？那是難以理解、令人害怕的，由於太過離奇，會讓你覺得彷彿從來不認識這個結束自己生命的人。

寫這本書的時候，我聽到太多自殺案例，一部分是我當時常接觸的圈子使然，另一部分則是因為作了這麼多關於自殺的研究後，大家會來找我，希望從我這兒得到一些智慧或洞見，然而我其實無能為力。我有個年方十九歲的朋友克麗西．施密特（Chrissie Schmidt），她聽到安多佛中學（Andover）有個同學在宿舍寢室後面的樓梯井上吊自殺了，震驚地打電話給我。自殺的男孩之前曾當選學生會會長，但因喝酒被逮（他才十七歲），被解除了職位。他發表的辭職演說贏得聽眾起立鼓掌，之後就尋短了。克麗西只是碰巧知道這個男孩，男孩似乎人緣奇佳，克麗西有時覺得自己打不進他那人人嚮往的熱門圈子。克麗西在電子郵件中寫道：「剛聽到消息的十五分鐘，我完全無法置信，然後就開始落淚。我百感交集，對於他這麼快就親手結束短暫的生命感到難以言喻的悲傷，也氣惱我們這所平庸到令人窒息的學校竟然對喝酒這麼小題大做，對一個男孩如此嚴苛。或許最嚴重的是，我害怕自己在某個時候，可能也在宿舍樓梯井上吊。為什麼我在學校時不認識他？為什麼我認為只有我是格格不入的可憐鬼，其實全校人緣最好的男生可能也深有同感？為什麼沒有人察覺他背負了如此重擔？我高二那一年總是躺在寢室裡，感到絕望哀傷，對周遭世界和自己的人生十分困惑……不過，我走過來了。我知道我不會踏出最後一步，真的，但我幾乎感覺到那件事至少是有可能發生的。當我們不惜一死時，究竟是什麼把一個人推過最後那致命的邊緣？是勇敢、病態，還是孤獨？」第二天，她又說：「他的死激起也凸顯了所有這些未能解答的問題——我必須問這些問題，而我永遠沒辦法得到答案，這讓我傷心不已。」基本上，這正是自殺者留給生者的苦難，生者不但失去某人，也失去了勸他改採其他行動的機會，失去了和他連結的機會。沒有人能像自殺者那樣，讓人如此渴望與之建立聯繫。「早知道就好了！」自殺者的父母往往如此祈求，人們絞盡腦汁想弄清楚自己究竟哪裡做錯，竟然會讓這樣的事情發生，拚命設想當時應該說些什麼。

然而沒什麼可說的，無論你說什麼，都無法減緩自殺者的寂寞。傑米森描繪了她在思緒和情緒都同樣混亂的時刻嘗試自殺的痛苦經過：「其他人給我再多的愛（我確實擁有很多愛），都無濟於事。即使有溫暖的家庭和理想的工作，都不足以幫助我克服我感受到的痛苦和絕望。無論多激烈炙熱的愛情，都起不了作用。任何生命或溫暖都無法穿透我的外殼。我知道我的人生一團糟，我毫不懷疑如果沒有我，我的家人、朋友和病人都會過得比較好。反正真正的我如今也所剩無幾，我死了以後，就可省下所有浪費在我身上的能量，以及出於善意卻徒勞無功的努力。」許多人都自認是別人的負擔。有個人在自殺前寫下最後的遺言：「我幾經思量，覺得我死了對親友造成的傷害會比活著少一些。」

我不會因為巨大的苦難而輕生，但陷入憂鬱時，偶爾會因一點微不足道的小事崩潰，產生荒謬的想法。廚房裡髒碗盤太多了，我沒耐性洗乾淨，也許我乾脆自殺算了。或者——你看，火車快來了，我可以就這樣跳下去。我該不該跳下去？但我還沒拿定主意，火車已到站。這些想法就像白日夢，我可以看到其中的荒謬性，但也知道這些念頭確實存在。我不想因為這些想法而死，我也不喜歡暴力，但從某種荒謬的角度來看，自殺似乎可以讓事情變得簡單一點。假如我自殺身亡，就不必再修屋頂或割草坪，或再洗一次澡。喔，想像一下永遠不必再梳頭髮的奢侈。和有強烈自殺傾向的人談話的經驗讓我相信，自殺的念頭經常由這類感覺所促發，而非陷入最深憂鬱時那種全然的絕望。那是突然發現了出路，雖然情境是哀傷的，感受卻不全然是憂愁的。我也理解那種一心想終止憂鬱卻辦不到的感受，除了乾脆除掉飽受憂鬱症所苦的自我，別無他法。詩人愛德娜．聖文森．米蕾（Edna St. Vincent Millay）寫道：

那麼，痛苦，難道我真的得和你
共度一生？——共享爐火，及我的床鋪
還要共用——喔，這是最慘的！——同一顆腦袋？
餵飽自己時，也同時餵飽你？

不斷滋養自己的痛苦會令你萬分疲憊，難以承受。那種對無助的厭煩、無法無動於衷的挫敗，會將你逼到只想除掉痛苦的程度，挽救自己反而沒那麼重要。

撰寫本書時，我和很多自殺倖存者談過，有個人特別令我驚嚇。我在他自殺未遂的第二天到醫院看他。他事業成功，深具魅力，婚姻美滿，住在美國某沿海城市，過著舒適的郊區生活，在一家生意興隆的餐廳裡當主廚。他有間歇性憂鬱症，但兩個月前停止服藥，因為他自認不吃藥也無妨。他沒有告訴任何人他打算停藥，但在完全停止治療之前，他花了幾個星期逐漸降低劑量。最初幾天感覺還不錯，但接著就開始反覆出現和憂鬱症狀無關的自殺念頭。他仍持續工作，但心裡經常想著自盡。最後他自認找到了好理由，決定這個世界沒有他會更好。於是，他把生活中一些該處理的事情都處理好，也安排了自己的身後事，然後某天下午，他覺得時候到了，就吞下兩罐泰倫諾。吞到一半時，他打電話到妻子辦公室跟她道別，很篤定妻子會明白他這麼做的理由，不會反對他的決定。他的妻子起先不確定他是不是開玩笑，但很快就明白他是認真的。她不曉得的是，他一邊跟她講電話，一邊還吞著藥丸。最後，她不停和他爭辯的態度惹惱了他，他說了再見，掛斷電話，把剩下的藥丸全部吞下肚。

半小時後，警察來了。男子知道計畫快要告吹了，便走出去和警察聊一聊。他解釋太太有點神經兮兮，會做這種事來讓他痛心，他真的完全沒事，無需勞駕警察到場。他知道假如他能夠拖個一小時，泰倫諾就會摧毀肝臟功能（他已經仔細研究過），即使無法支開警察，他希望至少能分散他們的注意。於是他邀請警察進去喝杯茶，並開始燒水泡茶。他的態度如此冷靜從容、令人信服，警察相信了他的說法。他確實拖延了一陣子，但警察說，碰到疑似企圖自殺的案件，真的有些後續程序得完成，所以很遺憾還是必須強迫他走一趟急診室。他終於在最後一刻及時洗胃。

我跟他談的時候，他描述整件事情的口吻就像我有時在描述夢境一樣，我在夢裡似乎扮演令人困惑的要角，卻無法釐清這個角色的意義。他在洗胃後漸漸恢復，雖然飽受驚嚇，講話仍有條有理。他跟我說：「我不知道我為什麼想死，但我可以告訴你，對昨天的我而言，那是個再合理不過的決定。」我們重溫一遍細節。他說：「我認為，這個世界沒有我會更好。假如我死了，太太就自由了，餐廳會變得更好，我自己也得到解脫。這就是奇怪的地方，整件事顯然是個好主意，這麼合情合理。」

有人把他從這個好主意中救了回來，讓他如釋重負。我不會形容他那天在醫院很開心，他和空難倖存者一樣，因為與死神擦肩而過而嚇壞了。他太太大半時候都陪著他。他說他愛她，而且知道她也愛他。他很喜歡自己的工作。也許他打算自殺時，潛意識有什麼東西把他帶到電話筒旁邊，讓他打電話給太太，而不是寫遺書。倘若真有，他也不會覺得比較好過，因為他的大腦意識對此完全沒有印象。我問醫生，這病人還需住院多久，醫生說，比較合理的做法是，等到更了解他的邏輯究竟哪裡出錯，藥物治療的血液濃度也穩定下來，才讓他出院。醫生說：「今天他的身體似乎好到可以回家了，但前天他看起來也健康到不需要進醫院。」我問這名男子，他還會再度尋短嗎？簡直像在要求他預測別人的未來。他搖搖頭，神色黯然、表情困惑地望著我說：「我哪知道呢？」

自殺者心中常出現這樣的困惑及挫敗感。威斯康辛州有個名叫喬爾・史密斯（Joel P. Smith）的男子多次自殺未遂，他寫信給我說：「我很孤單，我認識的憂鬱症患者中有很大比率多少都感到孤單，他們不但失去工作，也耗盡親友關係。我開始有自殺傾向。我的最終守護者（也就是我自己）不只下班了，而且還更危險地變成自毀行為的提倡者和推動者。」

事情發生的時候，我二十七歲，我理解也認同母親自殺的理由。她當時已是癌症末期。事實上，我還和父親及弟弟一起協助母親自殺，而且在過程中感受到和母親親密無間。我們都相信她的選擇。不幸的是，許多相信理性決定的人，包括《最後出路》（*Final Exit*）的作者德瑞克・韓福瑞（Derek Humphry），以及傑克・凱沃基安[11]，似乎都認為**理性**意味著「簡單明瞭」。然而要作出理性的決定並不容易。那是緩慢、糾結、古怪的過程，箇中曲折極為獨特，就像以結婚為目標的戀愛經歷。雖然我欽佩家母的選擇，也相信她，但她的自殺是我生命的大洪水。由於太過悲痛，我大半時候都不去想，也避談箇中細節。如今這件事已成為我生命中的事實，任何人問我，我都會勇敢地說出來。不過，事情的經過就像牢牢嵌在我體內的銳器，我隨便一動，都會割出傷口。

社運份子在「理性自殺」和其他自殺之間小心翼翼地劃了一條界線。其實自殺就是自殺，對受影響的每個人而言，多少都是太過堅決、悲傷、而有害的。最糟和最好的自殺分列連續體的兩端，差別主要在程度，而非性質。理性自殺一直是個恐怖的流行概念。杜斯妥也夫斯基的小說《群魔》中的敘事者問道，人們是否出於理智而自殺，基里洛夫回答：「很多。但因為偏見而自殺的更多，

11 傑克・凱沃基安（Jack Kevorkian, 1928-2011）被稱為「死亡醫生」，生前極力倡導人有「死亡的權利」，聲稱曾協助超過一百三十名病人自殺，後來被判二級謀殺罪，在一九九九年入獄服刑八年。

多了很多，全都是。」當我們談到理性自殺，而且把它和不理性的自殺區分開來，我們其實是在詳細描繪我們自己或社會的偏見。因為厭惡自己得關節炎而自殺的人，看來應有自殺傾向；罹癌後因無法忍受未來將無尊嚴地痛苦死去而自殺，則可能看起來相當理性。英國法院最近允許某家醫院不顧病人意願，為得了厭食症的糖尿病患者強迫餵食和注射胰島素。這病人詭計多端，暗自把牛奶和水混在一起，取代應該注射的胰島素，結果很快陷入昏迷。為她治病的治療師問：「這算厭食症嗎？還是自殺行為？或類自殺？我想，她那樣做時顯然非常憂鬱和憤怒。」若是得了雖痛苦卻不會立即致命的疾病，又如何呢？在面對阿茲海默氏症或肌萎縮性脊髓側索硬化症[12]時自殺，是合理的嗎？對一個接受了大量治療卻仍不快樂的人，有沒有末期心理狀態這回事？即使他沒有生病，也可以執行理性自殺嗎？某人心目中的理性，對其他人而言可能是不可理喻。所有的自殺都是災難。

我曾在賓州一家醫院見到一個將近二十歲的年輕人，我特別尊重他只求一死的願望。他在韓國出生，嬰兒時期就遭父母遺棄，被發現時瘦得可怕。他被送到首爾的孤兒院，六歲時，一對酗酒的美國夫婦收養了他，但兩人虐待他。他十二歲時改由政府監護，並住進精神病院，我就是在那裡遇到他的。他得了腦性麻痺，下半身癱瘓，連說話都十分痛苦吃力。他住院五年來，幾乎試過我們說得出的每一種藥物和療法，包括各種抗憂鬱藥物治療和電痙攣療法，但依然怨氣沖天，痛苦不堪。他從年少時期就企圖自殺過無數次，但因住在照護機構，每次都被救回來。他困在輪椅上，關在上鎖的病房裡，幾乎不太可能有機會獨處並自殺。他在絕望下試圖餓死自己，然而他一失去意識，醫院就會透過靜脈注射為他補充營養。

雖然他因為身體殘疾，說話很吃力，卻完全有能力進行理性對話。他跟我說：「我很難過自己還活著，我不想這個樣子待在這裡，我根本不想活在世上。我沒有生活可言。我沒有喜歡的東西，也沒什麼事會讓我開心。我每天的生活就是到醫院九號大樓的樓上，然後回一號大樓的病房，這裡比起九號大樓也好不了多少。我的腿很痛，身體也很痛。我盡量不和這裡的人交談，反正他們基本上都在自言自語。我因為憂鬱症而吃一大堆藥，我不認為吃藥對我有什麼用。我在樓上練舉重鍛鍊臂力，也使用電腦，讓腦子有點事做，分心不去想自己的狀況。但這樣還不夠。情況永遠不會改變，我每天都想自殺。割腕的感覺真好，我喜歡看到自己流血，然後我就睡著了。醒來的時候，我對自己說：『該死，我醒了。』」許多腦性麻痺患者都過著充實而滿足的生活，但這個年輕人心靈如此千瘡百孔，敵意如此重，恐怕很難得到很多關愛。即使有人愛他，可能他也不懂得感激。我和幾個照顧他的人都被他的身世打動，但沒有一個英雄人物願意放棄自己的人生來幫助他。世上沒有那麼多無私的人願意為了像他這樣每分每秒都在對抗自己生命的人奉獻自我。他的人生充滿了身體之痛及心靈之苦，還有生理機能不全和內心的陰影。對我而言，他的憂鬱症和求死意念似乎無可救藥，我很高興每次他割腕時，我不必負責讓他醒來；他故意絕食時，我也不是那個插管灌食的人。

我在另一家醫院碰到一個健康的八十五歲老人，在妻子得肝癌後，和妻子一起吞下致命劑量的巴比妥類藥物。兩人已結婚六十一年，相約要共赴黃泉。結果她死了，他卻被救活。年輕的精神科醫生告訴我：「他們派我來治療這人的憂鬱症。給他一些藥，設法治療，讓他不要那麼憂鬱，因為他又老又病，疼痛沒停過，太太過世了，他卻沒自殺成功。如今已過了六個月，他的狀況仍然一樣。他還可以再活十年。我負責治療憂鬱症。不過他得的不是那種憂鬱症。」

丁尼生的詩《提托諾斯》（*Tithonus*）描繪的就是這樣的晚年絕望。提托諾斯是黎明女神伊奧絲的

12 肌萎縮性肌髓側索硬化症為一種漸進性運動神經元退化疾病，也就是俗稱的「漸凍人症」。由於美國職棒洋基明星球員盧．蓋瑞（Lou Gehrig）也罹患此病，因此美國人亦稱ＡＬＳ為盧蓋瑞氏症（Lou Gehrig's disease）。

情人，伊奥絲請求天神宙斯賜予提托諾斯永生。宙斯答應了她的請求，但她忘了要求宙斯讓提托諾斯永遠年輕。結果，無法自殺的提托諾斯雖獲得永生，卻不斷變老，無休無止地愈來愈老。他只求一死，對過去的愛人說：

沐浴在妳冰冷的玫瑰色暗影中，
妳的光芒如此冰冷，凍住我皺紋密布的雙腳
踏在妳微光閃耀的門檻上，
水氣蒸蒸，在昏暗的田野上升起，一旁人家
是有權死亡的快樂人們
以及長滿青草的古墳裡更幸福的逝者。

佩托尼奧斯（Petronius）筆下庫米女先知的故事（她同樣注定永生不死，卻無法永保青春），後來形成艾略特詩作《荒原》中絕望的引言：「被問到：『希貝兒，妳想要什麼？』她會回答：『我想死。』」即使靜靜住在新英格蘭的狄金蓀對於漸漸衰頹殞落，都有類似看法：

心靈最先渴求——歡愉——
而後——免除痛苦——
而後——能減輕折磨的
微量止痛藥——

而後——沉睡——
而後——若審判者心意已決——
是死亡的權利

早在母親得卵巢癌之前，家人就開始討論安樂死。我們都在一九八〇年代初簽署了生前遺囑，當時就談到（完全抽象地談）美國人居然無法選擇荷蘭著名的安樂死方式，實在太不文明。母親不經意地說：「我討厭疼痛。如果到了某個地步，我完全只覺得痛，希望你們之中哪個人可以給我一槍。」我們全都笑著同意了。我們都厭惡疼痛，大家都認為靜靜死去是最佳死法——年紀非常大時，在家裡一睡不醒。當時我既年輕又樂觀，所以假定在遙遠的未來，我們都會在某個時刻以這種方式死去。

一九八九年八月，母親診斷出卵巢癌。她住院的頭一個星期就宣布要自殺。我們試著置之不理，而母親也沒有特別堅持。她當時幾乎沒有任何症狀，也未曾提起她考慮在何時終止症狀，不過她對於未來將失去尊嚴有強烈的憤慨，而且深怕無法掌控自己的生命。當時她談到自殺的口吻有如失戀者談到愛情，有如她不願忍受痛苦緩慢的康復過程，而把自殺當作簡單快速的替代方案。她彷彿是在藉此報復老天對她的怠慢。如果人生無法一如過去那麼優雅美好，她寧可捨棄。

母親接受痛苦屈辱的化療時，我們都避而不談這個話題。十個月後，她接受探查手術，以評估化療的效果。我們發現療效不如預期，需要進行第二階段的化療。手術後，母親在盛怒下拖了很長一段時間不願清醒。當她終於又開口說話時，她怒氣大發，這回她提到要自我了斷時，已經是在威脅。她當面駁斥我們的反對，躺在病床上說：「我已經死了。你們還有什麼好愛的？」要不然就訓示我們：「假如你們真的愛我，就會協助我脫離這種慘況。」她對化療的信心原本就少得可憐，如今更消失殆盡。她提出接受另一輪懲罰性治療的條件：假如有人能替她拿到「那些藥丸」，讓她可以在準備就緒時隨時停止治療，她就接受化療。

大家通常會包容病重的人。母親手術後，無論提出什麼要求，我們都只能用點頭答應來回應她的憤怒和絕望。我當時住在倫敦，每隔兩周就飛回家看她。在紐哈芬市讀法學院的弟弟也經常坐很久的火車回家。父親更是放下公事在家陪她。母親一向是家裡的核心，我們都很黏她，可是現在家中一下子是一貫的那種輕鬆而意味深長的氣氛，一下子肅穆得嚇人。不過等到她放鬆下來，恢復平常的樣子時，自殺的想法雖然已得到一些迴響，又再度冷卻下來。母親第二輪化療的效果似乎不錯，父親研究了六、七種治療的選項。雖然母親偶爾仍會有些關於自殺的悲觀言論，但我們不斷告訴她，時間還早，現在還用不上這類手段。

一九九〇年，一個狂風大作的九月天下午四點鐘，我打電話詢問預定當天出爐的檢查結果。父親一答話，我立刻明白大事不妙。他告訴我，在探索其他可能選項時，目前的療法還會暫時持續下去。我心知肚明母親會探索什麼其他選項。所以，當她在十月一次午餐時告訴我，具體細節都已經安排好，藥丸也已到手時，照理我不該那麼驚訝。剛開始生病時，母親卸下妝扮，因化療的副作用而容顏不再，那外貌的摧毀如此明顯，只有父親才有辦法視若無睹。母親過去一直美麗動人，因此化療對身體的傷害令她痛苦不堪——她開始掉髮，皮膚變得非常敏感而無法上妝，身體消瘦，經常睜不開疲憊的雙眼。不過，等到十月那次共進午餐時，她已經展現出新的美，一種蒼白、明亮、脫俗的美，給人的感覺和我幼時見到的一九五〇年代美國女性的典型容貌截然不同。母親在實際著手尋求藥丸的那一刻，接受了自己即將死亡的事實（也許時間還太早，也許不然），她因為接受了死亡，身心都煥發出光采，在我看來，這股力量終究比她的崩壞還要強大。每當我回想起那次午餐，我總是記得母親再度變得如此美麗動人。

我在午餐時提出反對，說她可能還有很多時間，而她說她一向篤信未雨綢繆，現在既然藥已到手，就可以好好放鬆，享受剩下的時光，無需再擔心人生終點的問題。安樂死的問題在於最後期限。我問母親，她心目中的最後期限是什麼時候。她說：「只要還有微乎其微的機會可能康復，我都會繼續治療。等到他們說我完全不可能康復，只能維持生命，我就會停下來。等時候到了，大家都會曉得。別擔心，在那之前，我不會吞下藥丸。我打算利用這段時間好好享受剩下的日子。」

母親拿到藥丸之後，由於確知真的無法忍受時一切都會結束，因此過去所有無法忍受的事情，如今都可以忍受了。我不得不說，接下來的八個月雖然一步步將母親領向死亡，卻是她生病以來最快樂的日子，而且儘管（或許因為）飽受折磨，這段日子卻是我們一生中最快樂的時光。一旦安排好未來，就可以完全活在當下，而我們過去從來沒有真的這麼做。我必須強調，嘔吐、不適、掉髮、粘連等依然持續不斷，母親的嘴有道看似永不癒合的巨大潰瘍，她必須養精蓄銳好幾天，才能有個下午出外走走，她幾乎什麼都不能吃，過敏把她弄得狼狽不堪。由於顫抖得太厲害，她有時無法自己拿刀叉——儘管如此，持續化療帶來的強烈痛苦突然之間似乎變得無關緊要，因為當她實在受不了時，這些症狀就不會再持續下去，所以她不再受制於疾病。母親是情感豐富的女子，我不曾看過任何人像她那樣，將最後的幾個月完全奉獻給愛。蕭沆[13]在《解體概要》（*A Short History of Decay*）中寫道：「你可以自殺，這件事帶來的安慰能為受苦受難的我們開拓出廣闊無垠的空間……世上有什

13 蕭沆（E. M. Cioran, 1911-1995）為羅馬尼亞旅法哲人，二十世紀虛無論、懷疑主義重要思想家。

麼財富能勝過每個人擁有的自殺？」

我後來讀到吳爾芙的自殺遺書時，特別感動，因為那與家母離世前的心境十分類似。吳爾芙對丈夫說：

我最親愛的，

我想告訴你，你已給我完全的幸福，沒有人能比你做得更多。請相信我。

但是，我知道自己永遠無法克服問題。我只是在浪費你的生命。我的這份瘋狂。無論誰說什麼，都不可能說服我。你可以工作，沒有我，你會過得更好。你看，我甚至連這都寫不好，可見我是對的。我只想告訴你，在我生病之前，我們過得非常幸福，一切都是因為你，從第一天到現在，沒有人能像你這麼好。每個人都曉得。

V.

能不能銷毀我所有的文件？

這封遺書帶著少見的共感同情，因為字裡行間冷靜透澈地看待疾病。有的人自殺可能是因為尚未找到或尚未尋求現有的療法，有的人自殺是因為他們的病確實很難治好。假如我在病中真心相信我的病永遠治不好，我也會自殺。即使我和吳爾芙一樣，明白這種病有其周期，而這種周期似乎太偏向絕望，我也會自殺。吳爾芙知道，無論她感受到多大的痛苦，一切終將過去，但她不想一直忍受煎熬，等待痛苦消逝。她已經受夠了等待和花在等待的時間，該是離開的時候了。她寫道：

噢，又要開始了，那把我拋到半空中的恐懼，激烈得有如痛苦的浪潮淹沒我的心。我不快樂，很不快樂！下沉。天哪，但願我已經死去。停下。但為什麼我有這樣的感覺？眼睜睜看著浪潮捲起，看著。完了。沒錯，我察覺到，完了，完了（浪潮捲起），浪潮碎裂，但願我已死去！真希望我只剩下幾年壽命。我無法再面對這樣的恐懼——（席捲而來的浪潮從四面八方淹沒了我）。

就這樣持續不斷；經歷了數次，帶來各式各樣的恐懼。然後在危急時刻，痛苦不再那麼強烈，反而模糊起來。我打了個盹，又突然驚醒。浪潮再度襲來！不合理的痛苦：挫敗感，通常因為一些事情。

最後我說，盡可能超然旁觀一切。振作，不要再這樣了。我推斷。我調查快樂的人和不快樂的人。我準備好要去推、去拋、去撞。我開始盲目向前邁進，感覺阻礙慢慢減少。我說沒關係，什麼都不打緊。我變得僵直，再度睡去，半睡半醒間，感覺浪潮又起，看著天色漸白，想著這一回能不能靠早餐和日光來克服。每個人都經歷過這樣的狀態嗎？為什麼我這麼無能為力？這既不值得稱道，也不值得喜歡。那是我人生中諸多蹉跎與痛苦的根源。

憂鬱症第三次發作時，我曾寫信給弟弟。當時我不知道病情要多久才會好轉。「我不能每隔一年就來這麼一次。同時，我正盡我最大的努力撐著。我買了一把槍放在屋子裡，現在我把槍交給朋友保管，以防我一時衝動，開槍自我了斷。是不是很荒謬？害怕自己會拿槍自我了斷？把槍放在別的地方，還叫別人不要還你？」自殺其實比較是對焦慮的反應，而不是憂鬱的解方：不是空虛的心靈會做的事，而是飽受折磨的心靈採取的行動。焦慮會出現激烈的生理症狀，因此似乎會要求身體予以回應：不單是安靜沉睡的精神自殺，還要在身體上自我屠殺。

母親擬定細節，行事謹慎的父親又把整個計畫仔細檢查一遍，彷彿可以透過彩排，提前紓解事情本身帶來的某些痛苦。我們計畫好弟弟和我會如何回家，母親如何吞下止吐藥，挑什麼時間做這件事最好。我們討論了所有的細節，包括選哪家葬儀社。大家都同意在母親過世兩天後舉行喪禮。我們一起規劃這件事，就好像過去一起安排聚會，規劃家人度假、共度聖誕一樣。我們發現，辦喪事和辦其他活動一樣，都有一大堆事情需要決定或溝通。母親靜靜地開始讓大家完全清楚她的感覺。她打算利用這幾個月的時間消弭家人間的不和。她談到她是多麼愛我們每個人，還描繪這份愛的形狀和結構。她化解舊日的矛盾，清楚表達新的包容。她挪出時間向朋友一一道別（而她有很多朋友），雖然沒幾個人知道她真正的計畫，她仍然讓每個人明白她對他們的深厚情感。那段時間她經常笑，似乎連幾個月來一直毒害她的醫生和目睹她日漸凋萎的護士都感染到她的幽默感、溫暖及包容。一天下午，她找我一起去幫九十歲的姨婆買手提袋，雖然這趟遠征讓她筋疲力竭，足足虛脫了三天，但也讓我倆的關係邁向新階段。她閱讀我的每一部作品，以一種敏銳又寬容的態度，那是我不曾在其他地方見到的、從她身上新生出的特質，不像過去評論我的作品時那麼犀利。她把一些小東西送人，把還不打算送人的大件物品整理好。她也替我們所有的家具換上新套子，好在身後留下井然有序的房子。她還挑選好墓碑的設計。

我們似乎漸漸接受母親的自殺計畫終將成真。她後來說，她曾考慮過獨自完成整個計畫，但又想到我們會太過震驚，那比和她一起經歷一切留下的回憶更糟。至於我們，我們都想陪她共度。母親一生都為別人而活，我們一想到她要孤單離開就無法忍受。母親在世的最後幾個月中，我們都感覺彼此緊密相依，沒有人被蒙在鼓裡，而這很重要。我們的密謀讓全家人凝聚在一起，比過去任何時候都更親密。

如果你從來不曾自殺，或協助別人自殺，你無法想像自我了斷是多麼困難的事情。假如死亡是消極的行為，發生在懶得對抗死神的人身上；假如生命是積極的行動，唯有每天都認真活著的人才能維繫生命，那麼世上的問題不會是人口過多，而是人口降低。有太多人靜靜活在絕望中，卻不自殺，因為他們無法鼓起勇氣採取必要手段去自殺。

母親決定在一九九一年六月十九日結束自己的生命，那年她五十八歲。若拖太久，她會太過虛弱，無法自我了斷，而自殺除了要有體力，還必須擁有一些醫院沒有的私密空間。那天下午，母親去看腸胃科醫生，醫生告訴她，巨大的腫瘤已經阻塞腸道，如果不立即動手術，她會無法消化食物。她說會再聯絡醫院安排手術時間，之後就去候診室和父親會合。到家後，母親打電話給我和弟弟，冷靜地說：「是壞消息。」我知道她的意思，但我仍然無法說出口。「我想，時候到了，你們最好都過來。」一切幾乎都如我們先前的規劃。

我動身前往上城，途中還到弟弟上班的地方接他。當天下著傾盆大雨，車行緩慢。母親的聲音極度冷靜，讓整件事情變得簡單明瞭（她的語氣很理性，那是她談到規劃好的事情時慣用的語氣，彷彿我們只是回家吃個晚飯）。抵達公寓後，我們發現她神智清明而放鬆，身上穿著粉紅玫瑰花圖案的睡袍，外面披上一件長浴袍。父親說：「妳應該吃些小點心，那有助於吞藥。」所以我們都到廚房去，母親做了英式鬆餅，還泡了茶。幾天前吃晚餐的時候，母親和弟弟玩了拔許願骨的遊戲，母親贏了。弟弟問母親：「你當時許了什麼願？」母親微笑：「我希望這件事能盡快結束，痛苦越少越好。」她低頭看著碟子上的鬆餅，說：「而我的願望實現了。我的願望通常會實現。」弟弟剛好在這時候拿出一盒餅乾，於是母親用她特有的開心揶揄語氣說：「大衛，這是我最後一次這麼說了，麻煩你放幾片餅乾到碟子上。」然後她提醒我別忘了收集乾燥花，她已安排好要在鄉間的門廳放上一些。這些形式上的講究變成一種親密感。我覺得因自然原因而死會有一種自然而然的戲劇性，不管是突然的症狀發作，或者沒有疾病但無疾而終帶來的意外衝擊。這次經驗的古怪之處就在於，沒有任何突發或意料之外的情況。整件事情的戲劇性就在於缺乏戲劇性，在這令人哽咽的過程中，無論從哪方面來看，都沒有人不按劇本演出。

回臥室後，母親再度為把我們全牽扯進來而道歉。「不過至少你們三個以後應該會很親密。」她補充道。我的母親一向相信任何東西都要準備充足的分量，她當時手邊的速可眠（Seconal）其實已是需要量的兩倍。她坐在床上，倒了四十顆藥丸在面前的毯子上，自我解嘲道：「我受夠吃藥了，我不會懷念這件事。」接著，她開始用一種行家的高超技巧吞下藥丸，彷彿她罹患癌症的兩年間吞下了數千顆藥丸，都是為了這一刻所作的練習，而我也從此學會如何吞下一把抗憂鬱藥。吞下成堆藥丸後，她說：「我想這樣應該可以了。」她想要喝一杯伏特加，但又說那會讓她作嘔。「這樣總比你們看著我躺在醫院病床上尖叫好多了吧？」當然好多了，只不過那仍是想像中的畫面，而眼前這幅畫面卻已成為現實。坦白說，這樣的現實比什麼都糟。

然後大約有四十分鐘時間，母親說了她最後想說的所有的話，我們也說了我們最後想說的所有的話。她的聲音愈來愈模糊，但顯然她早就把要說的話想得很透澈。這時候，母親的死亡出現了戲劇性的一面，在她愈來愈昏昏沉沉的同時，她也變得愈來愈清明，而且我覺得，她說的話比原本計畫得還要多。她望著我們說：「你們是我最心愛的孩子。在你們出生前，我完全不知道我會有這樣的感覺。突然之間，你們來到世上。我這輩子不停讀到母親勇敢地說她們願意為子女而死的書，我深有同感，我願意為你們而死。我不喜歡看到你們不開心，每當你們不開心，我會深深為你們難過。我想用我的愛把你們包起來，保護你們遠離世上所有可怕的事情。我希望用我的愛把這個世界變成幸福、歡樂、安全的地方。」大衛和我坐在父母的床上，母親則躺在她習慣的位置。她握住我的手一會兒，然後是大衛的手。「我希望你們感覺到我的愛始終不會消失，即使在我過世後，我的愛仍會繼續包著你們。我最大的希望是我給你們的愛能夠陪你們一輩子。」

她的聲音在那一刻顯得十分穩定，彷彿時間仍站在她那邊。她轉過來對父親說：「我會很樂意捨棄數十年的生命，比你先走一步。我無法想像假如你比我先走，我該怎麼辦。你是我的生命。霍華德，三十年來，你一直是我的生命。」她又看著我和弟弟。「然後你出生了，安德魯，然後是你，大衛。又多了兩個人，所以總共有三個真正愛我的人。我也愛你們。我非常感動，不能自已。」她看著我，我哭了起來，但她沒哭，以略帶訓斥的口氣說：「別以為把我的死變成你一生的大事，是對我的某種莫大致敬。要向我這個母親致敬，最好的方式就是邁步向前，擁有美好充實的人生，好好享受你們所擁有的一切。」

然後她的聲音變得如夢囈般模糊不清。「我今天覺得很傷心，很難過我要走了。但即使面對死亡，我都不想把我的人生和任何人交換。我付出了全部的愛，也感受到全部的愛，我這輩子過得很快樂。」她闔起雙眼，我們以為她已走到終點，然後她又張開眼，輪流注視我們每個人，最後目光停在父親身上。她說：「我這輩子追尋過很多東西。很多東西。」她說話的聲音十分緩慢，彷彿播放唱片時轉速不對。「但無論什麼時候，只要和你們三個在一起，就是天堂。」弟弟一直在幫她按摩肩膀。她說：「謝謝你幫我按摩，大衛。」然後就永遠閉上眼睛了。父親喊：「卡洛琳！」但她不再有任何反應。我曾經目睹過另外一次死亡，那人是遭到槍殺，還記得當時我覺得死亡並不屬於那

278

個死去的人，而屬於那把槍和開槍的時刻。但這次的死亡是我母親自己的。

美國當代哲學家羅納德．德沃金（Ronald Dworkin）寫道：「死亡之所以是主宰，是因為死亡不但是虛無的開始，也是一切的終結。我們如何思考和談論死亡，如何為死亡冠上『尊嚴』二字，顯示了生命得以善終是多麼重要。死亡支持著我們一直以來的生活方式。」關於母親的死，我唯一能說的是，她的死和她的生是一致的。但我沒有料到她的死會誘發我的自殺傾向。萊納．馬利亞．里爾克（Rainer Marie Rilke）在《安魂曲》（*Requiem*）中寫道：「相愛時，我們唯一需要練習的是相互放手。因為要緊握不放很簡單，我們無需學習。」假如我過去懂得吸取這個教訓，或許就不會陷入憂鬱了。因為，正是母親不尋常的死亡方式，引發了我第一次憂鬱症發作。我不知道當時我究竟有多脆弱，或如果不是經歷了這樣的精神荒蕪，我是否還會崩潰？也許因為對母親的強烈依戀和牢不可破的家人凝聚力，我始終無法忍受失落的痛苦。

在輔助下自殺是合法的死亡方式。在最好的情況下，那是充滿尊嚴的死法，但仍是自殺，而一般而言，自殺可以說是世上最悲哀的事。由於他人的自殺乃是在你的協助下完成，所以仍算是一種謀殺，而要接受謀殺，並不容易。那會過去，但不見得都是以愉快的方式。我讀過一些參與過安樂死的人寫的文章，從較深層意義看來，這些文章無一不是在道歉——撰寫或談論你所參與的安樂死必然是在祈求寬恕。母親離世後，我負責清理父母親的公寓，整理母親的衣物和私人文件等等。浴室裡隨處可見臨終病患遺留的雜物，包括保養假髮的器具、舒緩過敏反應的藥膏和乳液，還有一罐罐藥丸。藥櫃的角落裡，在維他命、止痛藥、胃藥、調節荷爾蒙的藥劑，還有她因生病和害怕而無法入眠時服用的各種安眠藥等藥物的後面，我找到剩下的速可眠，像是潘朵拉盒子裡最後的禮物。我忙著扔掉一罐罐藥丸，然而輪到這些藥丸時，我停了下來。出自對疾病和絕望的恐懼，我把藥罐放進口袋，藏在我自己的藥櫃中最深的角落裡。我還記得母親在那個十月天對我說的：「我拿到藥丸了。等時候到了，我就可以這麼做。」

將母親的浴室清乾淨後，過了十天，父親怒氣沖沖地打電話給我，問我：「剩下的速可眠在哪兒？」我說我把屋子裡標註了母親名字的所有藥丸都扔掉了。我還說，他似乎很消沉，想到他隨時可以拿到這些藥丸，我就覺得惴惴不安。他用變調的嗓音說：「你沒有權利扔掉那些藥丸。」在長時間的停頓後，他說：「我原本想留著自己用，萬一哪天我也病了，就不必為了弄到這些藥又從頭來過。」我想，對我們而言，母親彷彿附身在這些紅色藥丸上繼續活著；彷彿誰拿到令她喪命的毒藥，就保有接近母親生命的奇異管道；彷彿盤算著吞下剩餘藥丸時，我們也再度依附著母親；彷彿只要採取和她一樣的死法，我們就可以和她團聚。於是我終於明白自殺傳染病是怎麼回事了。面對失去母親的痛苦，計畫著如何仿效她的離去，是我們的一大慰藉。

直到幾年後，我們才有了比較圓滿的故事，扭轉了這個公式。對父親而言，我能走出憂鬱，是他的關愛、智慧和意志的一大勝利：他曾努力拯救一個家人，卻失敗了，但他有能力救另一個家人。我們參與了一次自殺，但也防止了另一次自殺。只要我的心理及其他狀態在我和周遭親友眼中有好轉的可能，我就不會有強烈的尋死念頭。但萬一情況變得太糟，我很清楚自己在什麼情況下會自殺。我沒有在情緒低落時屈服，並自我了斷，這讓我鬆了一口氣，甚至感到自豪。我打算在必要時再度挺身克服逆境。如果我決定自殺，心理上不會有太大的掙扎，因為無論在情感上或理智上，我對自殺所做的充分準備，已勝過應付每天突如其來、標記著清晨及下午的折磨。同時，我已拿回手槍，並調查還有哪些來源可取得速可眠。我親眼目睹母親臨終時的安適，領悟到當痛苦太過強烈而康復無望時，安樂死的邏輯就變得無可辯駁。從政治的角度，很難接受有人將反抗精神疾病的自殺和反抗身體疾病的自殺混為一談，但我認為兩者非常相似。如果母親過世後第二天，報紙上就報導卵巢癌的治療已出現新的突破，就太可怕了。如果你只是有自殺傾向或憂鬱症，卻在未試過所有手法之前自殺，將是一大悲劇。但如果你已經到了心理上的臨界點，很清楚自己的生活已無可救藥，也和其他人取得共識，那麼自殺就變成一種權利。這是極其艱難而脆弱的時刻，如果有人現在不想活，未來也不想活，活著的人就有義務接受此人的心願。

把自殺當作一種掌控，這問題一直未受到充分探討。對掌控的欲望激勵母親尋死，許多人在截然不同的情況下自殺，背後也存在著同樣的因素。艾佛瑞茲寫道：「自殺畢竟是抉擇後的結果。無論自殺行動是多麼衝動，動機又是多麼令人困惑，一個人終於決定要剝奪自己性命的那一刻，都會得到某種暫時的清明。自殺或許是一種破產宣告，判定自己的一生是長期的挫敗，但從最後的結果來看，這個決定不算是全然失敗。我相信，許多自殺者之所以選擇自我了斷，並非求死，而是逃避迷惘困惑，追求神智清明。他們刻意用自殺來為自己創造出無牽無掛的現實狀態，打破出於執迷或迫於必要而無意中陷入的人生模式。」

• • •

偉大的俄羅斯詩人歐西普・曼德爾施塔姆（Osip Mandelstam）的妻子娜潔茲姐（Nadezhda Mandelstam）寫道：「戰時，在集中營裡和擔驚受怕的時期，大家反而比平常更少想到死亡（更別說自殺了）。到了某個地步，當極度的恐懼和無解的難題帶來的壓力以特別嚴苛的形式逼近時，關於存在本質的一般性問題就變得無足輕重。假如我們每天都能如此真實感受到世俗的恐懼，怎麼還有辦法心懷敬畏地看待大自然的力量和存在的永恆法則呢？或許還不如更具體地討論如何充實而認真地活著。如此看來，我們在絕境中掙扎求生時，或許能獲得某種深層滿足感，遠勝過一般人平日所追求。」我有個朋友是蘇維埃懲罰系統的倖存者，我向他提到娜潔茲妲這段話時，他肯定了她的看法。他說：「我們對抗那些想讓我們痛苦的人。失去生命就等於被敵人打敗，所以幾乎每個人都下定決心，不要讓壓迫者得逞。能活下去的人才是最堅強的人，活著就是我們的反抗——反抗是生存的動力。想奪取我們性命的人便是敵人，我們憑著對他們的恨意及反抗而活了下來。面對苦難時，我們的生存欲望變得更強烈。即使以往有些抑鬱寡歡，在那種情況下都不想尋死。不過一旦被放出來，又是另一回事了。集中營倖存者在回歸原本的社會後自殺的案例時有所聞。此時再也沒有什麼可以對抗，必須從自己的內在找到活下去的理由，然而在許多情況下，我們的自我早已被摧毀殆盡。」

普利摩．李維[14]的作品描述的是納粹集中營，而非蘇維埃集中營，根據他的觀察：「對大多數人而言，重獲自由的那一刻，心情既不喜悅，也不輕鬆。重獲自由大多發生在摧毀、屠殺和受苦的背景下。正當他們感覺重新成為一個人，承擔人的責任時，也想起身而為人的悲哀：骨肉離散或失去親人的悲痛，遍地皆是哀鴻，而自己生命的耗竭看來已成定數，無從療癒，以及通常得獨自在瓦礫殘骸中重建人生所面臨的種種問題。」正如猴子和老鼠在被迫面對分離、過度擁擠和其他可怕狀況時會自殘，人類也有自己表達絕望的方式。要讓一個人自殺，你可以對他做某些事情，而在集中

14 普利摩．李維（Primo Levi, 1919-1987），義大利猶太人，化學家及作家，為二次大戰納粹集中營倖存者，戰後以小說、散文和詩呈現集中營的悲慘記憶，作品包括《周期表》（*The Periodic Table*）、《如果這是一個人》（*If This is a Man*）、《被淹沒與被拯救的》（*I The Drowned and the Saved*）。李維在一九八七年從三樓墜落地面死亡。

營裡，他們就做了那些事。一旦跨越了那條界線，就很難維持完好心靈。集中營倖存者有很高的自殺率，有的人很訝異一個人既然能在集中營活下來，為何又會結束自己的生命。我不認為有什麼好驚訝的。大家用各種理由來解釋李維何以自殺。許多人說，晚年的李維顯得充滿希望和光明，一定是他吃的藥有問題。但我認為自殺的念頭始終在李維腦子裡醞釀，他從來不曾感受到獲救的狂喜，因為沒有任何事情能和他經歷的驚恐相比。或許是藥丸或天氣或其他什麼事情令他釋放出內心的衝動，會讓老鼠咬斷自己尾巴的那種衝動，但我認為經歷了集中營的恐怖後，那念頭始終藏在他心底。後天經驗可以輕易擊敗先天遺傳，對一個人產生這樣的影響。

在弱勢族群中，他殺比自殺更常見。然而在有權有勢的人士中，自殺的比率卻比較高。和一般人的想法恰好相反，自殺並非憂鬱的人走投無路時的下策，也非精神衰弱者的終點。事實上，剛出院回家的人自殺機率反而高於正在住院的患者，而那不單單是因為出院後就不再有醫院的重重限制。自殺是心靈對自身的反叛，是憂鬱心靈對無從理清的複雜所產生的雙重幻滅，是執意把自己從自我中解放出來。以憂鬱症的溫順特質，自殺幾乎是無從想像的。人必須有卓越的自我認知，才有辦法摧毀認知的對象。無論這股衝動如何引人誤入歧途，至少是一股衝動。如果我們在無法避免的自殺中得不到任何安慰，至少還有這頑強的意念。自殺這種行動是出於不得當的勇氣和不合宜的堅強，而不是全然的軟弱和怯懦。

家母在對抗癌症期間曾服用一個月的百憂解，當時百憂解才剛上市。她說百憂解令她變得太麻木，她為此緊張不安，這一切再加上化療的副作用，她難以承受。她說：「我今天走在街上時心想，我可能快死了。然後我又想，中午該吃櫻桃，還是梨子？兩件事給我的感覺其實差不多。」她有充分的外在理由感到憂鬱，而且她篤信真確性。正如我先前所說，我認為她多年來一直有輕度憂鬱，如果我有憂鬱基因，我猜應該遺傳自母親。母親相信秩序與結構，總是說到做到，在我記憶中，她從來沒有哪次不守信用（我作精神分析的時候，可是遍尋記憶）。我不記得她有哪次赴約遲到。如今我認為她如此嚴格律己，不只是為別人著想，也為了壓抑心中始終揮之不去的惆悵留戀。小時候，我最大的快樂莫過於逗母親開心。我很擅長此道，但要逗她開心其實不容易。回顧過去，她時時需要分散注意力，以免沉溺於憂傷中。她討厭獨處，她有一次告訴我，那是因為她是家裡唯一的孩子。我覺得她內心埋藏著巨大的孤寂感，不是身為獨生女的孤單，而是更深層的寂寞。由於深愛家人，她努力克制這股孤寂感，而她也很幸運能夠辦到。儘管如此，憂鬱並未離她而去，我想就是因為這點，她早已做好準備去面對嚴酷的自殺。

我會探討自殺，不是因為自殺對死者從來都是悲劇，也因為對留下來的生者而言，事情總是來得太快，也太突然。譴責死亡權的人犯了極大的錯誤。我們都希望對生命握有更大的控制權，決定別人應該活多久，會給自己更大的安全感，但沒有理由因此妨礙別人最基本的自由。儘管如此，我認為那些支持死亡權的人將某些自殺與其他類型完全區隔開來，是為了實現政治目的而撒謊。要不要為自己所承受的苦難設下容忍極限，應該由每個人自行決定。幸好大多數人設下的極限都很高。尼采曾說，自殺的念頭讓許多人熬過最黑暗的暗夜，存活下來。我會說，一個人愈能充分接受理性自殺的概念，就愈不可能非理性自殺。由於知道只要熬過這一刻，總是可以在下一刻自殺，我因此有辦法熬過這一刻，而不至於完全崩潰。自殺傾向也許是憂鬱症的症狀，卻也是緩解憂鬱症的因素。有些人因自殺念頭而有辦法熬過憂鬱症的折磨。我的期望是，只要我能給予或收到的是比痛苦更美好的東西，我就會繼續活下去，但我無法承諾永遠不自殺。最令我驚恐的事情莫過於想到，在某個時期，也許我會喪失自殺的能力。

正午惡魔 憂鬱症的全面圖像｜上冊

The Noonday Demon: An Atlas of Depression

作　　者　安德魯・所羅門（Andrew Solomon）
譯　　者　齊若蘭
譯文審校　黃天豪
校　　對　魏秋綢
責任編輯　賴淑玲
行銷企畫　陳詩韻

總 編 輯　賴淑玲
出　　版　大家出版／遠足文化事業股份有限公司
發　　行　遠足文化事業股份有限公司（讀書共和國出版集團）
　　　　　231新北市新店區民權路108-2號9樓
電　　話　(02) 2218-1417
傳　　真　(02) 8667-1065
劃撥帳號　19504465　戶名・遠足文化事業股份有限公司
法律顧問　華洋法律事務所　蘇文生律師
定　　價　800元（上下冊不分售）
初版一刷　2020年7月
初版四刷　2024年1月

I S B N　978-957-9542-96-8

正午惡魔：憂鬱症的全面圖像／安德魯・所羅門（Andrew Solomon）作；齊若蘭譯.
－初版.－新北市：大家，2020.06
面；　公分
譯自：The noonday demon : an atlas of depression
ISBN 978-957-9542-96-8(平裝)
1.憂鬱症 2.個案研究
415.985　　109006525